Liselotte Kuntner
Die Gebärhaltung der Frau

Liselotte Kuntner

Die Gebärhaltung der Frau

Schwangerschaft und Geburt
aus geschichtlicher, völkerkundlicher und medizinischer Sicht

3. erweiterte Auflage 1991

Hans Marseille Verlag GmbH München

99 Abbildungen

3. erweiterte Auflage 1991

© 1985 by Hans Marseille Verlag GmbH, München 22
Inhaber: Hans Marseille, Verleger, München
Manuskriptvorbereitung: Wolfgang Habesohn und Françoise Krumpel
Satz: Ingrid Dietrichstein, Johannes Krumpel und Harald Wölfig
(mit CRTronic der Linotype GmbH)
Herstellung: Reinhold Krumpel; Grafiken: Helmut Krumpel
Reproduktion und Montage: Heinrich Spilka
Papier: OBOT mit Stern der Papierfabrik Scheufelen
Druck und Bindung: Mayr, Miesbach, Druckerei und Verlag GmbH
Herstellungsleitung: Christof Krumpel

Inhalt

Es gibt Tendenzen in der heutigen Medizin, sich mit bewährten Praktiken aus dem medizinischen Lehrgebäude alter Kulturen auseinanderzusetzen und sie zum Teil wieder aufzugreifen. Auch werden medizinische Kenntnisse der traditionellen Heilkunst nicht-westlicher Ethnien stärker beachtet. Das Erkennen sinnvoller Elemente der traditionellen Medizin verschiedener Kulturen hilft mit, medizinisches Erbe zu bewahren.

Auch die Geburtshilfe des 20. Jahrhunderts ist auf dem Wege, medizinisches Vorgehen älterer Kulturvölker und aus der Volksmedizin bekanntes Verhalten in ihre modernen Anschauungen über die Geburt zu integrieren. So deutet Verschiedenes darauf hin, daß die vertikale Gebärhaltung der Frau bei der Geburt und auch der Gebärstuhl wieder eingeführt werden. Dieses bemerkenswerte Ereignis ist zentrales Thema dieses Buches.

Ein tieferes Verständnis dafür läßt sich allerdings erst erwerben, wenn man naturwissenschaftliches Denken durch den Einbezug der historischen Dimension zu ergänzen versucht. Die im 1. Kapitel »Frauenheilkunde, Geburtshilfe, Physiotherapie« enthaltenen medizingeschichtlichen Betrachtungen, insbesondere über die Geburtshilfe in der Antike, möchten eine solche Beziehung zwischen Vergangenheit und Gegenwart herstellen helfen. Auch die Entwicklung der Physiotherapie, die in der Geburtshilfe stets eine bedeutende Rolle spielte, wird kurz dargestellt.

Die Umstellung von der vertikalen Körperhaltung der Frau bei der Geburt zur Rückenlage wurde durch die technische Entwicklung der Geburtshilfe im 17. und 18. Jahrhundert verursacht. Mit dem französischen Geburtshelfer *Mauriceau* (1637–1709) begann die operative Geburtshilfe und damit die Abkehr vom Gebrauch des Gebärstuhls und von der vertikalen und anderen Gebärhaltungen.

Die Änderung der Gebärhaltung wurde allerdings nur von der wissenschaftlich orientierten Geburtshilfe vorgenommen, erfaßte also nur einen kleinen Teil der Weltbevölkerung. Selbst in der europäischen, mehr noch in der außereuropäischen volkstümlichen Geburtshilfe fand die Umstellung nur zögernd oder überhaupt nicht statt. Aber auch in der wissenschaftlichen Geburtshilfe blieb das Abgehen von der vertikalen Gebärhaltung nicht unbestritten. Trotz vieler Gründe, die eindeutig für die vertikale Haltung sprachen, betrachtete jedoch die wissenschaftliche Geburtshilfe des 19. und 20. Jahrhunderts die Geburt in Rückenlage als die richtige.

Jede Ärztegeneration übernimmt ein Bild von Geburt und Gebärverhalten der Frau, das dem jeweiligen Stand der Medizin bzw. der Geburtshilfe angepaßt und ganz allgemein von vielen verschiedenen sozialen und kulturellen Faktoren abhängig ist. Wenn allerdings Faktoren dieser Art zu Ansichten führen, die der wissenschaftlichen Analyse nicht standhalten, so müssen diese Ansichten unbedingt überprüft werden.

Wir haben zu Beginn Tendenzen in der heutigen Medizin erwähnt, der Heilkunst nicht-westlicher Ethnien Beachtung zu schenken. Im 2. Kapitel über »Geburt und Geburtshilfe aus völkerkundlicher Sicht« werden die vielfältigen Praktiken, insbesondere die Gebärstellungen bei verschiedenen Völkern beschrieben und auf ihre möglichen Anwendungen in der modernen Geburtshilfe hingewiesen. Die Beschäftigung mit diesem Thema wurde in erster Linie ausgelöst durch die großartigen Studien von *Gustav J. Engelmann* »Labor among primitive peoples« aus dem Jahre 1882. Als erster Forscher, Arzt und Geburtshelfer beschäftigte er sich umfassend mit der Gebärhaltung der Frau bei allen Völkern und mit dem der Geburt zugehörigen Umfeld.

Die Geburtshilfe hat sich in den vergangenen Jahren vielseitig entwickelt. Neue biomechanische und biophysikalische Untersuchungsmethoden erlauben eine ausgedehnte Überwachung von Mutter und Kind in der Schwangerschaft und bei der Geburt. Ärztliche Interventionen, verschiedene geburtshilfliche Eingriffe sowie der Einsatz der elektronischen und anderer Technik, der Chemie und der Pharmakologie unter der Geburt sind mehr oder weniger selbstverständliche Begleiterscheinungen der heutigen Geburtshilfe.

Diese Technisierung der Geburtshilfe, insbesondere die Überwachungsmethoden, führten zu einer Anpassung und einer Änderung des Verhaltens der Frau während der Geburt. Dieser Prozeß begann eigentlich schon vor mehr als 250 Jahren; es sei jedoch darauf hingewiesen, daß es erst jetzt, dank der hochentwickelten medizinischen Technik, möglich wurde, den Einfluß der Körperstellung auf wichtige Faktoren beim Geburtsvorgang wissenschaftlich zu erfassen und zu messen. Die dadurch gewonnenen Erkenntnisse sind von großer Bedeutung für die Diskussion um die vertikale Haltung in der Eröffnungs- und der Austreibungsphase. Im 3. Kapitel, »Die Gebärhaltung der Frau«, wird ausführlich auf neuere und neueste Forschungsergebnisse eingegangen.

Forschungsergebnisse und Erkenntnisse aus Medizin, Medizingeschichte, Ethnomedizin, Biologie, Psychologie und Verhaltensforschung haben uns überzeugt, daß die Ablösung von der zurzeit bestehenden Tradition der Geburt in Rückenlage und der Übergang zur vertikalen Gebärhaltung nur noch eine Frage der Zeit sein dürfte.

Es scheint uns zudem eine Aufgabe der erwähnten Disziplinen zu sein, medizinische Konzepte − wir beschränken uns hier auf die Geburtshilfe − zu formulieren, welche die unbestreitbaren Vorteile der modernen Medizin mit denen anderer Heilsysteme vereint. Solche Konzepte sind von Bedeutung auch in Anbetracht der dauernden Beeinflussung der traditionellen Geburtshilfe in den Drittweltländern durch die westliche Geburtsmedizin.

Ein weiterer Aspekt ist der psychosomatische und psychosoziale, dem in der Geburtshilfe heute vermehrt Beachtung geschenkt wird. Die Erkenntnis, daß der psychologischen Zuwendung zur Gebärenden mehr Raum gegeben werden muß, hat in Geburtsvorbereitung und Geburtsleitung an Bedeutung gewonnen.

Ein Ziel solcher Bemühungen ist es, ein normales Verhalten bei der Geburt zu fördern und damit den Geburtsvorgang als Ganzes zu erleichtern. Dieses Anliegen ist nicht neu: die Psychosomatik hatte in der Geburtshilfe der Antike eine zentrale Bedeutung, und der geistig-seelischen Betreuung der Frau in der Schwangerschaft, während der Geburt und im Wochenbett wurde, wie der körperlichen, große Beachtung geschenkt. Aber auch spätere Ärztegenerationen erkannten den Wert einer seelischen Ausgeglichenheit der Gebärenden. Im 4. Kapitel, »Die Geburtsvorbereitung«, wird auf die über Jahrhunderte hinweg fortlaufenden Bemühungen um die Geburtserleichterung auf psychologischem Weg eingegangen; sie werden in Beziehung gesetzt zu neueren Anschauungen über die Psychosomatik in der Geburtshilfe.

Liselotte Kuntner
Küttigen, Herbst 1984

Seit der Drucklegung dieses Buches im Jahre 1985 haben die Erkenntnisse über Gebärverhalten und vertikale Gebärhaltung der Frau in bedeutsamer Weise zugenommen. Es liegen heute eine große Zahl neuester Untersuchungsergebnisse über geburtsphysiologische und -psychologische Vorteile der vertikalen Gebärhaltung vor. Sie sind für die geburtshilfliche Praxis — als Prophylaxe zur Verhinderung von Störungen und als Therapie — sowohl für die Mutter als auch für das Kind von großer Bedeutung. Zudem haben gebärende Frauen, Hebammen und Ärzte wertvolle Erfahrungen gesammelt mit den wiederentdeckten neuen-alten Geburtspraktiken.

Vorwort zur 3. Auflage

Der Austausch und die Verwertung dieser Erkenntnisse und Erfahrungen führten zur Entwicklung eines Gebärhockers »Maia« und einer dazugehörigen Matte. Vorschläge und Hinweise zur Anwendung dieses Gebärhockers, zusammen mit einer Darlegung der gesammelten neuen Erkenntnisse und Ansichten über die Gebärhaltung, wurden von der Autorin in einer Broschüre festgehalten, auf deren zusammenfassende Darstellung verwiesen werden soll. Einiges aus der Broschüre wurde jedoch in das ergänzende 5. Kapitel dieses Buches aufgenommen.

Liselotte Kuntner
Küttigen, Herbst 1990

1. Kapitel

Frauenheilkunde
Geburtshilfe
Physiotherapie

Geschichtliche Betrachtungen

Die Frauenheilkunde

Der Mensch des Altertums hat sich, soweit er auf Bildung Anspruch erhob, um seine Gesundheit bewußt viel gekümmert. Philosophen und Ärzte beschäftigten sich intensiv mit der Frage, wie man an Leib und Seele gesund bleibe. Die vorbeugenden, hygienischen und therapeutischen Verordnungen der Ärzte sind uralt. Sie betreffen die seelische, geistige und körperliche Gesundheit des Menschen und beinhalten Anregungen zur Lebensgestaltung sowie Ratschläge, um körperliche Anstrengung und Ruhe in das richtige Maß zu bringen. Wir finden Hinweise auf hygienische Maßnahmen, sinnvolle Körper- und Atemübungen, Übungen der Stimmbildung und diätetische Vorschriften, um sich gesund zu erhalten bzw. um wieder gesund zu werden.

Galen, einer der bedeutendsten Ärzte der Antike, hält sogar die Sorge um die Gesunderhaltung für wichtiger als die Sorge um die Heilung. Er unterscheidet zwischen »Heiler« und »Gesundheitswart«; nach seiner Auffassung macht beides zusammen erst den Heilkundigen aus. *»Diese Doppelaufgabe des Arztes, Gesundheitswart und Heiler, ist während des ganzen Mittelalters und fast bis auf unsere Tage vergessen worden.« (Erich Beitker,* Herausgeber der Werke *Galens,* 1939). Noch um 1900 haben hervorragende Ärzte gegen die Sozial- und Präventivmedizin Stellung genommen, indem sie sich gegen die Schaffung von Amtsarztstellen wandten. Man vergleiche damit die Tatsache, daß schon um 600 v. Chr. die Schaffung von Gemeindearztstellen in einzelnen griechischen Kolonien üblich war. Gegen Ende des 5. Jahrhunderts hatte sich diese Einrichtung überall auf griechischem Boden verbreitet und eingebürgert.

Die wichtigste Aufgabe der beamteten Ärzte der Antike war der Schutz des Gesunden. Dieselbe Bedeutung erlangte die Prophylaxe auch in der chinesischen Medizin. So war es in der *Sung*-Zeit (960–1279) üblich, daß die ständigen Hausärzte besserer Familien nur dann ein festes Gehalt erhielten, wenn alle Familienangehörigen gesund waren. Wurde einer krank, so hörte die Zahlung auf, damit sich der Arzt um die schnelle Genesung bemühte. Im allgemeinen war das Honorar gering und schloß manchmal sogar die Lieferung der Medikamente mit ein (4).

Aufgrund medizinhistorischer Studien darf man also annehmen, daß die Bestrebungen der heutigen Sozial- und Präventivmedizin einige tausend Jahre alt sind und sich in ihren wesentlichen Grundzügen stets gleich blieben.

Während wir die Hochblüten empirischer Medizin bei Griechen und Römern, aber auch bei andern Kulturvölkern wie Ägyptern, Chinesen, Indern und Japanern finden, blieb es den griechischen Ärzten vorbehalten, die am Krankenbett gewonnenen Beobachtungen und Erfahrungen zur Wissenschaft zu gestalten. Das »Corpus Hippocraticum« faßt diese medizinischen Lehren zusammen. Die Philosophie hat dabei die Medizin und die Frauenheilkunde der Hippokratiker stark beeinflußt. Deren Säftelehre und damit die Grundlagen ihrer Biologie und Pathologie sind ohne die Philosophie ihrer Zeit undenkbar. Vor allem sei *Sokrates* (469–399 v. Chr.) erwähnt. Er war ein Zeitgenosse des großen *Koers*, dessen Namen das älteste erhaltene Schriftstück der griechischen Medizin, eben der

Corpus Hippocraticum, trägt. Der Legende nach war die Mutter des *Sokrates, Phainarete*, eine Hebamme.

In der Geschichte der Medizin sind *Pythagoras* (580–493 v. Chr.), *Platon* (427–347 v. Chr.) und dessen Schüler *Aristoteles* (384–322 v. Chr.) von größter Bedeutung. Aber auch die alexandrinische Ärzteschule sollte einen ungeheuren Einfluß erlangen. Ihr Haupt war der große Anatom *Herophiles* (4./3. Jahrhundert v. Chr.). Ihm verdankt man eine Fülle von Entdeckungen und Erkenntnissen über die menschliche Anatomie, auch auf dem Gebiete der Geburtshilfe und Gynäkologie (1). *Herophiles* gilt auch als bedeutender Frauenarzt und Verfasser eines verlorengegangenen Hebammenbuchs. Sein Schüler *Kleophantes* (3. Jahrhundert v. Chr.) sowie *Demetrios von Apamea* (2./1. Jahrhundert v. Chr.) seien ebenfalls als Verfasser verlorengegangener Werke genannt.

Nach dem Einzug der griechischen Wissenschaft in Rom gewinnt dort die Medizin und mit ihr die Frauenheilkunde an Bedeutung. Bekanntlich hat das alte Römertum aus sich heraus zur Förderung der Wissenschaften keine wesentlichen Anregungen erbringen können. Die Geschichte der Heilkunde im alten Rom zeigt, daß es fast ausschließlich griechische Ärzte waren, die die wissenschaftliche Tradition weiterführten und ihre Lehren auf den aus hellenistischer Zeit übernommenen Grundlagen aufbauten.

Hier sei in erster Linie *Soranus von Ephesus* (1./2. Jahrhundert n. Chr.) erwähnt. *Soranus*, dessen Wirken den Höhepunkt der antiken Geburtshilfe darstellt, gehörte wie auch *Celsus* (1. Jahrhundert n. Chr.) der Schule der Methodiker an. Er überlieferte uns übrigens bedeutende Stellen aus den Werken der früher erwähnten *Kleophantes* und *Demetrios*, ja er scheint sogar sein Wissen weitgehend bei diesen erworben zu haben. Wir nennen weiter noch den Landsmann *Soranus, Rufus von Ephesus* (ca. 200 n. Chr.).

Unter den römischen Ärzten nimmt *Galen* (129–199) eine überragende Stellung ein. Mit ihm fand die griechische Heilkunde des Altertums ihren Abschluß. Wir wissen, daß er die verschiedenen Schulmeinungen seiner Zeit in einer gewaltigen Synthese zusammenfaßte. Dadurch wurde er die absolute autorität aller Ärztegenerationen bis ins 16. Jahrhundert.

Vom Mittelalter bis in die Neuzeit hinein verbreitete sich mit der antiken Medizin auch die Frauenheilkunde: über das byzantinische Reich, durch die Länder der arabischen Kultur und von Rom und den Mittelmeerländern nach dem Westen und Norden Europas. Allerdings erleidet nach Beginn der christlichen Ära die Entwicklung alles Wissenschaftlichen nicht nur einen Stillstand, sondern vielfach einen wesentlichen Rückschritt. Auch die Geburtshilfe sinkt für mehr als ein Jahrtausend von der bereits erreichten Höhe ab.

Die arabische Wissenschaft wird nun Trägerin der griechisch-römischen Lehren und gewinnt an Einfluß. Arabische Ärzte wie *Al-Rhazes, Avicenna* oder *Serapion* konnten allerdings die Frauenheilkunde nur wenig fördern, weil die Araber mehr als andere Völker die vita sexualis der Frau als Geheimnis betrachteten.

Einige Ärzte des Mittelalters, die unter anderem im Zusammenhang mit der Geschichte des Gebärstuhls von Bedeutung sind, waren *Aetios* aus Amida, *Paulos* aus Ägina und *Savonarola* (1390–1462). Weiter sei der Wormser Arzt *Eucharius Roesslin* erwähnt. Sein berühmtes Buch, »Der swangeren Frauen und Hebammen Rosengarten«, erschien 1513; es war eines der ersten gedruckten Hebammenbücher und erlebte dank der neuen Kunst des Buchdrucks eine große Verbreitung. Einen Nachfolger fand *Roesslin* im Zürcher Chirurgen *Jakob Rueff* (1500–1558), der sich als Geburtshelfer und Hebammenlehrer betätigte. In seiner Schrift zur Betreuung und Belehrung der Schwangeren und Wöchnerinnen finden sich viele Verordnungen aus der Antike zur gesunden Lebensführung der Schwangeren, hygienische und diätetische Vorschriften sowie Ratschläge zur Erleichterung der zur Norm gehörenden Schwangerschaftsbeschwerden.

In der griechischen Kultur und damit auch in der Medizin wurden der Frau ab dem 5. Jahrhundert v. Chr. großes Interesse zuteil; es entstanden die ersten Spezialschriften über Frauenkrankheiten. Da manche der prophylaktischen und therapeutischen Maßnahmen der Hippokratiker bis heute erhalten geblieben sind, ist ein kurzer Blick auf diese Methoden von Interesse.

Die Therapie des Geburtshelfers und Gynäkologen zielten auf eine Allgemeinbehandlung ab. Eine solche wurde oft ergänzt durch konservative Lokaltherapie. In den geburtshilflichen und gynäkologischen Schriften wird wiederholt darauf hingewiesen, daß es mit der Organbehandlung allein nicht getan ist. Diese Ansicht findet sich vor allem bei *Soran*. Die Leistungen dieses Methodikers auf dem Gebiet der Frauenheilkunde wurde von keinem der zeitgenössischen Ärzte erreicht (3).

Die Methodiker verneinten die Existenz einer Naturheilkraft und ließen alles unmittelbar vom Eingreifen des Arztes abhängen. Dabei bevorzugten sie die physikalisch-diätetische Therapie zur Herbeiführung von Reizen oder Entspannungszuständen. Solche Maßnahmen wurden insbesondere zur Bekämpfung von chronischen Zuständen eingesetzt. Das Ziel war eine Metasynkrise, das heißt eine den ganzen Körper umstimmende Kur. Es wurden äußere und innere diätetische und arzneiliche Mittel angewendet und in ihrer Wirkung durch Bewegungs- und Atemtherapie, Massage, verschiedene Formen der Hydrotherapie sowie der Klimatherapie unterstützt.

Durch eine solche umfassende Therapie wurden die verschiedenen Funktionskreise des Organismus, nämlich Kreislauf, Atmung, Stoffwechsel, Endokrinum und Säure-Basen-Gleichgewicht nach den Gesetzen der vegetativen Gesamtregulation beeinflußt.

Die wissenschaftliche Medizin, und nicht zuletzt auch die Frauenheilkunde der Griechen, fußen auf den Behandlungsmethoden, die von ihren eigenen und anderen Völkern aus der Erfahrung gewonnen wurden. Ein kurzer Blick auf die seit *Hippokrates* bei Frauenleiden verwendeten Heilmittel genügt, um eine große Übereinstimmung der Verfahren bei den verschiedensten Völkern anzutreffen.

Über die Wirkung der verwendeten Pflanzen gibt es sehr viel Literatur. Einigen dieser Pflanzen ist eine gewisse blutstillende, auf den Uterusmuskel kontraktionsfördernde Wirkung bzw. ein blutungsfördernder, »emmenagoger« Effekt nicht abzusprechen. Das Vertrauen in die Heilkraft der Pflanzen ist groß. Die Volksmedizin hat hier aller Nivellierung widerstanden. Für jedes Leiden »ist ein Kraut gewachsen«. Man verordnete Mittel pflanzlicher Natur zu monatelangem Gebrauch bei spärlicher Menstruation. Als emmenagog galten etwa Fenchel, Rosmarin, Safran, Gewürznelken usw.

Man beschränkte sich aber nicht nur auf die Verabreichung von Tee und Tropfen, sondern setzte gezielt eine Wärme- und Bewegungstherapie ein. Als äußerliche Mittel kamen physiotherapeutische Maßnahmen zum Einsatz, wie heiße Sitzbäder, Fußbäder, Massage, Senfwickel in der Kreuzgegend, Wärmepackungen (heißer Sand), Einreibungen von Wacholderspiritus und anderes mehr. Die Finnen machten ausgiebig Gebrauch von der Sauna, von Dämpfungen und energischen Hautreizungen. Es wird eifrig geschröpft – auch beim Ausbleiben der Menstruation nach Erreichen des 15.–16. Altersjahres – in den den inneren Genitalien entsprechenden *Head*schen Reflexzonen. Rein empirisch hat das Volk schon lange vor dem Nachweis der *Head*schen Zonen (1893) die Möglichkeit erkannt, die Funktion der Genitalorgane durch Einwirkung auf die Reflexzonen zu beeinflussen.

Der Frau mit einer zu starken Regelblutung wurde Bettruhe verordnet unter lokaler Anwendung von Kälte. Oft aber genügten innerliche Mittel wie Mutterkorn, Safran, Muskat und andere.

Neben diesen Maßnahmen der Ärzte der Antike spielte schließlich, wie in der ganzen Medizin, auch in Gynäkologie und Geburtshilfe die Psychotherapie eine wichtige Rolle. Der Anamnese kam große Bedeutung zu. Sie erstreckte sich auf alle Einzelheiten des Frauenlebens; den geringsten Klagen wurde von hippokratischen Zeiten an Beachtung geschenkt. Man nahm an, daß bei der Frau – die aus Gründen ihrer Konstitution eine psychische Labilität aufweisen kann – Kummer, Sorgen, Angst, Trauer und Leidenschaften wichtige Krankheitsursachen sein konnten. Die Psychotherapie wurde allerdings nie isoliert betrieben, sondern im Zusammenhang mit gezielten somatischen Behandlungsformen, wie wir sie bereits erwähnten.

Die Behandlung der schwangeren Frau

Über die allgemeine Lebenshaltung der Frau hinaus war ihr Verhalten in Schwangerschaft, Geburt und Wochenbett Gegenstand eingehender Betrachtungen.

In den indischen Lehrbüchern der Heilkunde etwa, vor allem in den vedischen Schriften, der Rigveda und der Atharvaveda (3) ist eine große Vorliebe für erzieherische und diätetisch-hygienische Verordnungen zu erkennen. Es wird großer Wert darauf gelegt, die schwangere Frau vor psychischen und anderen Insulten zu bewahren. Daneben gab es Vorschriften über die nötige Ruhe und den Schlaf, über zweckmäßige Bewegung

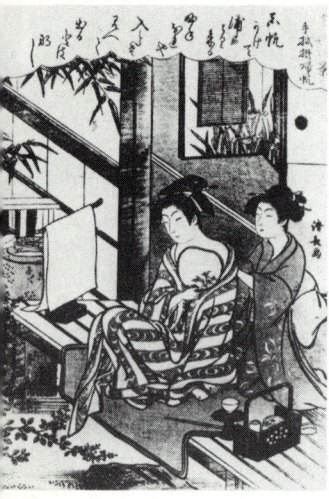

sowie über die sorgfältige Regelung der Stuhl- und Harnentleerung. Dazu kommt für jeden Monat eine besondere Diät; ihr Hauptbestandteil war tierisches und pflanzliches Eiweiß, vor allem aber Milch- und Milchprodukte. Ähnliche Diätvorschriften galten auch für die Wöchnerinnen. Die diätetischen Verordnungen entsprechen der Anschauung, daß Diätfehler eine besonders häufige Ursache von Krankheiten sind.

Die indische Hȳgiene stand auf hohem Niveau; davon profitierte auch die Frauenheilkunde. Wir erfahren manches über die vita sexualis, die hygienische Behandlung der schwangeren Frau, die Einrichtung des Geburtszimmers und die Behandlung der Wöchnerinnen, z. B. auch über die Wichtigkeit der Dentalhygiene in Schwangerschaft und Wochenbett. Sowohl in Indien wie in China wird für Schwangerschaft und Wochenbett größte Sauberkeit und eine entsprechende Lebensweise gefordert. Der Schwangeren, der Gebärenden und der kranken Frau werden zur Beruhigung viele Ratschläge gegeben, die von einer guten ärztlichen Erfahrung sprechen. Eine sachgemäße Massage wird in vielen asiatischen Ländern ausgeübt (Abb. 1).

Im allgemeinen setzte man große Hoffnung auf die medikamentöse Therapie. So finden wir viele wehen- und geburtsfördernde Mittel. Man hat die Vorliebe der Inder und Chinesen für die medikamentöse Therapie aus der Vielseitigkeit der Flora und der üppigen Vegetation ihrer Länder erklärt. Nach neuesten Forschungen besitzen diese Völker sehr wirksame Arzneimittel, deren Erprobung und allfällige Verwendung sich auch für die westliche Medizin lohnen würde.

Auch in der griechischen Epoche war die Behandlung der Schwangeren von besonderer Aktualität. *Aristoteles* zum Beispiel betrachtete Schwangerschaftsbeschwerden als eine Zivilisationserscheinung, als eine Folge der sitzenden Lebensweise der Frau mit ungenügender Verarbeitung der Ausscheidungsstoffe. Bei Völkern, bei denen die Frauen körperlich arbeiten, sind sie seltener und die Geburten leichter.

Die Notwendigkeit einer besonderen Hygiene, angepaßtem Verhalten und Lebensführung während der Schwangerschaft ergab sich aus der Erkenntnis ihrer physiologischen Besonderheit und ihrer Gefahren. Den Schwangeren wurden von vielen Seiten Ratschläge gegeben, die sich auf die ganze Lebensführung erstreckten. Die Kleidung wurde locker getragen; *Soran* empfiehlt, die Brustbinde loser als gewöhnlich anzulegen. Den Leib stützte man mit einer Binde – für tätige Frauen war sie nach *Soran* besonders nötig. Er empfiehlt ein Modell, das mit kreuzweisen Trägern über die Schulter hängt. Am Ende der Schwangerschaft soll man die Binde wieder fortlassen, weil das Gewicht des Kindes den Geburtsakt beschleunigen hilft. *Soran* weist auch auf eine bestimmte Diät hin; nach dem achten Monat muß man außerdem die Quantität der Speisen und der aufgenommenen Flüssigkeit beschränken. Allgemein ist man der Ansicht, daß Alkohol den schwangeren Frauen nicht bekommt.

Eine regelmäßige ausgleichende Körperbewegung ist für die schwangere Frau von größter Wichtigkeit, sagt *Aristoteles* und macht in seiner Staatslehre den klugen Vorschlag, den Frauen den täglichen Spaziergang zum

Heiligtum einer Geburtsgottheit als Pflicht aufzuerlegen, um damit aber auch der Psyche der Schwangeren Rechnung zu tragen. (Bei den Griechen richteten die schwangeren Frauen ihre Gedanken auf die Göttinnen *Artemis* und *Hera*, im antiken Rom war *Diana* die Göttin der Geburt.) Geistige Sammlung und Ruhe, Zerstreuung des Gemüts der werdenden Mutter waren nach Ansicht *Aristoteles* auch für das Kind von größter Bedeutung.

Mit Fortschreiten der Schwangerschaft werden die gewohnten Turnübungen in mäßigem Umfang, die Gymnastik und das Tanzen, die Spaziergänge, die Massage und die Bäder wieder aufgenommen. Nach *Soran* erweisen sie sich in ihrer Gesamtheit als wirksam zur Bekämpfung von Übelkeit und Schwangerschaftsbeschwerden. Gegen Ende der Schwangerschaft empfiehlt *Soran* zur Erleichterung der Geburt häufiges Baden und Schwimmen in warmem Wasser bis zum Geburtstermin.

Frauen, die sich verweichlicht haben, die keine Gymnastik treiben, Diätfehler machen, dem Alkoholgenuß huldigen — sie haben eine erschwerte Schwangerschaft und Geburt zu gewärtigen. Aber auch die äußere Umgebung hat einen Einfluß, wie etwa die ungenügende Vorbereitung des Gebärzimmers, das ein Ort der Ruhe und Geborgenheit sein sollte.

Demetrios führt unter den Geburtsstörungen drei deutlich getrennte Gruppen an: Störungen, die von der Mutter, vom Kind und von den Geburtswegen ausgehen. Zur ersten Gruppe gehören auch seelische Zustände, wie Trauer, Angst und Freude, ebenso wie körperliche, z. B. Atemnot, Beleibtheit und allgemeine Schwäche (1). In der Geburtshilfe nahm man an, daß seelische Depressionen die Geburt erschweren und von der Seele her Fieber ausgehen kann, so daß gutes Zureden an die Gebärende große Bedeutung erlangte.

Auf einige Ärzte des Mittelalters, die sich um die Geburtshilfe verdient gemacht haben, wurde bereits hingewiesen. Nach *Diepgen* (3) hat man dem Mittelalter zu Unrecht eine Vernachlässigung des Körpers aus asketischen Motiven nachgesagt und Extreme verallgemeinert. Dies trifft jedenfalls nicht zu auf die Gesundheitspflege und die Hygiene der Frau, insbesondere der schwangeren Frau.

Durch die Abschaffung der Sklaverei trat gegenüber der Antike in der sozialen Stellung der Frau eine wesentliche Wandlung ein. Die schwere Arbeit, die bei Griechen und Römern Sklavinnen verrichteten, wurde die Aufgabe von freien Frauen. In der Welt der kleinen Leute und der wenig bemittelten Bürger hatte die Frau kein leichtes Leben, sondern mußte schwer arbeiten. Nur die wohlhabenden und gebildeten Frauen konnten die Ratschläge in den populären, gynäkologischen und hygienischen Schriften befolgen und ihr Leben danach einrichten. Am schwersten hatten es wohl die alleinstehenden Frauen, die in abhängiger oder selbständiger Stellung ihr Brot verdienen mußten. Solche Frauen waren zahlreich, denn es bestand ein großer Frauenüberschuß gegenüber den Männern in heiratsfähigem Alter.

Man kannte die gesundheitlichen Gefahren für das weibliche Geschlecht, insbesondere für die Mütter, so daß schwangere Frauen und Wöchnerinnen manche Privilegien und Zuwendungen vom Staat genossen, die ihnen und ihrer Familie das Leben erleichtern sollten.

Diepgen (3) schreibt: »Konstanzer Freskogemälde aus dem 14. Jahrhundert beweisen, daß für schwerarbeitende Frauen eine gewisse hygienische Fürsorge eingerichtet war. Die Bilder stellen einen Erholungsraum und eine Badestube für Wöchnerinnen dar. Eine praktische Mitwirkung der Ärzte an solchen gesundheitsfördernden sozialen Bemühungen um arbeitende Frauen ist um diese Zeit noch nicht nachzuweisen, aber in der medizinischen Literatur ist die Hygiene der Frau und ihre Bedeutung wohl bekannt.«

Die Geburtshilfe

Frühgeschichtliches

Die Geburtshilfe trug außerhalb des griechisch-römischen Kulturkreises theurgisch-empirischen Charakter. Die Priesterschaft von Babylon-Assur, Ägypten, Israel, Indien und China hat schon in frühester Zeit religiöse Lehren sowie Erfahrungen und Erkenntnisse aus dem praktischen Leben schriftlich festgehalten. Neben Papyrusrollen (der sog. Papyrus *Kahun*, der auf 2000 v. Chr. datiert wird, ist ausschließlich der Frauenheilkunde gewidmet) geben altägyptische Tempelreliefs, Keilschrifttexte aus Mesopotamien und andere frühgeschichtliche Dokumente vieler Altvölker darüber Auskunft. Ausführliche geburtshilfliche Regeln finden sich auch in indischen Schriften, so in der Charaka-samhita (800–600 v. Chr.) und in der Susruta-samhita. Über die prähistorische Geburtshilfe hingegen wissen wir sehr wenig. Zahlreiche Anhaltspunkte für das einfache geburtshilfliche Handeln finden wir immerhin in den Sitten und Gebräuchen der Naturvölker, wie sie heute noch geübt werden, und in der Volksmedizin verschiedener Völker. Gerade auf geburtshilflichem Gebiet ist die Vielfalt der oft auf richtigen Erkenntnissen beruhenden Gebräuche der Naturvölker überraschend. Auf die Geburtshilfe bezogene archäologische Funde aus dem Paläolithikum zeigen hauptsächlich Darstellungen der Geburt. Jungsteinzeitliche Felsmalerien aus der Zentralsahara (ca. 10.–6. vorchristliches Jahrtausend) geben bildliche Darstellungen des Geburtsvorgangs.

Die Geburtshilfe bei den Griechen

Auch in der Geburtshilfe waren griechische Ärzte bahnbrechend. Als erfahrener Praktiker erweist sich insbesondere *Soran* in seinen Anweisungen für die Vorbereitung der Geburt: *»Bei der normalen Geburt muß man folgende Sachen in Bereitschaft haben: Öl, warmes Wasser, warme Umschläge, weiche Schwämme, Wolle, Binden, ein Kopfkissen, Riechmittel, den Geburtstuhl oder Geburtssessel, zwei Betten und ein zum Gebären passendes Zimmer.«*
Das Öl dient zu Injektionen und Anfeuchtungen, das warme Wasser zur Abwaschung der Geschlechtsteile, die warmen Umschläge zur Linderung der Wehen, die Schwämme zum Abwaschen, die Wolle zur schützenden Bedeckung der Geschlechtsteile, die Binden zu Windeln für das Neugeborene, das Kissen zum einstweiligen Platz für das Kind, bis auch die

Nachgeburt abgegangen ist, die Riechmittel, wie Polei, armenischer Bolus, gebranntes Mehl, Quitte und, wenn es die Jahreszeit gestattet, auch Zitrone, reife Melonen und anderes zur Erfrischung der Gebärenden (1).

Soran ist dafür, alles Einengende vom Körper zu entfernen, um die Atmung nach jeder Richtung zu erleichtern. Neben gütigem Zuspruch, dessen Bedeutung betont wird, suchte man die Schmerzen durch Wärmeapplikationen (Kompressen, Umschläge mit warmem Öl) auf den Leib zu mildern. *»Aspasia«* (die Frau des *Perikles*) verordnete zur Einleitung und Förderung der Geburt ein warmes Wannenbad. Bei der Geburt legte man auf Sauberkeit großen Wert.

Während der Eröffnungsphase bleibt die Kreißende in Bewegung oder liegt auf einem weichen Bett. Die letzte Phase vor der Geburt bringt sie auf einem Gebärstuhl zu, der nach Ansicht *Sorans* viele Vorteile bietet. Er gibt übrigens die – soweit erhalten – früheste ausführliche Beschreibung dieses Geräts. Laut *Diepgen* (3) wird es bereits von *Artemidor* ca. 100 v. Chr. erwähnt. Von besonderer Bedeutung sind daran die Querhölzer (Griffe), an denen sich die Kreißende festhalten kann und die Lehne, *»die den Hüften und dem Becken das Zurückweichen unmöglich machen«*. Eine erfahrene Hebamme wird nach *Galen* die Frau nicht eher darauf setzen, bis der Muttermund völlig erweitert ist.

Um den Geburtsstuhl gruppieren sich, nach *Soran*, außer der Hebamme drei Frauen: soviel Hilfe hält er für nötig. Zwei dieser Frauen stehen auf der Seite, sie helfen in der von *Soran* beschriebenen Weise mit Drücken und Reiben von oben. Die dritte Frau hält die Kreißende vom Rücken her, um zu verhindern, daß sie während der Wehen nach vorne rutscht. Dieses Trio wurde Tradition, wir finden es oft in späteren Darstellungen. Die Hebamme sitzt nach *Soran* am besten auf einem niedrigen Schemel vor der Kreißenden und sorgt durch Zurückhalten deren linken Schenkels dafür, daß ihrer linken Hand die nötige Bewegungsfreiheit bleibt. Sie sucht, wenn die Geburt sich ihrem Ende nähert, in der Wehenpause das Kind mit dem eingeführten linken Zeigefinger »anzuziehen«, was aber zur Vermeidung von Rissen und anderen Schädigungen niemals während einer Wehe selbst geschehen darf. Mit der rechten Hand massiert sie die Genitalien. Der Dammschutz erfolgt mit einer Wollkompresse, die eine der seitlich stehenden Helferinnen unterlegt.

Der Dammschutz wird in der Geburtshilfe der Antike zum ersten Mal bei *Soran* erwähnt. Sein Wert besteht hauptsächlich darin, späteren Senkungen der Unterleibsorgane vorzubeugen. Die Naht etwaiger Dammrisse wird in der Antike nirgends beschrieben.

Soran ermahnt die Hebamme zur Reinlichkeit: ihre Nägel sollen kurz sein und die Hände durch gutes Öl geschmeidig gehalten werden. Die Eröffnung des Muttermundes wurde ständig mit dem Finger verfolgt, was später *Galen* genau beschreibt. Die Hebamme hat außerdem für das richtige Mitpressen zu sorgen. Zu frühes Pressen ist verpönt. *Soran* war im übrigen einer der ersten, der die Bedeutung der Bauchpresse für den Verlauf der Austreibungsperiode erkannte. Bei der Austreibung wurde die Gebärende zur Mitarbeit aufgefordert und darauf aufmerksam gemacht, daß *»Schreien und Pressen der Luft nach oben«* schädlich sei.

Bei allen konservativen Maßnahmen geht es *Soran* darum, eine möglichst weitgehende Entspannung der Weichteile herbeizuführen und die Geburtswege schlüpfrig zu machen. Wie wir gesehen haben, war die antike Geburtshilfe aktiv eingestellt; das gilt auch für die Behandlung der regelwidrigen Geburt. Wehenschwäche und Geburtsverzögerung versuchte man auf verschiedene Weise zu beeinflussen. Man weichte z. B. den Muttermund mit fettigen Substanzen auf, injizierte dauernd warmes Öl, Eiweiß und andere Substanzen, brachte Wärme auf den Leib, bewegte die Gebärende im Tragsessel oder ließ sie spazieren gehen und Treppen auf- und absteigen. Dazu kam eine geeignete Diät. Durch Klistiere und Katheterisierung sorgte man für die Entleerung von Darm und Blase. *Soran* erwähnt in diesem Zusammenhang auch die Inzision der Fruchtblase bei verzögertem Blasensprung, einen Eingriff, den die Hippokratiker noch nicht zu kennen schienen. Auch wurden digitale Erweiterungen des Muttermundes vorgenommen. *Soran* verurteilte die bei den Hippokratikern als wehenförderndes Mittel beliebten Schüttelungen scharf.

Unter den Vorschriften *Sorans* für die geburtshilfliche Therapie ist die Knie-Ellenbogenlage beachtenswert, die vor allem bei Lordose der Lendenwirbel gute Dienste leistet, da sich durch sie der Uterus gegen den Bauch senkt und in gerade Richtung mit dem Halsteil kommt (1). *Soran* verordnete diese Lage bei Hemmnissen der Geburt, die wir heute vielleicht auf eine asynklitische Einstellung des Kopfes zurückführen würden. Die Lage wird heute nach dem englischen Geburtshelfer *Robert Lee* (1793–1877) benannt, obschon sie bereits hier ganz sinngemäß empfohlen wird und auch den Naturvölkern bekannt ist. In vorhergehenden Zeiten, etwa 500 v. Chr., war wahrscheinlich in Griechenland die Kniestellung in der Austreibungsphase die Regel. Im Zusammenhang mit den Anomalien der Geburtswege beurteilt *Soran* als erster die Bedeutung der Beschaffenheit der Weichteile richtig. Auch *»Aspasia«* rät, man solle bei stark gekrümmter Lendenwirbelsäule die Frau niederknien lassen. *Soran* läßt die Frauen knien, wenn das Kind zu stark nach hinten geneigt ist, dagegen mit dem Kopf nach unten liegen, wenn es sich zu weit nach vorne neigt.

Bei der Geburt wurde das Kind mit der von Leinwand bedeckten Hand in Empfang genommen. Bei den alten Ägyptern wurden die Hände mit einer Lage zarten Papyrus bedeckt, um ein Abgleiten des Kindes zu vermeiden. Vor der Durchtrennung der Nabelschnur wurde zwischen der Schnittstelle und dem Nabel mit einem wollenen Faden abgebunden, einseitig dem Kind zu. Man wartete damit, bis die Plazenta geboren war. Die Hebamme, die den Nabelstrang vorher durchtrennt, wird getadelt. Will die Plazenta nicht folgen, empfiehlt *Soran* die doppelte Entbindung. Bei der Asphyxie soll man nicht abnabeln, bis das Kind uriniert, geniest oder geschrien hat. Solange legte man es der Wärme wegen dicht an die Mutter. Das ist das einzige, was wir über die Behebung der Asphyxie hören (3).

Seit frühesten Zeiten ist es üblich, die Plazenta so rasch als möglich künstlich aus dem Uterus zu entfernen. Infolge der Auffassung, daß die Nachgeburt zu selbständiger Bewegung fähig sei, nahm man an, sie könne sonst »emporsteigen« oder sich in die Gebärmutter »einschließen«. Man sah in der Plazenta ein unberechenbares, ja gefährliches Wesen, eine Art Tier im Menschen. So verwundert es nicht, wenn die Ausstoßung der Nachgeburt nicht den Naturkräften überlassen wurde und man zu ihrer raschen Austreibung alles mögliche versuchte.

Von den Hippokratikern wurde zum Beispiel das Körpergewicht des Kindes oder ein an die Nabelschnur gebundenes Gewicht benutzt, die Bauchpresse mit Nies- und Brechmitteln in Bewegung gesetzt, die Gebärende hochgehoben oder innerlich eingenommene Arzneien und Spülungen angewendet. Es wurde auch die Entfernung der Nachgeburt mit den Händen empfohlen. *Soran* verwirft die Methoden der Hippokratiker und empfiehlt nur, die Hand der Nabelschnur entlang einzuführen, wobei er die Gebärende auffordert, bei der Ablösung durch eigenes Drücken mitzuhelfen, wodurch die Nachgeburt leicht und ohne zu zerreißen abgehe. Die hippokratischen Methoden blieben jedoch weiterhin gebräuchlich und wurden von römischen wie auch arabischen Ärzten übernommen.

Es sei erlaubt, hier medizin-geschichtlich etwas vorzugreifen, um das Beharrungsvermögen solcher jahrtausendealter Anschauungen aufzuzeigen. Die überlieferten Methoden zur Austreibung der Nachgeburt sind z. B. noch im Hebammenbuch von *Rueff* 1554 aufgeführt. Verschiedene Gelehrte, unter anderem *Mauriceau*, glaubten nicht mehr an eine Eigenbewegung der Plazenta, konnten sich jedoch nicht von den bekannten Verfahren freimachen. So geben *Mauriceau* und andere den Rat, die Nabelschnur am Oberschenkel festzubinden. *Mauriceau* wendet sanftes Ziehen an der Nabelschnur an, aber keinen Druck auf den Unterleib; dafür läßt er, wie die Hippokratiker, zugleich in die geschlossene Hand oder in eine Flasche blasen, um die Bauchpresse in Tätigkeit zu setzen. Erst *Guillemeau* fordert auf, sanft an der Nabelschnur zu ziehen und dabei gleichzeitig, wenn die Plazenta nicht spontan abgehe, auf den Unterleib zu drücken. Der Handgriff von *Credé* stammt also, genau besehen, von *Guillemeau*, wahrscheinlich aber schon von Geburtshelfern viel früherer Zeiten (11). *Deventer* entfernt die Nachgeburt immer mit der Hand. Erst in der Mitte des 18. Jahrhunderts wurde, gemäß den Lehren von *Levret* und *Smellie*, von der alten Auffassung Abstand genommen, daß die Verzögerung des Abgangs der Plazenta durch Sichschließen des Muttermundes deren spätere Ausstoßung gefährde.

Aus den geschichtlichen Aufzeichnungen erfahren wir auch, daß die operative Therapie, insbesondere die Embryotomie, von den Hippokratikern ausgeübt wurde. Die schriftlichen Überlieferungen von *Aulus Cornelius Celsus* (1. Jahrhundert n. Chr.) lassen erkennen, daß die Ärzte der Antike alle unentbehrlichen geburtshilflichen Operationen kannten. *Soran* beschreibt die Wendung auf den Kopf und kennt die innere Wendung auf die Füße.

In den hippokratischen Schriften finden sich zahlreiche Beispiele von Wochenbetterkrankungen. Nach *Buess* (1) sind es harmlose Retentionen, Zystitiden und ähnliches. Aus manchen der Krankengeschichten läßt sich jedoch das gefürchtete Wochenbettfieber erkennen. Die Krankengeschichten sind unersetzliche Dokumente hippokratischer Beobachtungsgabe.

Das von *Soran* verfaßte Kapitel über das Wochenbett ist leider bis auf ein Fragment verloren gegangen. Aus diesem erhalten gebliebenen Teil darf geschlossen werden, daß die Behandlung der Wöchnerin und der Verlauf des Wochenbetts nicht stark vom allgemein üblichen Verhalten abwich (1).

Soran schrieb auch ausführlich über die Behandlung des Neugeborenen und die Säuglingspflege, nach *Diepgen* (3) das Beste, was in der ganzen Antike für tausend und mehr Jahre darüber geschrieben wurde.

Mit *Soran* ist die Geburtshilfe des Altertums abgeschlossen. Sie sinkt für mehr als ein Jahrtausend von der bereits erreichten Höhe ab; eine ihrer bedeutendsten Errungenschaften, die Wendung auf die Füße, gerät in Vergessenheit. (Erst 1549 wurde sie von *Ambroise Paré* wiederentdeckt.)

»*Rückblickend ist vor allem hervorzuheben, daß Soran zwar das Leben der Mutter durchaus in den Vordergrund stellt, daß er aber keinen Versuch unterläßt, selbst unter den schwierigsten Umständen auch das Kind zu retten. In dieser Hinsicht übertrifft er die Ärzte des alten Griechenland bei weitem und wären seine Lehren nicht über Jahrhunderte vergessen geblieben, so hätte die spätere Entwicklung der Geburtshilfe zweifellos einen anderen Verlauf genommen*« (1).

<table>
<tr><td>**Die Bedeutung der Hebammen**</td><td>Den geschichtlichen Aufzeichnungen über den Hebammenberuf im Altertum entnehmen wir, daß es in erster Linie die Hebamme war, die der Frau während der Geburt die nötige Unterstützung und Hilfe erwies. Sie erfüllte seit ältesten Zeiten eine verantwortungsvolle und wichtige Aufgabe als Geburtshelferin. Der Arzt wurde von ihr meist nur zugezogen, wenn sie mit ihren Mitteln und ihrem Wissen nicht weiterzukommen glaubte. Hinweise auf die Mitarbeit von Frauenärzten bei der Geburt sind selten; es ist meist nur von der Hebamme die Rede. Daß sich aber zum Beispiel im alten Orient auch Ärzte mit der Geburtshilfe befaßten, entnehmen wir einer babylonischen Inschrift. Da schreibt eine Frau aus dem Harem des Königs von Mesopotamien an diesen einen Brief, in dem sie um die Erlaubnis bittet, einen Arzt bei der Geburt zuziehen zu dürfen.</td></tr>
</table>

Aus ägyptischen Papyri wissen wir, daß die Anrufung der Götter bei der Geburt üblich war. Die Geburtshelfergottheiten *Ipet*, *Bé's* und *Heket* wurden um ihren Beistand gebeten. Auf einem ägyptischen Wandrelief erscheinen im Geburtszimmer neben Schutzgeistern und Göttern ausschließlich weibliche Helferinnen.

Auch in Syrien kannte man den Hebammenberuf. Das Hebammenamt der syrischen »Dye« ging dort von der Mutter auf die Tochter über. Für die altjüdische Frauenheilkunde ist die einzige Quelle das Alte Testament.

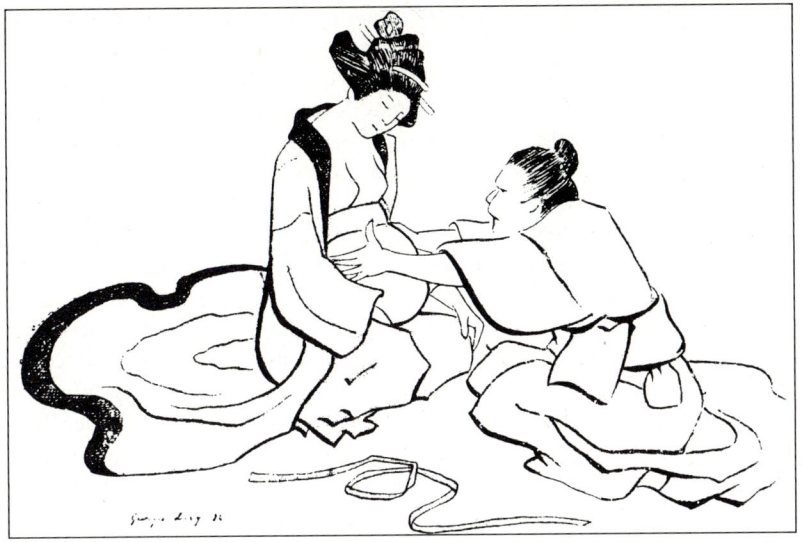

Die Erwähnung der Hebamme in Exodus 1, 19 zeigt, daß der Hebammenberuf auch dort sehr alt war und der Arzt nur dann ans Geburtsbett geholt wurde, wenn ihn die Hebamme rief und operatives Eingreifen nötig war.

Etwas genauer soll auf den östlichen Kulturkreis – Indien, China und Japan – eingegangen werden. Auch da leisteten Frauen selbständige geburtshilfliche Dienste. Die dortigen Völker haben, gleich wie die Griechen und Römer, der Einrichtung des Gebärzimmers große Bedeutung beigemessen. Die Aufgabe der Hebamme bestand vor allem darin, die Frauen – die meist in kniender Stellung auf Matratzen und Kissen geboren haben – zu stützen. Daneben suchte sie durch leichte Klopf-, Reibe- und Druckbewegungen auf den Leib die Geburt zu fördern (Abb. 2). Auch eine Art Dammschutz war bekannt. Beim Durchtreten des Kopfes suchte die Hebamme den After nach vorne zu schieben.

In der altindischen Geburtshilfe wurde gefordert, daß bei der Geburt viele ehrenwerte, geschickte Frauen zur Verfügung stehen, die schon selber geboren haben. Allerdings stellt sich die Frage, ob wirklich immer weibliche Geburtshelferinnen üblich waren. Auf sakralen indischen Darstellungen leisten männliche Gottheiten Hebammendienste. Auch ist in der indischen Literatur die Betätigung des Arztes bei pathologischen Geburten erwiesen. Wie wir aus medizinhistorischen Aufzeichnungen erfahren, übten in Indien erst im 16. nachchristlichen Jahrhundert Frauen operative Geburtshilfe aus. Es wird von solchen gesprochen, die auf diesem Gebiete »geschickt und furchtlos sind, in der Chirurgie bewandert und durch viele glückliche Entbindungen berühmt wurden«.

Im Gegensatz zu den Indern, aber wie bei den Griechen, wird in der chinesischen Geburtshilfe die Zahl der Helferinnen auf drei beschränkt.

Nach dem chinesischen Arzt *Wang Dui Me* soll sogar nur eine Hebamme ihres Amtes walten. Die Ruhe wie auch die richtige Temperatur im Gebärzimmer sind von großer Wichtigkeit, wobei auf den unausgeglichenen Wärmehaushalt der Gebärenden aufmerksam gemacht wird. Die Ärzte machten ihr Mitspracherecht geltend. *Wang Dui Me* schreibt im Jahre 1832 (Ch'ing-Zeit): »*Man kann die Hebammen nicht entbehren, weil es sie nun einmal gibt, aber man soll sie selbst anleiten und sich von ihnen nicht unterkriegen lassen*« (3). Offiziell wurden in China erst im 14. Jahrhundert Frauen als Ärztinnen anerkannt, doch wurden schon in viel früheren Dokumenten Ärztinnen erwähnt.

Im griechischen und römischen Altertum war die praktische Geburtshilfe fast allein den Frauen anvertraut. Die großen Aufgaben, die die heilkundigen Frauen in Gynäkologie und Geburtshilfe zu erfüllen hatten, können nicht verglichen werden mit den Aufgaben der Hebammen späterer Zeiten. So wurden sie damals nicht nur als Hebammen bezeichnet, sondern erscheinen besonders in der Spätantike als feminae medicae im Sinne der Ärztin oder auch als sog. Arzthebammen. Sie waren berechtigt, wie die Ärzte pharmazeutische Heilmittel zu verordnen, auch war es ihnen gestattet, Medikamente zur Auslösung eines künstlichen Abortes zu verabreichen. Bei schweren Geburten wurde allerdings der Arzt herbeigezogen, um unter Umständen die Geburt manuell und instrumentell zu beenden. Die hierzu gebrauchten Hacken und Messer, durch archäologische Forschungen bekannt (Ägypten, Pompeji usw.), zeigen vielfach Anklänge an das geburtshilfliche Instrumentarium unserer Tage.

Dem klassischen Altertum war die Fruchtabtreibung nur zu bekannt. Zur Zeit des kaiserlichen Roms nahm diese Sitte so stark zu, daß römische Dichter sie öffentlich geißelten. Demgegenüber lassen sich bereits bei *Soran* die Anfänge zu einer wissenschaftlichen Indikation der Schwangerschaftsunterbrechung nachweisen.

Wenn bei der schwangeren Frau die Wehen eintraten, schickte die Griechin einen Boten zur Hebamme. Daneben rief man auch die Hilfe der Götter an. Viele Bittgebete, Opfer und magische Bräuche sind uns überliefert. In hippokratischen Zeiten stellte die Hebamme durch äußere und innere Untersuchungen die Lage des Kindes fest und wendete bei der Geburt die in den hippokratischen Schriften empfohlenen Mittel an, um die Schmerzen zu lindern und die Geburt zu erleichtern.

Von *Soran* stammt ein zweibändiger Hebammenkatechismus. Das Original ist verloren gegangen, es wurde aber von einem Arzt ins Lateinische übersetzt und ist uns in dieser Form erhalten geblieben. *Soran* stellt, entsprechend derem Wirkungskreis, hohe Anforderungen an die Intelligenz, das Wissen und den Charakter der Hebammen. Es ist zu bemerken, daß die Arzthebammen neben der Geburtshilfe auch Frauen- und Kinderkrankheiten in großem Umfang behandelten und auch auf andere Gebiete der Medizin übergriffen. Sie mußten also in der Lage sein, das Gebiet der praktischen Medizin zu überblicken und allgemeine Zusammenhänge aufgrund von Einzelsymptomen zu erfassen. Dies erforderte auch eine geistige Auseinandersetzung mit der wissenschaftlichen Literatur.

Aber nicht nur die geistigen Fähigkeiten zählten: auch seelisch mußte die Hebamme imstande sein, Mitgefühl zu bekunden und dazu scharfen Verstand und Kaltblütigkeit in schwierigen Situationen aufweisen. Fleiß und Zuverlässigkeit, Verschwiegenheit und Sorgfalt im Handeln wie auch Unbestechlichkeit gegenüber dem Wunsch nach Fruchtabtreibung wurden gefordert. Um ihren schweren Beruf auszuüben, wurde von der Hebamme Gesundheit und körperliche Widerstandskraft verlangt – dies setzte eine gesunde Lebensweise, mäßigen Alkoholgenuß, Ausgeglichenheit und eine gute Ausbildung des Körpergefühls voraus. Der Schulung der Sinnesorgane, insbesondere des Tastsinns, des Gehörs und der Sehschärfe wurde große Bedeutung zugemessen, da die Diagnose hauptsächlich auf sorgfältiger Beobachtung beruhte.

Dieses Idealbild einer Hebamme zeigt manche Ähnlichkeit mit dem Idealbild eines Chirurgen, das *Celsus* fordert. Hier dürfte sich wiederum die Verwandtschaft des Hebammenberufs mit dem des Arztes zeigen. Im Gegensatz zu der von *Sokrates* und *Platon* vertretenen Ansicht braucht aber die Hebamme bei *Soran* nicht selbst geboren zu haben; alle Autoren fordern jedoch ein mittleres Alter.

In der Spätantike sind noch häufig Griechinnen als Geburtshelferinnen nach Rom gekommen. Sie bildeten einen eigenen Stand, die »Nobilitas obstetrica«, behandelten Frauenkrankheiten, betätigten sich in Rechtsfällen als Sachverständige und übten wahrscheinlich ganz allein die geburtshilfliche Assistenz aus. Zur Zeit des *Celsus* aber zogen auch sie für besonders schwierige Aufgaben erfahrene Ärzte zu Rate.

Die Hebammen bei Griechen und Römern hatten eine sozial angesehene Stellung. Natürlich gab es auch weniger würdige Beispiele von Hebammen. Solche wurden unter anderem auch in Komödien gebührend verspottet (z. B. bei *Terenz* in »Das Mädchen von Andros«). Daß andererseits besonders tüchtige, dank ihrem Können angesehene Hebammen in der Antike verehrt wurden, bestätigt uns die Inschrift auf einem Denkmal, das in den Ruinen von Thos (Kleinasien) gefunden wurde. Die Inschrift besagt, daß die Stadt dieses Denkmal errichtete, um die Kunst der Ärztin und Hebamme *Antiochis* zu ehren (1. Jahrhundert v. Chr.).

Abschließend noch einige Worte über Mittelalter und Neuzeit. Nördlich der Alpen liegen erst seit dem 13. Jahrhundert Berichte über Hebammen vor, obwohl angenommen werden darf, daß es sie schon früher gegeben hat. Die althochdeutsche Sprache kennt bereits im 12. Jahrhundert das Wort »hefiana«; es wandelt sich im 15. Jahrhundert zu »hevam, hefang, hebam«. Im 16. Jahrhundert kommt dann der Name »Hebamme« auf.

Unter den Hebammen des 17. Jahrhunderts gab es einige hervorragende Frauen, die durch ihre Schriften von hoher Bedeutung für die Entwicklung der Geburtshilfe geworden sind. Sie schrieben aufgrund reicher Erfahrung und brachten weniger theoretische, als vielmehr praktische Hinweise, die oft der operativen Geburtshilfe zugute kamen. Erwähnt seien *Louise Bourgeois* und *Marguerite du Tertre* in Paris und *Justine Siegemundin* in Berlin. Alle drei schrieben bedeutende Lehrbücher über Geburtshilfe, in denen auch heute noch gültige Erkenntnisse verankert sind.

Die volkstümliche Geburtshilfe

Es mag interessieren, wie lange sich gewisse Vorstellungen und Anschauungen, wie sie in der Antike und im Mittelalter verbreitet waren, in der Volksmedizin in Europa zu halten vermochten.

Die volkstümliche Geburtshilfe mit ihren Maßnahmen zur Erleichterung von Schwangerschaft und Geburt und der Tätigkeit der Hebammen entwickelte sich überall ähnlich, mehr oder weniger unabhängig von Volk, Religion, soziokulturellem Hintergrund und geographischer Lage. Wir finden in der traditionellen geburtshilflichen Praxis weit voneinander entfernter Länder Europas dieselben Verordnungen, die alle im wesentlichen auf die Antike zurückgehen. Es wird daher genügen, ein Beispiel der europäischen volkstümlichen Geburtshilfe näher zu betrachten: das schweizerische Lötschental. Auf Gleichheiten in der volkstümlichen Geburtshilfe anderer Länder wird nur kurz hingewiesen. Das Lötschental wählten wir deshalb aus, weil wir in den hervorragenden »Volksmedizinisch-geburtshilflichen Aufzeichnungen aus dem Lötschental« von *Carl Müller* (11) Bedeutsames über das geburtshilfliche Handeln in der Volksmedizin überhaupt erfahren.

Im Lötschental herrschte, bedingt durch seine Topographie – es ist ein engbegrenztes Gebiet – und durch seine Geschichte in allgemein kultureller Hinsicht wie auch auf medizinischem Gebiet eine Eigengesetzlichkeit, wie sie sonst in Mitteleuropa zu der Zeit (1920–1930) wohl kaum mehr zu finden war. Die Geburtshilfe wurde von reinen Empirikerinnen ausgeübt, und die gesamte Heilkunde lag in den Händen von Laien. Von Dr. h. c. *Johann Siegen,* Priester und Heilkundiger, erfahren wir etwas über die erste ärztliche Tätigkeit im Lötschental. 1898 wurde das Tal gelegentlich von Ärzten aus Visp, Brig und Kandersteg betreut. Bis 1930 mußten die Lötscher, durchaus gegen ihren Willen, ohne diplomierten Arzt auskommen. Die erste patentierte Hebamme kam erst im Jahre 1924 ins Tal.

Bis zu dieser Zeit wirkte *Marjosa Tannast von Wiler* (Abb. 3), Laienhebamme und »weise Frau« (1861–1937). Ich zitiere im folgenden, was *Carl Müller* (11) über die Hebamme und ihre geburtshilfliche Tätigkeit zur damaligen Zeit zu sagen weiß.

Marjosa war eine der profiliertesten Frauenpersönlichkeiten des Tals. Die Länge des Tals – mehrere Wegstunden – schloß es aus, jeder Geburt beizuwohnen. Viele Geburten fanden ohne jede Hilfe statt, weitere wurden von anderen Laienhebammen geleitet. In jedem Dorf gab es Gehilfinnen *Marjosa*s, gleichsam »Unterhebammen«, die eine normale Geburt leiten konnten. *Marjosa,* selbst fünffache Mutter, war die in ihrer Kompetenz unbestrittene oberste geburtshilfliche Instanz. Sie wußte stets, wer im Tal ein Kind erwartete, und sie kannte den Wert einer regelmäßigen Schwangerschaftskontrolle und einer guten Prophylaxe.

Marjosa war Hebamme aus Berufung; schon unter ihren Vorfahren soll es Hebammen gegeben haben, durchwegs reine Empirikerinnen. *Marjosa* brachte viele Eigenschaften mit, die eine gute Hebamme ausmachen: eine starke, vertrauenseinflößende Persönlichkeit mit der Ausstrahlung von Sicherheit und Mütterlichkeit, in der sich jede Gebärende geborgen fühlt.

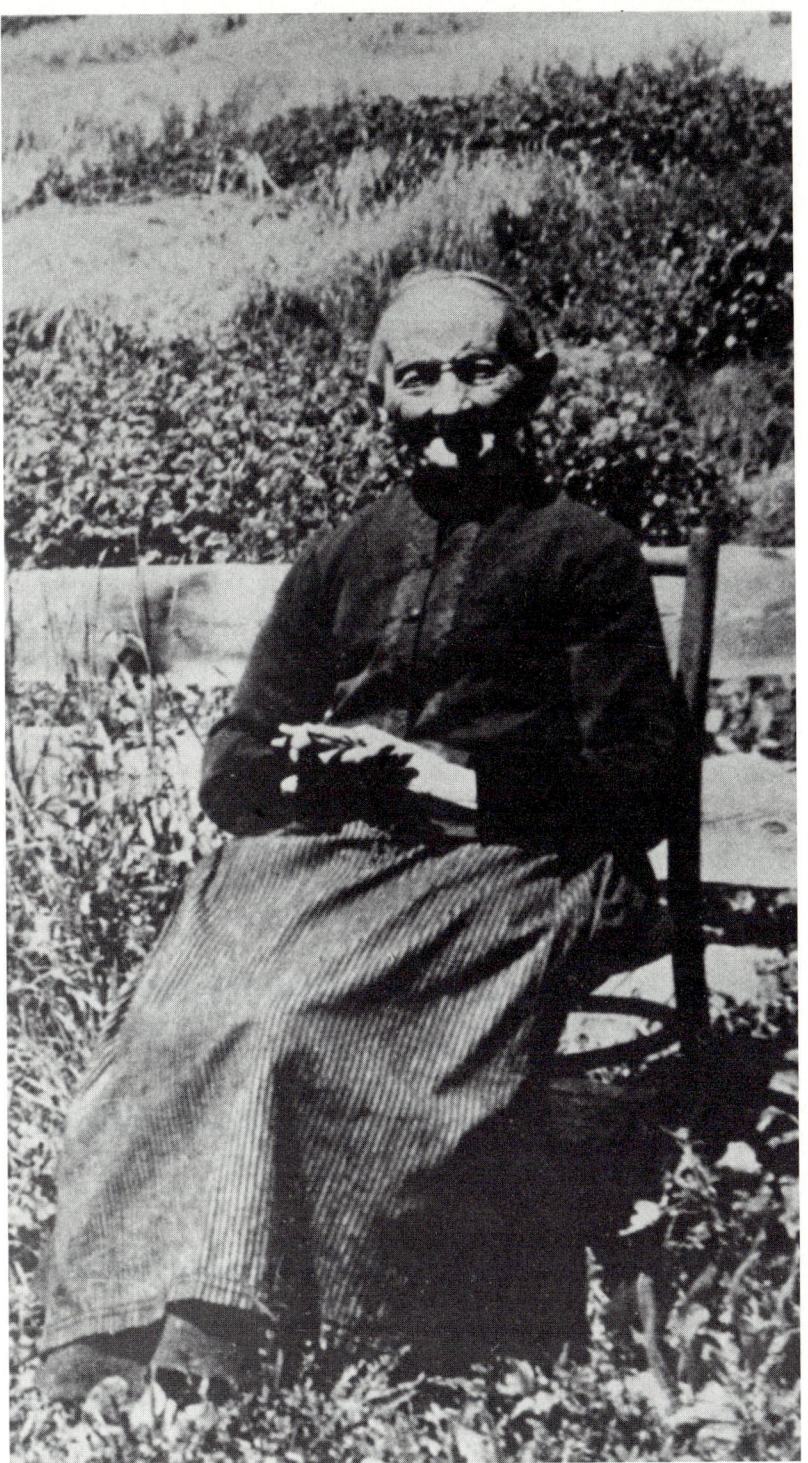

Abb. 3
Die »Arzthebamme«
Marjosa Tannast von Wiler
(1861–1937) im Lötschental.
Sie war eine der letzten
Laienhebammen
(traditionellen Hebammen)
in der Schweiz

Sie verbreitete um sich eine Atmosphäre von heiterer Ruhe. Das Eindrücklichste an dieser Frau war – trotz zähem Festhalten an längst Vergangenem, Überholtem und von der Fachwelt als wertlos Erkanntem – ein naturhafter Instinkt für die Schwächen bestimmter Konstitutionen und ein feines Gefühl für die Gefahr in der Schwangerschaft und unter der Geburt. Ihre ausgezeichneten geburtshilflichen Erfolge beruhten nicht zuletzt auf einer weisen, konservativen Einstellung, auf ehrlicher Kritik der eigenen Kompetenz gegenüber und auf weit vorausschauender Planung. War am Ende der Schwangerschaft eine schwere, unter Umständen operative Entbindung vorauszusehen (enges Becken, Nichteintreten des Kopfes, Lageabweichungen und ähnliches), so ruhte sie nicht, bis die betreffende Schwangere zur Entbindung in Visp oder Brig ärztlicher Obhut übergeben war.

Benötigte man *Marjosa*, stieg sie stundenlang bergauf und -ab; der Lohn für ihre Bemühungen wurde meistens in Form von Naturalien ausgerichtet. Sie hielt sehr viel von Prophylaxe, besonders in ihrem Tal, das ganz auf sich selbst angewiesen war. Sie besuchte die werdende Mutter, wenn immer möglich, mehrmals während der Gravidität und führte Buch über sie. Die kindlichen Herztöne wurden kontrolliert, das Körpergewicht wurde geschätzt. Zur Untersuchung des Harns auf Eiweiß wurde die Kochprobe vorgenommen. Grundsätzlich durfte eine Schwangere nicht zuviel essen. *Marjosa* gestattete nicht, daß eine Frau, wie es andernorts oft geschieht, »für zwei« ißt. Bei Überernährung werde das Kind zu groß und dadurch die Geburt erschwert. Die Lötschentalerinnen essen magere Gerichte; vor allem seien – nach *Marjosa* – Milch und Lötschentaler »Haberkernen« die beste Nahrung für Schwangere. Diese zurückhaltende Ernährung sei zugleich die beste Vorbeugung gegen Spätgestosen. Traten die ersten Symptome auf, so wurde die Schwangere ganz auf Milch und »Haberkernen« gesetzt.

Die Symptome und Gefahren der Präklampsie und Eklampsie sind *Marjosa* bestens bekannt, obwohl sie in ihrer jahrzehntelangen Praxis im Lötschental keine eklamptischen Anfälle sah. Die Hyperemesis gravidarum, die schwere und lebensgefährliche Form der Frühgestose, ist *Marjosa* hingegen völlig unbekannt. Auch keine der vielen anderen befragten Lötschentalerinnen hatten je eine Hyperemesis erlebt oder von ihr gehört. *Müller* (11) schreibt: »*Wenn dies den Tatsachen entspricht, so wäre das vielleicht ein Hinweis darauf, daß die Hyperemesis, wie ja schon vielfach vermutet wird, mehr bei zivilisationsgeschädigten, vegetativ gestörten und neurotisch veranlagten Frauen auftritt*«.

Das in der Frühschwangerschaft auftretende Erbrechen wird als »normal« angesehen und bedarf, wie die anderen Schwangerschaftszeichen Appetitlosigkeit, Magenbrennen oder Schwindelanfälle keinerlei besonderer Behandlung. Bei stärkerem Erbrechen wurde Bettruhe verordnet. Stomachica und Amara wurden gegeben, und die Patientin erhielt warme Umschläge auf den Leib. »*Das Erbrechen vergeht immer, spätestens im 5. Monat*«, erklärt *Marjosa* mit Bestimmtheit.

Während der Schwangerschaft und besonders in den ersten Monaten soll die gesunde Schwangere körperliche Arbeit verrichten, denn die Arbeit erleichtere die Geburt, da sie »*die Knochen voneinander löst und die Geburtswege aufweicht*«. Dieselbe Auffassung hat Dr. *A. Biderborst* im Goms (einem anderen Tal im Wallis) gefunden; sie ist wohl bei der Gebirgsbevölkerung allgemein vorherrschend. Bei der Arbeit soll jedoch starkes Ziehen und Heben vermieden werden. Man erleichtert der Schwangeren die Arbeitslast und bewahrt sie vor Gefahr.

Wie wir wissen, wird die leichtere körperliche Arbeit im häuslichen Bereich, wie zum Beispiel Maisstampfen, Getreidemahlen, Wäschewaschen am Dorfbrunnen und ähnliches heute noch bei Naturvölkern bei Wehenbeginn als geburtsfördernd betrachtet. Wie die meisten Völker und Stämme behandelten auch die Lötschentaler ihre Frauen während der Gravidität mitfühlend und rücksichtsvoll. Man vermied es, mit ihnen zu streiten.

Die volkstümlichen Anschauungen über Anatomie, Physiologie und Pathologie, wie auch die in den Behandlungsmethoden auftretenden Grundgedanken haben internationalen Charakter. Wir finden weitgehende Übereinstimmung zum Beispiel zwischen finnischen und ungarischen volkstümlich-geburtshilflichen Gebräuchen einerseits und jenen des Lötschentals andererseits. Ohne es zu wissen stand *Marjosa* in den meisten ihrer Vorstellungen auf hippokratischem Boden, ohne *Hippokrates* überhaupt zu kennen. So war sie auch eine Anhängerin der jahrtausendealten Auffassung über die Entwicklung des Fetus, dem Lagewechsel und dem Stürzen des Kindes im Mutterleib, ebenso wie auch der Ansicht über das Sieben- und Achtmonatkind. Ein eindrückliches Beispiel dafür, wie sich jahrtausendealte Dogmen im Volk erhalten!

Marjosa war, das kann man sagen, das Muster einer griechischen »Arzthebamme« – der Punkt Sauberkeit vielleicht ausgenommen. Wieviele Geburten *Marjosa* auch leitete, nie wurden vor der Entbindung die Hände gewaschen. Das gilt übrigens auch für die Laienhebammen anderer Länder. Ihr Argument war: die Hände werden bei der Geburt schmutzig. So erfolgte stets nach vollbrachter geburtshilflicher Arbeit eine sorgfältige Reinigung. Vor der Geburt wurden jedoch die Hände mit irgendeinem pflanzlichen oder tierischen Fett eingeölt.

Es wurde alles mögliche versucht, *Marjosa* und ihre Kolleginnen zur Asepsis und Antisepsis zu bewegen. *Carl Müller* (11) schreibt: »*Als ich zusehen mußte, wie sich Marjosa über die heiligen Gesetze der Infektionsverhütung ketzerisch hinwegsetzte, schien mir eines absolut sicher: es war nur noch eine Frage der Zeit, bis das Lötschental durch Puerperalsepsis völlig entvölkert sein würde.*« So lag es nahe, sich mit der Frequenz der Puerperalinfektionen im Lötschental zu befassen. Wieviele Todesfälle gab es jährlich? Die Kirchenbücher, die Prior Dr. *Siegen* während seiner 15jährigen Tätigkeit führte, konnten keinen einzigen darauf zurückzuführenden Todesfall nachweisen. Auch erinnerte er sich nicht, je von einer ernsthaften Wochenbetterkrankung gehört zu haben.

Ganz allgemein lag die Mortalität bei Hausgeburten im letzten und in der ersten Hälfte dieses Jahrhunderts durchschnittlich nur bei 0,5% der Entbundenen (12). Auch wurden Infektionen nach intrauterinen Eingriffen bei Hausgeburten viel seltener beobachtet als nach entsprechenden, unter viel besseren aseptischen Bedingungen durchgeführten Eingriffen in den Kliniken.

Es ist bekannt, daß in den geburtshilflich-gynäkologischen Kliniken in der ersten Hälfte des 19. Jahrhunderts das Puerperalfieber das schwierigste Problem war und die Existenz der Gebärkliniken bedrohte. Epidemisch raffte die fieberhafte Erkrankung einen hohen Prozentsatz der Wöchnerinnen hinweg. Die größeren Anstalten, in denen auch Medizinstudenten ausgebildet wurden, hatten eine höhere Sterblichkeitsrate als die kleinen Kliniken. Die Zahlen schwankten zwischen 2 und 15%, vereinzelt lagen sie bei 25%. Besonders hoch war in den vierziger Jahren des 19. Jahrhunderts die Mortalität an der Wiener Entbindungsklinik, die 1784 ihre Unterkunft im Allgemeinen Krankenhaus gefunden hatte. Auffällig war dort, daß die Mortalität in der Hebammenlehranstalt verhältnismäßig niedrig, bei 2−3% lag, im Gebäudeteil der Mediziner und Medizinstudenten jedoch bei hohen 15%.

Dann trat der geniale Geburtshelfer *Ignaz Semmelweis* (1818−1862) auf. Seine Entdeckungen und die von ihm eingeführten Maßnahmen zur Bekämpfung des Kindbettfiebers müssen hier wohl nicht erwähnt werden, sie sind Geschichte geworden. Nach der Einführung hygienischer Vorkehrungen für die Mediziner sank die Sterbeziffer der Wöchnerinnen innerhalb eines halben Jahres (1847) auf 40, anstelle der erwarteten 150 (12).

Der Kieler Gynäkologe *Gustav Adolf Michaelis* (1798−1848) war einer der ersten von sehr wenigen, der die Tragweite der Entdeckungen von *Semmelweis* begriff und anerkannte. Die meisten Gelehrten waren anderer Meinung: »*Das Beharrungsvermögen altüberlieferter Anschauungen ist beträchtlich und die größten Gelehrten sind seine Opfer. Man erinnere sich nur, mit welcher an Stumpfsinn grenzenden Hartnäckigkeit ein so bedeutender Geburtshelfer wie Scanzoni die Entdeckung von Semmelweis bekämpfte und an der absurden Behauptung festhielt, das Wochenbettfieber werde von ›tellurischen Strömen‹ oder aus dem Erdinnern kommenden ›Miasmen‹ verursacht, wobei er genausowenig wie jeder andere erklären konnte, was Miasmen oder tellurische Ströme sind*« (11).

Tatsächlich wurden *Semmelweis* und seiner Theorie erst 20 Jahre später durch den Edinburgher Chirurgen *Joseph Lister* (1827−1912) eine durchschlagende Anerkennung zuteil. Ausschlaggebend war die Entwicklung der Antisepsis (1867/68), welche über die Chirurgie Eingang in die europäische Frauenheilkunde fand.

Wenden wir uns wieder der Arzthebamme *Marjosa* zu. Sie nimmt in ihrer geburtshilflichen Praxis bei jeder Geburt eine vaginale Untersuchung vor, denn sie will bei Beginn der Austreibungsphase überzeugt sein, daß der Kopf des Kindes vorliegt und kein Muttermundsaum als Hindernis fühlbar ist. So soll auch der Geburtskanal genügend aufgeweicht sein, um dem Kopf ein rasches Tiefertreten und Rotieren zu ermöglichen.

Als geburtsfördernd betrachtet *Marjosa* das »Einschmieren« und Massieren der Geburtswege, der Kreuzgegend und des Unterleibs mit Öl. Die Vagina wird zu Beginn der Geburt bis hinauf zur Gebärmutter eingeölt; dabei bevorzugt sie Leinöl, Arnika- und Sonnenblumenöl. Dieser Brauch, die Geburt durch Schmiermittel zu beeinflussen, war zu allen Zeiten und bei allen Völkern üblich. Auch das Sprengen der vorliegenden Fruchtblase gehört zu den altbekannten Verfahren in der volkstümlichen Geburtshilfe. *Marjosa* zeigte in dieser Hinsicht in ihrer Einstellung eine weise Erfahrung und Vorsicht. Der Muttermund muß handtellergroß sein; erfolgt die Sprengung zu früh, wird die Erweiterung des Halskanals gehindert. Im richtigen Zeitpunkt ausgeführt ist die Sprengung gefahrlos und wirklich geburtsfördernd. Blasensprengung bei uneröffnetem Muttermund und hochstehendem Kopf lehnte sie ausdrücklich ab. *Marjosa* kannte auch die Gefahren für Mutter und Kind durch den »Blasenstich« vor dem Geburtsbeginn, wenn nicht sofort operativ eingegriffen werden kann. Demzufolge kam für sie die Blasensprengung zur Geburtseinleitung nur im Spital in Frage.

Es sei hier noch das »Instrument« erwähnt, das *Marjosa* zur Blasensprengung benutzte. Es war ein gewöhnlicher, oben offener, abgeschnittener Fingerhut, der an der Schnittfläche eine kleine, 2–3 mm nach außen gebogene Zacke aufwies. Mit diesem Instrument, einer Erfindung von *Marjosas* Großmutter, wurde die Fruchtblase durchstochen. Dieses schonende Verfahren verhinderte die Verletzung der Kopfschwarte des Kindes.

Müller (11) schreibt: »*Wir haben uns dieses kleinen Instruments oft selbst bedient, nur mit einem (für Marjosa ganz unwesentlichen) Unterschied: wir haben den gedornten Fingerhut – blinde Anhänger der Asepsis, die wir nun einmal sind – vor Gebrauch sterilisiert. Hier aber, am kleinen Beispiel des Fingerhuts, zeigt sich die originale Erfindungsgabe einer Laienhebamme, denn nirgends sonst sind wir diesem Instrument begegnet.*«

Bereits in der altindischen Geburtshilfe kannte man die künstliche Eröffnung der Fruchtblase. Die Hebammen hielten sich zu diesem Zweck den Nagel eines Fingers lang und scharf. Bei manchen Völkern wird die Durchstoßung der Blase mit einem Messer, einer Schere oder einem anderen spitzen Instrument ausgeführt. Auch die Hippokratiker erwähnten die Sprengung der Fruchtblase, jedoch wird betont, daß sie zur richtigen Zeit vorgenommen werden müsse. Bei *Galen* finden wir die Einsicht, daß durch zu frühes Abgehen des Fruchtwassers der Geburtsverlauf verzögert wird. Seit dem 16. Jahrhundert ist die künstliche Eröffnung der Fruchtblase durch den Arzt gebräuchlich, bis *Mauriceau* (1637–1709) und *Deventer* (1651–1724) dagegen Stellung nahmen und eine absolute Notwendigkeit für den Eingriff forderten.

Was den Dammschutz bei der Geburt betrifft, so verwendete ihn *Marjosa* nur bei Frauen, die in liegender Stellung entbunden wurden. Drohte ein Riß, wurde der Damm median mit einer gewöhnlichen Schere oder einem kleinen Küchenmesser eingeschnitten. Oberflächliche Schnitte oder Risse wurden nicht genäht, hingegen größere Dammwunden von *Marjosa* selber mit einer riesigen, der Veterinärchirurgie entlehnten Nadel. Die zum Nähen verwendete dünne Hanfschnur wurde vor Gebrauch durch eine Platte weichen Bienenwachses gezogen. Die Naht erfolgte ohne Anästhesie; nach einer Woche wurden die Knopfnähte entfernt. *Müller* (11) bemerkt: »*Die Heilung erfolgte ausnahmslos per primam (ohne Komplikationen).*«

Was die Gebärstellung betrifft, so ließ *Marjosa* die Gebärende jene Stellung einnehmen, die sie bevorzugte. Bis 1920 wurde im Lötschental vorwiegend stehend und kniend geboren. Die Geburten gingen so im allgemeinen leicht und schnell vor sich, so daß die liegende Stellung erst viel später die anderen Körperstellungen verdrängte. Wir werden im Kapitel über die Gebärhaltung noch eingehend darauf zurückkommen.

Es mag noch interessieren, wie es unsere Arzthebamme mit der Bekämpfung des Geburtsschmerzes hielt und was sie unter geburtserleichternden Maßnahmen verstand.

Marjosa betreute die Frau während der ganzen Schwangerschaft. Sie wußte daher um ihre psychische und physische Verfassung und war in der Lage, auf sie einzuwirken. Die Frauen zweifelten nicht an *Marjosas* geburtshilflichem Wissen und an ihrer Geschicklichkeit; sie genoß deren volles Vertrauen. So konnte sie eine Psychoprophylaxe im umfassenden Sinne betreiben. »*Retrospektiv kann heute gesagt werden, daß sie eine der zahlreichen anonymen Vorläuferinnen ›moderner‹ oder im Grunde uralter Verfahren war, die heute unter der Bezeichnung ›Psychoprophylaxe‹ zusammengefaßt werden. Marjosa sagte, daß eine Frau, die sich bei der Geburt verkrampfe und schreie, weder Glauben noch Vertrauen habe. Im Lötschental werde nicht geschrien, denn die Frauen dieses Tals hätten Glauben an den Allmächtigen, an die Gottesmutter und sie vertrauten ihrer Hebamme*« (11).

Schmerzstillende Medikamente brauchte *Marjosa* keine, obwohl sie im Besitz von starken Zäpfchen war, die ihr der Arzt anvertraut hatte. Bei schmerzhaften Wehen, den sogenannten Schneidwehen und Krampfwehen, wandte sie die bereits von griechischen Ärzten empfohlenen Wärmeapplikationen an. Sie kannte den entspannenden und wehenstimulierenden Effekt der Wärme. So wurde zur Schmerzerleichterung ein heißer Lötschentaler Speckstein ans Kreuz und zwischen die Oberschenkel (*Head*sche Zonen) gelegt. Dazu kamen, wenn nötig, heiße Kompressen auf den Bauch. »*Wärme im Kreuz wirke ausgleichend, wehenanregend bei Wehenschwäche und schmerzstillend bei zu starken und rasch aufeinanderfolgenden Wehen.*«

Seit jeher wurde zur Schmerzlinderung, sowie als zusätzliche Hilfe bei erschwerter oder gestörter Entbindung, Wärme auf den Leib der Gebärenden appliziert: in Form von Kompressen, in heißes Wasser getauchten Tüchern, erhitztem Sand, Hafer, Leinsamen und so fort, in ein Tuch oder in Leinensäckchen eingenäht. Im Norden Europas waren sowohl das Dämpfen der Geburtswege wie auch das warme Bad üblich.

Es lohnt sich vielleicht, klinisch die für Wärmetiefentherapie in der Geburtshilfe geeignetsten Hautzonen noch genauer zu studieren. *Curt Dolff* (Essen) hat mit Einführung seines elektrischen Wärmegürtels bereits einen vielversprechenden Anfang gemacht.

Ein weiteres Mittel gegen den Schmerz sei die bewußte, kräftige Mitarbeit der Frau, meinte *Marjosa*. Diese wurde schon von den Ärzten der Antike gefordert. Für *Marjosa* bedeuteten Bewegungen und bestimmte Körperstellungen im Laufe des Geburtsakts erleichternde und beschleunigende Maßnahmen. Deshalb ließ sie die Gebärende jene Stellungen einnehmen, die sie bevorzugte. Wir dürfen ja gerade auf geburtshilflichem Gebiet annehmen, daß sich vieles unter dem instinktmäßigen Verhalten der Gebärenden regelt.

Die volkstümliche Geburtshilfe kannte ganz allgemein wirksame Mittel zur Beschleunigung normaler und erschwerter Geburten, so zum Beispiel innerlich wirksame Medikamente pflanzlicher Herkunft und äußere Maßnahmen wie Wärme, Drücken und Schütteln. Ein Teil der Medikamente, besonders die wehenanregenden, entsprechen vielfach den seit Jahrtausenden zur Abtreibung gebrauchten Drogen wie Mutterkorn, Hirtentäschel, Wacholder, Zimt, Nelken, Muskat, Safran und anderen. *Marjosa* gab sehr vorsichtig Secacornin, sie hielt auch viel von Zimttropfen in etwas Rotwein. Diese Medikamente entfalten, innerlich eingenommen, eine Wirkung naturgemäß erst nach einer gewissen Zeit.

Was den übermäßigen Alkoholgenuß bei der Geburt betrifft, war er zur Zeit des Wirkens *Marjosas* im Lötschental nicht mehr üblich. Branntwein, Cognac, Rum oder Wein bei Geburtsschmerzen zu trinken ist bei vielen Völkern gebräuchlich. *Marjosa* lehnte den beschränkten Genuß von Alkohol bei der Geburt nicht a priori ab. Ein Glas Wein wirke stärkend sogar auf die Zusammenziehung des Uterus. Auch ein oder zwei Glas Gletscherwasser — Herba absinthii, ein Getränk, das in der volkstümlichen Geburtshilfe selten fehlt — wurden von ihr gestattet; das sei oft noch besser als Wein.

Trat bei den genannten Anwendungen und Mitteln kein Erfolg ein, so machte man vom Drücken und Schütteln Gebrauch. Der äußere Druck als geburtsbeschleunigendes Hilfsmittel wurde in früherer Zeit von den Ärzten auf verschiedenste Weise angewendet. Vorübergehend schien man darauf verzichtet zu haben, bis *Wigand* 1812 dieses Hilfsmittel von neuem anwendete. Die Expression des Kindes führte dann *Kristeller* 1867 in die geburtshilfliche Praxis ein, um bei Wehenschwäche durch äußere Handgriffe die Vorwärtsbewegung des Kindes zu fördern. »Kristellern« ist seither zu einem stehenden Begriff geworden, und bis vor kurzem hätte keine Hebamme, sofern die Indikation dazu gegeben war, darauf verzichten wollen, mit diesen Handgriffen einer kurz vor dem Ziel erlahmenden Geburt über die letzte Wegstrecke zu helfen.

Marjosa machte vom Drücken vernünftigen und schonenden Gebrauch. Sehr viel hielt sie allerdings vom Schütteln während einer Kontraktion — sie glaubte, auf dieses hippokratische Verfahren nicht verzichten zu können. Wie das vor sich ging, soll an einem von *Müller* (11) zitierten Beispiel erläutert werden.

»Die junge, von Marjosa geschüttelte Primipara war eine zartgliedrige, schlanke Frau, die demütig-ergeben die heftigen Austreibungswehen über sich ergehen ließ. Sie trug Rock und Kittel; der Unterkleider hatte sie sich entledigt. Sie hielt sich am Strick, welcher für sie an einem Deckenbalken der Stube befestigt war (Abb. 4). In der Wehenpause kauerte sie sich auf die Ofenbank. Begann eine neue Kontraktion, griff sie zur Seilschlinge. Marjosa kniete dann jeweils vor sie hin, faßte sie unterm Rock an beiden Hüftbeinen und drehte sie mit äußerst kräftigen ruckartigen Bewegungen einige Male hin und her, um ›das Becken zu lösen und das Kind herunterzuschütteln‹. Der jungen Frau schien diese Behandlung nicht zu mißfallen, jedenfalls ertrug sie sie stoisch. Tatsächlich kam das Kind bald zum Vorschein und wurde von Marjosa geschickt aufgefangen. Erst nach der raschen spontanen Lösung der Nachgeburt ließ die junge Mutter das von der Decke hängende Seil los und streckte sich auf dem zur Geburt vorbereiteten Lager aus.«

War das Kind geboren, so wurde, sei nun die Plazenta ausgestoßen oder noch im Uterus retiniert, im allgemeinen die Nabelschnur durchtrennt. Im Lötschental erfolgte die Abnabelung durch Unterbinden mit gewöhnlicher, vorher durch Bienenwachs gezogener Hanfschnur und anschließendem Durchschneiden des Nabelstrangs mit einer gewöhnlichen Schere. Es wurde nur der Stumpf am Nabel des Kindes unterbunden, und zwar möglichst handbreit davon entfernt. Auf den Nabelstumpf wurde heißes Öl geträufelt. Ernstere Komplikationen wurden angeblich nie beobachtet.

In der Nachgeburtsphase war die manuelle Lösung der Plazenta üblich, wenn sich diese nicht sehr rasch nach der Geburt herausziehen oder -drücken ließ. Die manuelle Lösung erfolgte ohne jegliche aseptische oder antiseptische Vorkehrungen und auch ohne Narkose. *Marjosa* führte diesen Eingriff geschickt und rasch aus. Sie beteuerte, und man durfte ihr Glauben schenken, daß sie nie eine Frau an einer Nachgeburtsblutung verloren habe. In ihrer Jugend hatte sie aus mancher Katastrophe, die sie miterlebte, die richtige Lehre gezogen. So führte sie eine konsequente Prophylaxe durch: rasche und vollständige Ausräumung des Uterus, mindestens dreistündige Überwachung der Frischentbundenen, Verabreichung von Mutterkorntropfen sofort nach der Geburt, Bereithaltung von kaltem Wasser, Schnee oder Eis und vor allem Herrichten eines schmal zusammengerollten Leintuchs, um damit im Notfall den Leib der Wöchnerin zusammenschnüren zu können.

Marjosa wußte natürlich nichts von *Hippokrates* oder *Smellie* und dem Geburtsmechanismus. Sie folgte aber in vielem deren Lehren, ohne es zu ahnen. Ihre Ansicht zum Beispiel von einer aktiven Teilnahme des Kindes an der Geburtsarbeit war längst veraltet, in ihren Vorstellungen von der Bedeutung der Beckenform für die Geburt jedoch und vom Verhalten des kindlichen Kopfes in den verschiedenen Beckenebenen war sie modern.

»Ihre geburtshilflichen Erfolge beruhten auf einer spezifischen Mischung von Erfahrung, guter Beobachtung, Intuition und einer sicheren Witterung für Hindernisse und Gefahren. ›Man muß es im Blut haben‹, war ihre unumstößliche Devise. Von Theorien und Dogmen wollte sie nichts wissen. Sie verwendete nie einen Beckenzirkel, doch war es durchaus vertrauenserweckend, wenn sie eine hochschwangere, vor dem Termin stehende Frau drehte und wendete, ihre äußeren Beckenabmessungen mit abwägenden Blicken, und indem sie ihre Hände tastend und prüfend über alle Konturen des Beckens gleiten ließ, beurteilte; wie sie dann durch vaginale Austastung sich Auskunft über die inneren Beckenverhältnisse und den Stand des Kopfes zu verschaffen suchte. Ihr abschließendes Urteil und die sich daraus ergebenden Verhaltensvorschriften waren jedenfalls, soweit wir es kontrollieren konnten, stets vernünftig und vorsichtig« (11).

Die Anwesenheit des Mannes bei der Geburt war im Lötschental üblich, jedoch nicht obligatorisch. Meistens hatte der Ehemann physische und psychische Hilfe zu leisten, manchmal sogar mangels anderer Hilfe die Geburt zu überwachen. Allzulange hat man bei der Entbindung in großen Kliniken aus verschiedenen Gründen den Mann davon abgehalten, bei diesem wichtigen Ereignis dabei zu sein und seiner Frau die nötige Hilfe zu leisten. Es kam natürlich auch im Lötschental vor, daß der Mann zum Zeitpunkt der Entbindung angeblich von dringenden Geschäften abgehalten wurde.

Wie wir wissen, schwankte die Zeit der Wochenbettperiode stark. Die sozial besser gestellte Frau blieb ein bis zwei Wochen im Bett, die ärmere Frau begann zum Beispiel mit den Hausarbeiten und der Pflege des Kindes früher.

Noch ein Wort zur Bedeutung der Magie in der volkstümlichen Geburtshilfe. Ganz ohne Magie ist Volkstum fast undenkbar. Der volkskundlich interessierte Leser weiß, wie die Volksbräuche, die fast ausschließlich auf alten magischen Vorstellungen beruhen, das Leben in Gebirgstälern — und nicht nur in solchen — bereichern. Im Lötschental spielte die Magie aber um diese Zeit (1925) in der Geburtshilfe eine untergeordnete Rolle, im Gegensatz zu anderen Gebieten Europas. Doch auch bei *Marjosas* geburtshilflicher Tätigkeit fehlte die Magie nicht ganz. So erlebte *Carl Müller*, daß sich in ihrer Hebammentasche gelegentlich zwei Gemshörner befanden. Die Gebärende konnte sich während großer Schmerzen an sie klammern und erhielt dadurch gewissermaßen einen moralischen Halt.

In *Marjosas* Jugendzeit spielten Amulette in der Geburtshilfe eine große Rolle. So besaß sie von ihrer Mutter eine Korallenhalskette, die viele Frauen, denen diese Beistand leistete, während der Geburt tragen durften. Die Kette bestand aus ungleich großen, kräftigen, reich verzweigten Stücken roter Korallen; der goldene Verschluß wurde von einem Fachmann als altorientalischen Ursprungs erkannt. *Marjosa* wußte nicht, wie die Kette ins Lötschental gekommen war. Jedenfalls ist die Korallenkette neben dem Magnetstein das klassische Amulett der arabischen Geburtshilfe.

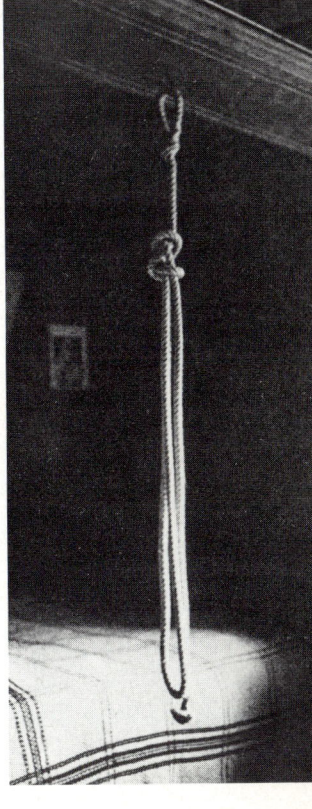

Abb. 4

Gebärzimmer aus dem Lötschental. Die Seilschlinge am Deckenbalken war für die stehende oder kniende Geburt bestimmt, welche noch in den zwanziger Jahren unseres Jahrhunderts im schweizerischen Lötschental und im Goms üblich war

Zum Schluß sei noch auf anderes volksmedizinisches Vergleichsmaterial verwiesen: *E. Pelkonen*, »Über volkstümliche Geburtshilfe in Finnland« (14) und *R. Temesvary*, »Volksbräuche und Aberglaube in der Geburtshilfe und der Pflege des Neugeborenen in Ungarn« (16).

Nach *Müller* (11) ist in keinem anderen Land die volkstümliche Geburtshilfe so eingehend studiert worden wie in Finnland. Prof. *S. E. Wichmann*, ehemals Leiter der Universitäts-Frauenklinik Helsinki, war auch ein bedeutender Medizinhistoriker und Volkskundler. Das Vergleichsmaterial von *Pelkonen* ist das Ergebnis von *Wichmanns* eingehenden Forschungen auf diesem Gebiet. Die finnische Ärztegesellschaft »Duodecim« setzte sich bei ihrer Gründung 1881 das Ziel, die medizinische Folklore des finnischen Volkes zu sammeln und zu untersuchen. Als Mitglied des 1913 ins Leben gerufenen volkskundlichen Ausschusses sammelte *Wichmann* umfangreiches Material, indem er Ärzten und Hebammen einen Fragebogen über volkstümliche Geburtshilfe zukommen ließ. Ferner sandte er Stipendiaten in die entlegendsten Gebiete Finnlands, um volkstümliche Krankheitstheorien und Heilverfahren zu studieren.

Das gesammelte Material ist um so wertvoller, als sich in den letzten Jahrzehnten durch die Fortschritte der Volksaufklärung und -bildung die Möglichkeit, solche Nachforschungen anzustellen, rasch vermindert hat. Außer den Aufzeichnungen über Finnland und Ungarn und einigen Einzelbeobachtungen ging dieser wertvolle Teil der Kulturgeschichte in fast allen europäischen Ländern ungenützt und unwiederbringlich verloren. *Wichmann* selbst zeigte größtes Interesse an den Verhältnissen im Lötschental. Es war sein Plan, die führenden Geburtshelfer aller europäischen Länder anzuregen, Material zu einer vergleichenden volkstümlichen Geburtshilfe Europas zu sammeln. *Wichmanns* Tod im Jahre 1939 und der zweite Weltkrieg setzte dem Vorhaben ein Ende. Heute ist eine Realisierung seines Plans nicht mehr möglich, denn sein Gegenstand, die volkstümliche Geburtshilfe, hat, jedenfalls in Europa, zu existieren aufgehört.

Die Entwicklung der Physiotherapie

Aufgrund von Beobachtungen und Erfahrungen des kranken Menschen selber entwickelt, ist die Physiotherapie vermutlich die älteste Form gezielter Behandlung. Es ist bekannt, daß die Heilgymnastik zum Beispiel in China sehr früh − man nimmt an bereits in der *Chou*-Zeit (1100−256 v. Chr.) − unter dem Namen chi-gong angewendet wurde. Dieses Verfahren war nach *Dally* (2) die Kunst der Anwendung von Körper- und Atemübungen sowie von manueller Therapie zwecks Vorbeugung und Behandlung verschiedener Krankheiten. Eine Abwandlung davon ist die erzieherische, prophylaktische Gymnastik, wie auch die medizinische Gymnastik zu therapeutischen Zwecken, t'ai-chi-ch'üan genannt. Früheste bildliche Darstellungen können bis zurück zur westlichen *Han*-Zeit (206 v. Chr. bis 24. n. Chr.) nachgewiesen werden.

Während es über das allgemeine Konzept ein Dokument aus dem 6. Jahrhundert v. Chr. gibt, bildet die Grundlage heilkundlicher Vorstellungen von der Verursachung, Eigenart, Behandlung und Vorbeugung von Krankheiten das Werk »Huang-ti-nei-ching« (wörtlich: Des gelben Kaisers Klassiker des Innern), nach *Unschuld* (18) das älteste Werk entsprechungs-systematischer bzw. traditioneller chinesischer Medizin. Wahrscheinlich aus der *Chou*-Zeit stammend ist es ein Sammelwerk verschiedenster Ideensysteme; es prägte das medizinische Denken der Chinesen während zweieinhalb Jahrtausenden maßgeblich und übte einen Einfluß bis in unsere Zeit aus.

In der chinesischen Medizin wurde der Atem- und Bewegungstherapie sowie der Massage eine große physiologische Wirkung zugeschrieben. Es wurde angenommen, daß dadurch die Vitalfunktionen sowie die Kondition auf ökonomische Weise im ganzen gefördert wurden. Auch der psycho-physische Einfluß derselben auf den Menschen war bereits bekannt. So diente die Physiotherapie nicht nur der Behandlung von Krankheiten, sondern trug einen erheblichen Teil zur Vorbeugung bzw. zur Erhaltung der Gesundheit bei.

Die chinesische Medizin stand in enger Beziehung zu Konfuzianismus und Taoismus; insbesondere dürften die Techniken des chi-gong von Taoisten entwickelt worden sein. Sicherlich sind aber auch einige Behandlungsformen von Tibet und Indien her eingeführt worden. Bekanntlich kam der Buddhismus von Indien nach China und mit ihm medizinische Konzepte und Praktiken als wichtiger Bestandteil buddhistischer Lehre. Der chi-gong knüpft eng an die Prinzipien der Yogatechniken und der ayurvedischen Medizin an. China hatte aber auch Kontakte mit Südostasien, Persien und der arabischen Welt. So verbrachte im 2. Jahrhundert v. Chr. der chinesische Gesandte *Chang-chien* mehr als zehn Jahre in Mesopotamien, Syrien und Ägypten und brachte Nachrichten mit über therapeutische Methoden und Arzneimittel (9). Später (1591) hat *Prosper Alpini* in seinem Buch »De medicina Aegyptiorum« die kurativen Methoden der Ägypter dargestellt.

Heilgymnastische, auf den Körper bezogene Verfahren — aufbauend auf dem Prinzip des sogenannten kinaesthetischen Bewußtmachens — haben bis in die heutige Zeit ihre Gültigkeit bewahrt. Wir denken zum Beispiel an das autogene Training in der psychosomatischen Medizin oder an die in Physiotherapie und Geburtsvorbereitung üblichen Techniken zur Tonusregulation und zur Wahrnehmung der Atembewegung.

Auch die griechische Welt ist von Indien her medizinisch beeinflußt worden. Der Historiker *Megasthenos* (um 300 v. Chr.) lernte anläßlich seiner Mission in Indien einige Behandlungsformen kennen und vermittelte sie den Ärzten seiner Heimat. Manche Verordnungen wurden von diesen übernommen und ausgebaut. Dies bezieht sich hauptsächlich auf die manuelle Therapie, die Bäder und Packungen sowie die Bewegungs- und Atemtherapie.

Es sei nun ein kurzer Blick auf den Stand der Gymnastik und der Bewegungstherapie in der griechischen Kultur gestattet. Die geistig-musische und die körperliche Erziehung und Bildung des Menschen war ein großes Anliegen der griechischen Erzieher. So bildete sich unter ihrem Einfluß die Aufteilung in die pädagogische, die ästhetische, die athletische sowie die Heilgymnastik aus.

Neben der Heilgymnastik spielte in der allgemeinen und in der Frauenheilkunde der griechischen und römischen Antike die physikalische Therapie eine bedeutende Rolle. So war etwa die Hydrotherapie seit dem 2. Jahrhundert v. Chr. bekannt. Während Jahrhunderten vergessen erinnerte man sich erst im 18. und 19. Jahrhundert wieder der heilenden Wirkung des Wassers. Auch die Balneotherapie, die Heilbäderbehandlung, und die Anwendung von Peloiden wurden von vielen Ärzten der Antike ihren chronisch kranken Patientinnen und Patienten empfohlen. Im 16. Jahrhundert befaßte sich vor allem *Paracelsus* (1493–1541) mit deren speziellen Wirkungen und Indikationen.

Weiter sei die älteste und weitverbreitetste Methode der physikalischen Therapie genannt, die Thermotherapie, die Anwendung von Wärme zu Heilzwecken, später ergänzt durch die Kryotherapie, die Eisbehandlung.

Auch der Heliotherapie wurde in den ersten schriftlichen heilkundlichen Überlieferungen große therapeutische Wirkung zugeschrieben. Mit dem Zerfall der antiken Kulturen ging auch die Kenntnis der Heilwirkung des Lichts verloren. Erst um die Mitte des 19. Jahrhunderts wurde die therapeutische Wirkung dieses Verfahrens neu entdeckt. Dabei haben sich vor allem Schweizer Ärzte große Verdienste erworben.

Im Mittelalter wurde die gesamte Physiotherapie verdrängt und geriet in Vergessenheit. Die Behandlungsmethoden der therapeutischen Gymnastik wurden erst in der 2. Hälfte des 16. Jahrhunderts von bedeutenden Ärzten wie *Mercurialis de Forli*, *Marsili de Verona* und *Antoine Gazi* wiederentdeckt. Beschreibungen fanden sich in Manuskripten der Bibliothek des Vatikans. *Dally* (2) bemerkt: »*Die echte medizinische Gymnastik der Antike wurde ausgegraben wie die Ruinen von Ägypten und Assyrien. Sie wurde entstaubt und erhob sich in neuer Frische, indem sie sich auf die* (damals) *moderne Anatomie und Physiologie als einer breiten und soliden wissenschaftlichen Basis stützen konnte.*«

Im 17. und 18. Jahrhundert traten wiederum einige Ärzte auf, die mit Werken über die medizinische Gymnastik Aufsehen erregten. Wie bei den Griechen und Römern wurde die therapeutische Gymnastik zu diesem Zeitpunkt nur von Ärzten ausgeübt, den sogenannten Iatrophysikern. Es seien vor allem die Italiener *Giovanni Alfonso Borelli* (1608–1679) und *Giorgio Baglivi* (1669–1707) genannt; es gab aber auch deutsche, französische, holländische und englische Schulen der Iatrophysik.

Im 19. Jahrhundert wurde die Gymnastik zu Heilzwecken vom Schweden *Peter Henrik Ling* (1776–1839) erneut entdeckt und wissenschaftlich neu begründet. Er gründete 1813 das königliche Zentralinstitut, in dem er alle Zweige der Gymnastik unterrichtete und erstmals männliche und weibliche, sogenannte medizinische Gymnasten, ausbildete (männliche

Gymnasten für männliche, weibliche für weibliche Patienten). Es gab vorher keine Ausbildungsstätten für Heilgymnasten. Diese erwarben sich ihr theoretisches Wissen wie Anatomie, Physiologie, Pathologie und Biologie an der Universität und hatten in dieser Hinsicht den gleichen Bildungsgang wie der Arzt.

»Nun aber schieden sich die Wege für die weitere Aneignung des Wissens und Könnens in der Therapeutik. Der Heilgymnast als solcher hat die Heilwirkungen der Bewegungen und die gymnastische Behandlung der Krankheiten zu kennen und praktizieren zu lernen, der Arzt dagegen die Heilwirkung der Arzneien und die ärztliche Behandlung von Krankheiten. Beide werden so Heilkünstler und unterscheiden sich nur durch die Wahl der Heilmittel und des therapeutischen Verfahrens. Die erforderliche Bildung und Befähigung fordern wir als unerläßlich zur Ausübung einer heilkünstlerischen Praxis. Die Tätigkeit soll wie die des Arztes der Beaufsichtigung unterzogen sein« (6).

In Deutschland herrschte zu dieser Zeit (um 1850) bei den Ärzten die Auffassung, die Ausübung dieser »Heilkunst« gehöre in die Hand des Arztes. Leider war damals in Deutschland die therapeutische Gymnastik auf das Niveau der Mechanotherapie gesunken, das heißt die manuelle Hilfeleistung der Therapeuten wurde größtenteils durch Maschinen ersetzt.

Die Schüler *Lings*, vor allem *Georgii, de Ron* und *Branting*, führten die Heilgymnastik in London, St. Petersburg, Berlin, Dresden und Wien ein, wo ihr große Anerkennung bei Ärzten und Laien zuteil wurde. In der Zeit von 1830–1850 erschienen viele bedeutende Lehrbücher über die Heilgymnastik. Sie vermitteln uns einen umfassenden Eindruck vom Wissen und Können und von den damaligen Bemühungen der Therapeuten. Die allgemeine Verbreitung der schwedischen medizinischen Gymnastik ging allerdings viel langsamer vor sich. Die ersten Schulen für Krankengymnastik entstanden in Deutschland erst zu Beginn des 20. Jahrhunderts. Der Begriff der Heilgymnastik wurde 1934 in den der »Krankengymnastik« übergeführt. In der Schweiz hat man sich im Laufe der Zeit der internationalen Bezeichnung »Physiotherapie« angepaßt.

Im 19. Jahrhundert war die Heilgymnastik in allen Bereichen der Medizin üblich, außer in der Frauenheilkunde. Es finden sich in den zahlreichen Schriften über Heilgymnastik keinerlei Hinweise auf die Anwendung der Bewegungs- und der Atemtherapie in Gynäkologie und Geburtshilfe, wie sie beispielsweise bereits in der Antike üblich war. Dies geschah erst in unserem Jahrhundert, beginnend vor allem in Deutschland. Durch den folgenden geschichtlichen Rückblick sollen die deutschen Pioniere der Krankengymnastik, insbesondere der physiotherapeutisch-krankengymnastischen Frauenbehandlung, gewürdigt werden.

Gymnastik und Massage in der Geburtshilfe, insbesondere als Therapie in der Schwangerschaft, wurden in Deutschland erstmals schulmäßig 1928 von *Kohlrausch* und *Teirich-Leube* ausgearbeitet. In der *Stoeckel*schen Universitäts-Frauenklinik der Charité in Berlin sammelten anfangs des

Die Physiotherapie in der Frauenheilkunde

20. Jahrhunderts diese Autoren ihre ersten Erfahrungen. In der Schweiz setzte sich *M. Walthardt* (Zürich) bereits 1914 für eine Bewegungsbehandlung der Frau in der Klinik auf breiter Basis ein. *Walthardt* hat zum ersten Mal nachgewiesen, daß durch die Wochenbett- und postoperative Gymnastik ein Absinken der Thrombosen zu beobachten war.

Das Gebiet ist durch verschiedene Autoren sehr eingehend bearbeitet worden. Wir zitieren hier noch aus gynäkologischer Sicht einige geschichtliche Bemerkungen (7): »*Die Gynäkologie trennte sich etwa in der zweiten Hälfte des 19. Jahrhunderts als selbständige Spezialwissenschaft von der Chirurgie ab. Dementsprechend war anfangs die gynäkologische Therapie noch weitgehend chirurgisch eingestellt. Als konservative Therapie war im allgemeinen nur bekannt: Scheidenspülung, Tamponbehandlung, Glühlichtkasten, Sitzbäder, Packungen und als Kuren Moorbehandlungen zu Hause und in Kurorten.*«

Erst die Erkenntnisse der Grundlagenforschung, zum Beispiel vom Zyklusaufbau der Menstruation, von den hormonellen Zusammenhängen zwischen gynäkologischen Funktionen und Hormondrüsen, auch außerhalb der Genitale, sowie die Rückkehr zur Gesamtkörperbetrachtung einschließlich der Konstitutionslehre brachte die konservative Gynäkologie auf neue Wege.

Die Entwicklung der Bindegewebemassage durch Frau *E. Dicke* um 1930 sowie der Nachweis des »rückläufigen Reflexes« für die Muskulatur durch *Kohlrausch* wurde, in enger Zusammenarbeit von *Dicke, Kohlrausch* und *Teirich-Leube* (Universität Freiburg/Br.) als Reflexzonentherapie ausgebaut. Ihre Anwendung erfolgte praktisch auf allen Gebieten. Die zahlreichen Erfahrungen, die dabei gemacht wurden, erweiterten die theoretischen Grundlagen in Physiologie und Pathophysiologie und kamen so der Frauenheilkunde zugute.

Klinisch ist bekannt, daß sich Störungen und Erkrankungen innerer Organe, Gefäße und Nerven auf bestimmte Gebiete der Haut, Unterhaut und des Bewegungsapparates projizieren können. Dies ist erklärbar aus der segmentalen Gliederung des Organismus (viszerogene Reflexe). Es wurde auch die reflektorische Abhängigkeit der Genitalorgane von Störungen und Erkrankungen der Nachbarorgane erkannt. Später zeigte der Gynäkologe *H. Martius* den Zusammenhang zwischen Gynäkologie und Orthopädie auf (10). Der Einfluß der Körperhaltung auf Genitalerkrankungen wurde genauer erforscht und auf die Bedeutung der Konstitution hingewiesen.

Wissenschaftliche Forschungsergebnisse und praktische Erfahrungen der letzten drei Jahrzehnte haben die Anwendungsgebiete der Physiotherapie in der Frauenheilkunde erweitert. Auf beiden Gebieten der Frauenheilkunde, der Gynäkologie und der Geburtshilfe, werden Krankengymnastik, Massage, Wärmeanwendung sowie Bewegungsbehandlung im Wasser angewandt. Die Physiotherapie hat sich zu einer vollwertigen Therapieform neben der operativen und medikamentösen Therapie entwickelt und ist auch in der Prophylaxe durch keine andere Methode zu ersetzen. Der Behandlungserfolg hängt von einer exakten ärztlichen Indikation ab, von einer fortlaufenden Überwachung der örtlichen und allgemeinen Körperreaktionen, also von der engen Zusammenarbeit zwischen Arzt und Physiotherapeutin sowie von der einwandfreien physiotherapeutischen Technik.

In der Gynäkologie wird die Physiotherapie bei Menstruationsstörungen, auf dem weiten Gebiet der Erkrankung der Unterleibsorgane, prä- und postoperativ, zur Vorbeugung wie auch als Hilfe bei klimakterischen Beschwerden angewendet. Die Behandlung sowohl der statisch bedingten als auch der nervös-reflektorischen Kreuzschmerzen spielt in der Physiotherapie innerhalb der Frauenheilkunde eine große Rolle. Auf die neurovegetativ bedingten gynäkologischen Erkrankungen und ihre Behandlung mit physikalischen Maßnahmen sei hier hingewiesen. Seit 1945 hat *H. Siedentopf* (Bad Oeynhausen) diese Möglichkeit erkannt. Die von *Siedentopf* angewandte Therapie besteht in Thermal-Solebädern und der Bewegungsbehandlung im Wasser, ergänzt durch weitere physiotherapeutische Maßnahmen. Leider hat die Balneotherapie in der Frauenheilkunde in den letzten Jahren abgenommen.

Die Kombination von hydrotherapeutischen und krankengymnastischen Maßnahmen – Massage, rhythmische Gymnastik, Atemtherapie und Tonusregulation – haben das Ziel, der Patientin Körperbewußtsein zu vermitteln, den Hypertonus herabzusetzen und eine allgemeine Leistungssteigerung zu erreichen. Verschiedene Autoren haben sich bemüht, durch exakte Untersuchungen die Ergebnisse der Therapieformen objektiv zu belegen. Resultate sind zum Beispiel bei *D. Tetzlaff* (17) zu finden.

Im Zeitalter von Psychotherapie und Psychosomatik sollten unsere Ausführungen dazu dienen, eine bewährte Therapie ins Gedächtnis zurückzurufen, die von ärztlicher und psychotherapeutischer Seite nicht immer wahrgenommen wird. Es fällt auf, daß oft »Psychosomatik« betrieben wird, aber keine somatischen Maßnahmen eingesetzt werden. In diesem Bereich der Medizin sollten die »Feedbackmechanismen« nicht außer acht gelassen werden. Im übrigen haben uns die Bedeutung dieser therapeutischen Aspekte wie ihre erstaunliche geschichtliche Verflechtung dazu bewogen, diese Betrachtungen über die Physiotherapie in der Frauenheilkunde hier aufzunehmen (8).

Literatur

1. BUESS, H.: Die Anfänge der Geburtshilfe. Ciba Zeitschrift 70, Heft 6 (1954).
2. DALLY, N.: Cinésiologie ou science du mouvement dans ses rapports avec l'éducation, l'hygiène et la thérapie. 1857.
3. DIEPGEN, P.: Die Frauenheilkunde der alten Welt. Bergmann, München 1937.
4. DONHOFF, J. H.: Der Arzt und sein Honorar im Wandel der Zeit. Sanssouci, 1968.
5. GALEN: De sanitate tuenda. Galens Werke, deutsch herausgegeben von C. BEINTKER. 1939.
6. GEORGII, A.: Die Gymnastik nach dem Systeme Ling. Stockholm 1850.

7. GÜNTHER, H., W. KOHLRAUSCH u. H. TEIRICH-LEUBE: Kranken-gymnastik in der Frauenheilkunde. G. Fischer, Stuttgart 1968.

8. KUNTNER, L.: Aus der Geschichte der Physiotherapie. Krankengymna-stik 34, Nr. 10 (1982).

9. LYONS, A. S. u. R. J. PETRUÇELLI: Medicine — an illustrated history. Abrams, New York 1978.

10. MARTIUS, H.: Der Kreuzschmerz der Frau. Thieme, Stuttgart 1947.

11. MÜLLER, C.: Volksmedizinisch-geburtshilfliche Aufzeichnungen aus dem Lötschental. Huber, Bern 1969.

12. MURKEN, A.: Zur Entwicklung der geburtshilflich-gynäkologischen Kliniken in Deutschland von 1751–1900. Das Krankenhaus 6 (1971).

13. NEUMANN, A. C.: Die Heilgymnastik oder die Kunst der Leibesübungen. Berlin 1852.

14. PELKONEN, E.: Über volkstümliche Geburtshilfe in Finnland. Helsinki 1931.

15. ROESSLIN, E.: Der swangeren Frauen und Hebammen Rosengarten. 1513.

16. TEMESVARY, R.: Volksbräuche und Aberglaube in der Geburtshilfe und der Pflege des Neugeborenen in Ungarn. Leipzig 1900.

17. TETZLAFF, D.: Untersuchungen zum objektiven Nachweis der Wirkung von Bädern und Gymnastik auf das Vegetativum der Frau. Dissertation der Universität Münster, 1962; s. auch Kranken-gymnastik **28**, Nr. 6 (1976).

18. UNSCHULD, P. U.: Medizin in China. Eine Ideengeschichte. Beck, München 1980.

19. WITTKOWSKI, G. J.: Histoire des accouchements chez tous les peuples. Steinkeil, Paris 1887.

Bildnachweis Abb. 1: Louvre, Paris; *Lyons/Petrucelli* (9)
Abb. 2: *Wittkowski* (19)
Abb. 3 und 4: *Müller* (11)

2. Kapitel

Geburt und Geburtshilfe
aus völkerkundlicher Sicht

Sitten und Gebräuche der Naturvölker und der Volksmedizin geben uns zahlreiche Anhaltspunkte für die Art und Weise einfachen geburtshilflichen Handelns, welches auf Instinkt und Erfahrung beruht. Die praktischen Hilfeleistungen und die Vielfalt der oft auf richtigen Erkenntnissen beruhenden Gebräuche solcher Völker sind beeindruckend. Heute noch finden wir bei vielen von ihnen vernünftige diätetische und hygienische Vorschriften für die Schwangerschaft. Zur Förderung und Erleichterung der Geburt kennt man entsprechende Lagerungen, Stützungen und Wärmeapplikationen, hydrotherapeutische Maßnahmen, Massage und mechanische Mittel im Sinne unterstützenden Drucks von oben. Auch wehenfördernde und schmerzstillende Arzneien sind bekannt und werden verwendet. Man kennt den Dammschutz in den verschiedensten Modifikationen, verschiedene Formen des Abnabelns und eine rationelle Leitung der Nachgeburtsperiode und des Wochenbetts. Daneben finden wir bei den verschiedenen Völkern auch zahlreiche religiöse, die Geburt betreffende Riten, Amulette, Zauberhandlungen und magisch-suggestive Methoden, denen eine psychomatische Wirkung nicht abzusprechen ist. Die nun folgenden Betrachtungen über das Verhalten verschiedener Naturvölker in der Schwangerschaft, bei Geburt und Wochenbett stützen sich, neben älteren, insbesondere aber auch neueren Quellen, hauptsächlich auf die Studie von *C. S. Ford* (5). Sie umfaßt Kapitel über Menstruation, Koitus, Empfängnis und ihre Verhütung, Schwangerschaft, Geburt, Wochenbett und Stillzeit sowie die frühe Eltern-Kind-Beziehung. Es wurde Material von 65 Völkern und Ethnien aus Afrika, Eurasien, Ozeanien, Nord- und Südamerika geprüft und zusammengefaßt.

Die Schwangerschaft und die schwangere Frau

Schwangerschaft, Sterilität und Abort

Wir wissen nur wenig über die Methoden, die den Naturvölkern zur Bestimmung der Schwangerschaft dienen. Die wenigen Informationen lassen darauf schließen, daß das Ausbleiben einer oder mehrerer Menstruationen als Zeichen der eingetretenen Schwangerschaft gilt. Bei einigen Völkern hängt die Feststellung der Schwangerschaft auch von anderen Symptomen ab, wie zum Beispiel von der Veränderung der Brüste, morgendlichem Erbrechen wie auch Veränderung des Allgemeinzustandes, zum Beispiel auffallende Müdigkeit und Appetitlosigkeit.

Der Eintritt der Schwangerschaft wird oft auf besondere Weise gefeiert, etwa mit einem rituellen Bad und Salbungen, mit der Überreichung eines Schwangerschaftsmantels oder -gürtels. Daneben werden von der Mutter Amulette getragen, zum Schutze des Kindes, es werden Zauberhandlungen ausgeführt und den Göttern Dankopfer dargeboten.

Die Geburt, dieser ereignisvolle Abschnitt im Leben einer Frau, wird von ihren Mitmenschen als sehr wichtig aufgefaßt, nicht allein in bezug auf sie selbst, sondern auch im Interesse der Gemeinschaft. Daher gehören Kinderlosigkeit und Sterilität zu den großen Problemen der Frauen aller Völker und führen zu großen seelischen Belastungen im Leben einer Frau. Die kinderlose Frau ist zudem oft Sanktionen der Gesellschaft ausgesetzt;

so ist sie zum Beispiel, wie schon bei vielen Völkern des Altertums, der Verachtung preisgegeben. Oft ist aus Gründen der Sterilität von Frau oder Mann die Scheidung üblich, es ist aber vielerorts dem Mann auch gestattet, bei Kinderlosigkeit eine zweite Frau zu wählen. Scheint die Unfruchtbarkeit vom Mann auszugehen, so ist es der Frau erlaubt, einen oder mehrere Sexualpartner zu wählen oder auch einen anderen Mann zu heiraten. Dem Wechsel des Partners wird in bezug auf die komplexen Probleme der Unfruchtbarkeit stimulierende Wirkung nachgesagt.

Im Interesse der Gemeinschaft wird der Abtreibung bei den meisten Völkern besondere Beachtung geschenkt. In vielen Gesellschaften ist die Unterbrechung der Schwangerschaft, besondere Umstände ausgenommen, verboten. Andere Ethnien wiederum kennen zwar kein Verbot des Aborts, in der Praxis jedoch ist auch bei ihnen die Abtreibung selten oder sogar unbekannt.

Die Unterbrechung wird im allgemeinen erlaubt bei unverheirateten Frauen, bei Schwangerschaft durch Ehebruch oder bei Schwängerung durch einen Mann einer fremden Gruppe. Bei den Murngin (Australien) beispielsweise wird Abort regelmäßig praktiziert bei Eintritt einer Schwangerschaft kurz nach einer Entbindung. Die Methoden zum Auslösen eines Aborts sind medikamentös oder mechanisch. Frauen verschiedener Völker sind solche Mittel bekannt; sie selber tragen die Verantwortung bei deren Anwendung.

Die vorgeburtliche Betreuung schwangerer Frauen durch Hebammen oder andere erfahrene Frauen der Gruppe ist von Volk zu Volk verschieden. Bei einigen wenigen Völkern wird die Frau erst kurz vor der Geburt betreut, bei den meisten aber setzt die Betreuung der schwangeren Frau viel früher ein. Als Beispiele seien Mexiko und Guatemala erwähnt. In diesen Ländern wird die Hebamme von der schwangeren Frau zwischen dem 4. und 7. Monat ausgewählt und von jener wöchentlich oder monatlich besucht. Zeitpunkt und zeitliche Abstände der Besuche variieren von Dorf zu Dorf und mögen sowohl vom Gesundheitszustand der künftigen Mutter abhängen wie auch davon, ob es sich um eine Primi- oder eine Multipara handelt.

Die gebräuchlichste vorgeburtliche Einwirkung der Hebamme ist die abdominale Massage. Abgesehen von der Annahme, daß die Massage die Geburt erleichtert, stellt die Hebamme dadurch auch die Lage des Kindes fest und kann diese, wenn nötig, korrigieren. Im allgemeinen wird die Massage vorsichtig und sorgfältig ausgeführt, doch kennt man auch Beispiele, wo durch grobes Vorgehen Fehlgeburten und Plazentalösungen verursacht wurden.

Bei den meisten Völkern herrschen mehr oder weniger strenge diätetische und hygienische Vorschriften, die Schwangerschaft und Geburt erleichtern sollen. So wird den schwangeren Frauen mäßiges Essen empfohlen in der Annahme, daß der Fetus sonst zu groß werde, gewisse Nahrungsmittel ihm Schaden zufügen oder sogar zum Abort führen können. Vor allem aber ist es tierisches Eiweiß – Fleisch und Fisch –, das insbesondere in den letzten Wochen vor der Geburt verboten ist.

Einige Beispiele von Diätvorschriften sollen hier angefügt werden. Sobald die Jivarofrau (Westamazonas) schwanger ist, befolgt sie eine sehr strenge Diät: sie verzichtet auf Salz, süße Früchte, Zucker, Kohl und Innereien. Sie geht dabei von der Idee aus, daß bei Genuß von Salz und Süßigkeiten der Fetus sehr groß und die Geburt beschwerlich wird. Die Maricopa (Arizona) warnen die Frauen vor zu fettem Essen. Es gibt aber auch Völker, die Ausnahmen machen und ihren schwangeren Frauen eine großzügige Diät erlauben. So essen die Andamanesen-Frauen (Golf von Bengalen) mäßig, bevorzugen aber Vielseitigkeit und Abwechslung der Speisen, für deren Beschaffung der Mann besorgt ist. Strikte verboten ist jedoch Schweinefleisch, Schildkröten und Honig.

Die Verbote werden bei den meisten Völkern kurz vor der Geburt besonders streng. Eine Fastenzeit, die mehrere Wochen vor der Geburt beginnt, wird kurz vor dem Termin fast zu einer absoluten. Der Grund dafür dürfte in der Annahme liegen, daß dadurch die Weichteile der Geburtswege weicher und dehnbarer werden. Erwähnenswert ist, daß einige Ernährungstabus nicht nur für die Frau, sondern auch für den Mann gelten, beispielsweise innerhalb der bekannten traditionellen Couvadeformen. Es mag in diesem Zusammenhang die Frage aufgeworfen werden, ob bei der heute während der Schwangerschaft empfohlenen Nikotinenthaltsamkeit der Frau nicht auch eine disziplinierte Haltung des Mannes – Verzicht auf das Rauchen – angemessen sein dürfte, zugunsten des mütterlichen und kindlichen Wohlbefindens.

Die angeführten diätetischen Vorschriften der Naturvölker für die schwangere Frau sind allgemein jenen in der Volksmedizin und sogar den Empfehlungen der heutigen Ernährungslehre sehr ähnlich. Es zeigt sich damit, daß sowohl bei Natur- wie auch bei Kulturvölkern diätetische Vorschriften einen Erfahrungswert haben und daß trotz zum Teil magischer und irrationaler Vorstellungen (wir nehmen die heutige Zeit nicht aus) die Bedeutung der Diätgesetze durch »trial and error« erkannt wurden.

Verschiedene Naturvölker betrachten Kohlarten als abortfördernd. Wir wissen aus der mittel- und nordeuropäischen Volksmedizin, daß der Saft aus Kohlkraut (Sauerkraut), mit Wein gemischt, als geburtsförderndes Mittel galt. Es wurde der Gebärenden von der Mutter oder der Hebamme wohldosiert gereicht; ältere Ärzte bestätigen diesen Brauch aus der Hebammenpraxis. Noch während des zweiten Weltkrieges wurde im Elsaß und in Dänemark Wein mit Weißkrautsaft und zugefügten Kräutern zur Gebärerleichterung getrunken. Daß dieser Brauch sehr alt war, zeigt eine um 1730 entstandene Aktennotiz aus dem Staatsarchiv von Zerbst (Land Salzburg, Österreich). Sie lautet (ins heutige Deutsch übersetzt): *»Bei schwerem Gebären wird der Kreissenden der Saft eines oder zweier im Mörser zerstossener Kohlblätter, ohne die Treben, mit Wein gegeben. Das* *bringt das Kind!*« Im gleichen Aktenstück fand sich noch eine Randnotiz, daß dieses Mittel auch zur Abtreibung benützt wurde. Derselbe Trank galt übrigens auch bei den Abiponern in Paraguay als geburtsfördernd (2).

Weit verbreitet ist der Glaube, daß sich Schreckerlebnisse einer Schwangeren unmittelbar auf ihr Kind auswirken und an diesem dauernde Spuren hinterlassen können wie Muttermale, Hasenscharten, Schielen und anderes mehr. Diese Auffassung findet man nicht nur bei Naturvölkern, sie ist auch aus dem frühesten Altertum bekannt; es ist noch nicht lange her, daß sogar Ärzte und Gelehrte das Erschrecken der Schwangeren für Mißbildungen des Fetus verantwortlich machten. Es ist daher verständlich, daß auch bei den Naturvölkern die werdende Mutter vor dem »bösen Blick« geschützt wird, daß sie vom Anblick Sterbender oder Toter verschont bleiben soll und so fort. Oft wird auch der Ehemann in solche Tabus einbezogen: so soll er bei vielen Völkern nicht jagen, töten oder in den Krieg ziehen.

Versuche, eine schwierige Geburt zu vermeiden, sind den Naturvölkern bekannt; ihre Frauen fürchten die Komplikationen, die bei der Geburt auftreten können, und ihre Schwangerschaft kann sehr angstbesetzt sein. Die meisten Völker kennen Methoden und Maßnahmen für die schwangere Frau, von denen angenommen wird, daß sie die Geburt erleichtern und den Schmerz vermindern können. Das sind einmal die bereits beschriebenen diätetischen Einschränkungen und die fast überall vertretene Ansicht, daß der schwangeren Frau soviel Körperbewegung als möglich zu empfehlen sei. So wird zum Beispiel die Ainufrau (Japan) angehalten, während der Schwangerschaft körperliche Übungen auszuführen, so daß der Fetus klein und die Geburt leicht sein werde. Es wird angenommen, daß bei körperlicher Trägheit der Fetus zu groß wird und die Frau dadurch eine langdauernde schmerzhafte Geburt erwarten muß. Die Frauen der Andamanesen werden dazu angehalten, so aktiv als möglich zu bleiben, um dadurch eine leichte Geburt zu haben; dasselbe glauben auch die Hopifrauen (Arizona), die früh aufstehen und nicht herumsitzen sollen; Herumsitzen mache faul und träge und sei schlecht für Mutter und Kind. Aus diesem Grunde wohl verordnen die Sanpoil (Plateau/Becken) den schwangeren Frauen ein richtiges Programm mit Körperübungen, Massage, Spaziergängen und Schwimmen, was ganz den Ansichten der heutigen Geburtsvorbereitung entspricht.
Andere Stämme wiederum verbieten ihren Frauen Aktivitäten wie Flechten und Weben. Diese Verbote haben aber vielfach magischen Charakter. Ein weiterer Ausdruck von Magie ist das Einnehmen von »Medizin« zur Geburtserleichterung, wie wir es zum Beispiel von den Zulufrauen kennen. Von solcher stammesüblicher Zaubermedizin (Imbelethisane genannt) nimmt die Frau ab dem 3.–4. Monat täglich einen Löffel. Ab dem 7. Monat wird eine stärkere Medizin genommen, manchmal auch erst beim Einsetzen der Wehen zu deren Anregung. Das Rezept für dieses Eli-

xier ist heute nur noch älteren Zauberdoktoren bekannt: Wurzeln eines bestimmten Strauchs, getrocknete Pferdeplazenta und getrocknete Schlange! Die Substanzen werden auf einem Mahlstein zerrieben und mehrmals aufgekocht. Um die Austreibungswehen anzuregen, wird mit der Medizin auch der Leib der Frau mit einer Graskompresse benetzt.

Die Angaben entstammen einer filmischen Dokumentation von *H. Uhlig*, von der später noch die Rede sein wird.

Im Film wird die Medizin im umfriedeten Vorhof eines Krals von einer etwa 80jährigen Zauberdoktorin zubereitet. Mädchen und Frauen begleiten das recht fröhliche Ritual mit Trommeln, Tanzen und Singen eines an die Ahnen gerichteten Gebets. Magie mit Musik, Weihrauch, Tanz und Gesängen spielt in der Medizin vieler Kulturen eine wichtige Rolle und erzielt wahrscheinlich einen unbeabsichtigten psychosomatischen Effekt. Auch beim Geburtsvorgang werden wir oft dem magischen Ritual wiederbegegnen.

Die Geburt

Die Hebammen

In bezug auf die der Gebärenden beistehenden Personen weichen die Bräuche verschiedener Kulturen vielfältig voneinander ab. Viele Völker bevorzugen die Hilfe älterer, geburtserfahrener Frauen aus ihrem Clan, beispielsweise die sogenannten »Schwiegermutterhebammen« oder Laienhebammen. Bei der Geburt assistieren der Hebamme meistens eine oder mehrere Personen. Die Anwesenheit von Verwandten kann der Frau die nötige emotionelle Unterstützung gewähren. Es gibt auch einige Völker, bei denen der Mann Helferdienste leistet, zum Beispiel beim Stützen der Gebärenden bei einer sitzenden Geburt. Allerdings ist die Anwesenheit des Mannes, wie auch die Mithilfe eines ausgebildeten Arztes, sehr selten.
Ein Beispiel aus der Gegenwart sind die Iatmul, Nordost-Neuguinea, Kulturstufe der neusteinzeitlichen Pflanzer (15). Bei ihnen ist die Anwesenheit von Mutter, Schwiegermutter und Schwestern während der Geburt üblich. Bei Geburtsbeginn werden diese Frauen durch Trommelsignale benachrichtigt. Die Gebärende wird von den anwesenden Frauen immer wieder ermuntert und seelisch und körperlich unterstützt. Kinder und Männer hingegen bleiben dem Geschehen fern.
Es gibt nur wenige Völker, bei denen die Frau während der Geburt allein bleibt. Jedoch wird auch bei ihnen die Frau in der Eröffnungsphase liebevoll betreut durch körpernahe Unterstützung, seelischen Zuspruch und zum Teil durch magisches Ritual.
Bei den eigentlichen Hebammen werden im allgemeinen zwei Arten unterschieden: die eingeborene Hebamme, die in der anthropologischen Literatur als »empirische« oder Laienhebamme bezeichnet wird, und die ausgebildete, geschulte Hebamme. Einige Völker benützen selber verschiedene Bezeichnungen zur Unterscheidung. In Peru nennt man einheimische Laienhebammen »Parteras«, die im Spital ausgebildeten aber wer-

den von der ländlichen Bevölkerung mit »Profesoras« angesprochen, einer ziemlich einheitlichen Bezeichnung für Leute mit theoretisch fundierter Ausbildung. Hebammen werden allgemein als professionelle Spezialisten angesehen, sowohl aus eigener Sicht als auch von der Gesellschaft.

Hebammen werden in der Regel nur Frauen, die selber Kinder geboren haben, aber über das gebärfähige Alter hinaus und dadurch zeitlich unabhängiger geworden sind, so daß sie das verantwortungsvolle Amt übernehmen können.

Der gebräuchlichste Weg zum Erwerb geburtshilflicher Fähigkeiten ist die Ausbildung bei einer anderen Hebamme, oft einer Verwandten. Aber auch dort, wo sich Frauen durch eine »höhere Macht«, beispielsweise durch Träume und Visionen, berufen fühlen, werden sie von anderen Hebammen geschult. Es ist also festzuhalten, daß im allgemeinen Selektion und Ausbildung der Hebammen nach bestimmten traditionellen Regeln vollzogen werden (1).

Gefördert durch die Gesundheitsdienste der Drittweltländer und durch die World Health Organisation (WHO) sind in den letzten Jahren bedeutende Eingriffe in die traditionelle Geburtshilfe dieser Länder angestrebt worden.

Die WHO anerkennt als qualifizierte Hebamme nur eine solche, die eine dazu notwendige schulische Erziehung und die berufliche Ausbildung in westlicher wissenschaftlicher Medizin aufweist. Die eingeborene Hebamme – sei es eine Laien- oder eine professionelle Hebamme – wird mit den anderen bei der Geburt beteiligten Helferinnen als »Traditionelle Geburtshelferin« (Traditional Birth Attendant TBA) bezeichnet. Obwohl es in vielen Ländern der TBA gesetzlich verboten ist, ihre Tätigkeit auszuüben, genießt sie in ländlichen Gebieten Asiens, Afrikas und Lateinamerikas immer noch hohes Ansehen, und die Bevölkerung läßt sich nicht davon abhalten, ihre Dienste in Anspruch zu nehmen. Dies wird darauf zurückgeführt, daß die TBA's die Lebensweise und das Wertsystem der Frauen teilen, die gleiche Sprache sprechen und dazu noch häufig mit ihnen verwandt sind.

Der Einfluß moderner Medizin in nicht-westlichen Gesellschaften hat die Stellung der eingeborenen Hebamme sehr stark beeinträchtigt. Mediziner und medizinisch geschulte Hilfspersonen unterschätzen oft das Wissen der eingeborenen Hebamme. Es gibt Bestrebungen der WHO und der staatlichen Gesundheitsdienste einiger Drittweltländer, die TBA nur noch für prä- und postnatale Betreuung wie auch für Gesundheitserziehung und Familienplanung einzusetzen. Man hofft dabei, durch eine Umschulung die »gefährlichen und schädlichen« Praktiken der TBA's ausschalten zu können – und auch das nur, bis sie durch professionelle Hebammen ersetzt werden können (14).

Die Wehen sind stets ein Zeichen, sich für die Geburt einzurichten. Je nach Stammesregeln sucht die Frau dazu ihr Haus auf, bei der ersten Geburt auch das Haus ihrer Eltern oder das Frauenhaus. Von der Geburt bei

Gebärstätten

den Zulu wissen wir, daß – hat ein Mann mehrere Frauen – die erste Frau in der Hütte der Schwiegermutter entbindet, die anderen Frauen in ihren eigenen Hütten. Schläft die Frau, wie neuerdings oft, in der Hütte des Mannes, so muß dieser die Hütte räumen und sich in die Hütte seines Vaters begeben. Bei den Iatmul findet die Geburt in einem abgetrennten Teil des Wohnhauses statt.

Als eine Sitte vieler Völker ist die Benützung von Gebärhütten, Gebärhäusern oder anderen Entbindungsstätten hervorzuheben. Die Indianerin zum Beispiel begab sich, je nach Jahreszeit, in den Wald oder ans Ufer eines Flusses. Im Winter wurde ein Unterschlupf in der Nähe der Familienbehausung errichtet.

Die Art, wie man für die Gebärende einen solchen Unterschlupf baute, soll am Beispiel eines Comanchenstammes beschrieben werden (Abb. 5). Aus Zweigen und Reisig wurde eine runde Hütte errichtet; an einer Stelle wurde sie aufgeschnitten, um einen Eingang zu schaffen. In der Hütte schlug man zwei Holzpfähle in den Boden, an denen sich die Gebärende halten konnte. Der Boden wurde gesäubert und mit Kräutern bestreut. Im Innern befanden sich zwei Gruben, die eine zur Aufnahme verschiedener Flüssigkeiten, in die andere wurde ein heißer Stein gelegt zum Dämpfen der Geburtswege. Über einem Feuer kochte Wasser, wovon ständig getrunken wurde. Um Temperaturwechsel zu vermeiden und um die Hauttätigkeit zu fördern, wurde dieses »Asyl« (indianisch wick-i-up) so eng als möglich gebaut (4).

Die Isolierung der Gebärenden in Gebärhütten war keineswegs auf Naturvölker beschränkt, sondern eine allgemeine Erscheinung auch bei Kulturvölkern. Bei den Ägyptern zum Beispiel galt eine Geburt im Hause als Unglück. Es war üblich, schon einige Zeit vor dem erwarteten Geburtstermin eine Laube im Garten zu errichten, wohin sich die schwangere Frau bei Beginn der Wehen begeben mußte. Auch auf der Dachterrasse oder im Stall wurde die Geburt geduldet. Bestimmte Tempelbezirke wurden abgegrenzt (Mammisi genannt), wohin sich der Sage zufolge die Göttinnen zurückzogen, um dort auf Niederkunft und Wochenbett zu warten.

Ähnliche Unterkünfte wie den Ägyptern waren auch den Indern bekannt. In der Carakasammlung werden genaue Vorschriften für die Errichtung des »Hauses der Wöchnerin« gegeben. Die Hütte soll etwa 3,6 × 1,8 m groß sein. Dies scheint uns sehr eng; dazu kam aber noch ein Baderaum und eine Küche. Je nach der Kaste wird die Hütte aus verschiedenen Holzarten ausgeführt, das Ruhebett der Wöchnerin aus demselben Material. Feuer, Wasser und auch ein Mörser waren vorhanden. Es ist bekannt, daß der Gebärenden bei Wehenschwäche das Zerstampfen von Getreide im Mörser empfohlen wurde. Daneben gab es in der Hütte Butter, Öl, Honig, verschiedene Salze, Arzneien und chirurgische Instrumente (3). Die schwangere Frau wird im neunten Monat unter religiösen Zeremonien in die Hütte gebracht und erwartet dort, unter Einhaltung einer bestimmten Diät und sorgfältiger Regelung von Stuhl- und Harnentleerung, die Geburt ihres Kindes.

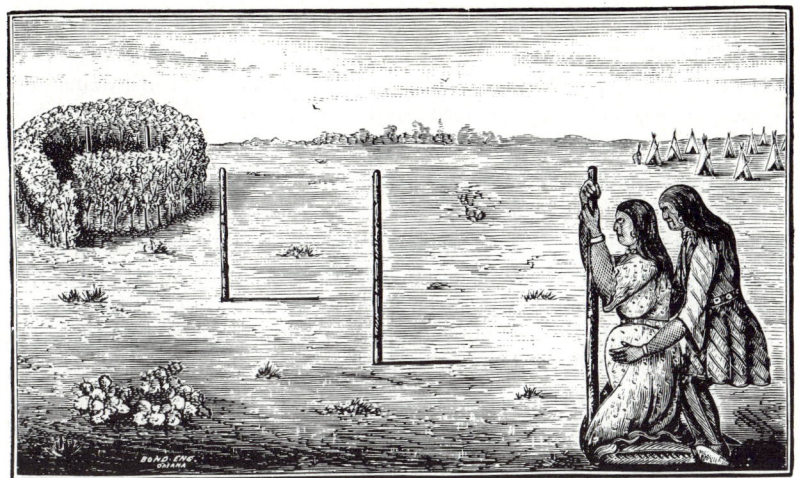

Abb. 5

Geburt bei den Comanchen. Im Hintergrund die dafür erstellte und eingerichtete Gebärhütte, gezeichnet vom Armeearzt W. H. Forwood (1880)

Auch die Griechen kannten besondere Entbindungsstätten. Oft wurde ein der ganzen Gemeinde gehörendes Häuschen errichtet. Die Idee unserer Frauenklinik entstammt also nicht der Neuzeit. Lebte die Frau in besseren Verhältnissen, so bezog sie kurz vor der Geburt ein zu diesem Zweck hergerichtetes Zimmer im eigenen Haus. Es war ein Privileg sozial besser gestellter Frauen, ihre Kinder zu Hause zu gebären.

In ländlichen Gegenden Afrikas kann infolge weit zerstreut liegender Häuser und Siedlungen und ungünstiger Transportmöglichkeiten die Aufgabe der Hebammen erschwert sein. Diese suchen dann nach neuen Möglichkeiten, ihre Arbeit zu erleichtern. So errichten Bugandahebammen private Entbindungsstätten in ihren eigenen Häusern. Die schwangere Frau erwartet dort die Geburt, verrichtet kleinere Arbeiten und genießt die häusliche Atmosphäre. Nach der Geburt bleibt die Mutter noch etwa drei Tage in der Obhut der Hebamme. Diese Lösung scheint besonders sinnvoll in Anbetracht der zunehmenden Förderung von Spitalgeburten durch die Gesundheitsbehörden in solchen Ländern.

Die Geburt

Der Eintritt der Geburtsschmerzen wird von den Naturvölkern als Geburtsbeginn betrachtet. Beobachtungen bei den Lango (Sudan) haben ergeben, daß sie die Schmerzempfindungen der Primi- und Multipara differenzieren. So wird von ihnen angenommen, die Geburt des ersten Kindes sei länger und schmerzhafter. Zudem werden die Wehen, wenn sie bei der zweiten Geburt ein bis zwei Tage vor dem errechneten Termin eintreten, als gutes Zeichen für den Geburtsvorgang betrachtet. Die Geburtsschmerzen werden hier als gesetzmäßiges Anbahnen und als Geburtserleichterung angesehen. Der notwendige physiologische Vorgang der Muttermund- und Gewebedehnung wird also erkannt.

Der Geburtsvorgang bei Frauen von Naturvölkern ist nicht, wie oft behauptet, schmerzlos. Wie wir wissen, ist die Angst vor einer komplizierten und schmerzhaften Geburt bei den Frauen aller Völker groß. Es wird daher alles unternommen, was für eine Geburtserleichterung spricht, so die strikte Befolgung der verschiedenen Tabus und der Verordnungen, die genau besehen nichts anderes bedeuten als eine sinnvolle Psychoprophylaxe gegen die Angst vor schwerer und schmerzhafter Geburt.

Dazu kommen bei der Geburt selbst die direkten Maßnahmen der Schmerzbekämpfung in Form psychologisch wertvoller Hilfeleistungen wie Zuspruch und Ermunterung durch die Frauen der Umgebung sowie physiotherapeutische Hilfe in Form von Massage und Stützen, das »Ankratzen« der Wehen, die Anwendung von Wärme, wie auch die Verabreichung von Medikamenten zur Schmerzerleichterung. Den Lango- und Thongafrauen (Afrika) wird Essen und Trinken bei der Geburt verboten im Glauben, daß dies dem Geburtsvorgang dienlich sei. Die Kiwaifrauen (Neuguinea) nehmen bei Geburtsbeginn ein Bad im See, bis kurz vor den Austreibungswehen, verwenden aber auch geburtsfördernde Drogen.

Nach einer weitverbreiteten Ansicht verkürzen warmes Wetter und warmes Klima die Geburt. Wärme während der Geburt findet bei den Völkern vielseitige Anwendung. Wie wir sowohl bei der hippokratischen Geburtshilfe der Antike als auch in der volkstümlichen Geburtshilfe gesehen haben, war die Anwendung von Wärme überall üblich; heute scheint diese Methode unterschätzt zu werden.

Zu den üblichen Maßnahmen bei der Geburt gehört auch die Einnahme von Heilkräutern und medizinisch anerkannten Drogen. Sie werden zur Schmerzerleichterung, aber auch zur Anregung von Wehen und damit des Geburtsvorgangs von der Hebamme verabreicht (heilkräuterkundige Hebammen sind uns von vielen Völkern bekannt). Da viele dieser pflanzlichen Arzneimittel wehenfördernd wirken können, wird die Anwendung für normale oder verzögerte Geburten von medizinischer Seite als gefährlich betrachtet. Es werden auch die Kenntnisse der Hebammen bezüglich dieser Medikamente oder ihrer Verabreichung infrage gestellt.

Lageanomalien und Mehrfachgeburten verursachen im allgemeinen Komplikationen und können zum Tod führen. Vielen Hebammen ist aber die innere und die äußere Wendung geläufig (Mexiko, Indien). Routinemäßige Episiotomien werden nicht ausgeführt; diese wie auch andere chirurgische Eingriffe sind in nicht-westlichen Gesellschaften selten. Immerhin kennt man sie aus dem nördlichen Sudan, ausgeführt von eingeborenen Hebammen wegen erschwerter Geburt bei den leider zum Teil noch immer üblichen weiblichen Beschneidungen.

Den Naturvölkern ist, wie auch uns, die Gefährdung der Frischentbundenen bekannt. Neben der Gefahr der Infektion kennen sie Komplikationen, so etwa Lösungsstörungen der Plazenta, wie auch eine partielle Retention derselben. Es ist auch bekannt, daß durch chronische Anämie und durch extreme Hypotonie die Placenta adhaerens eine häufige Komplikation ist; bei den Trobriandern beispielsweise ist sie die Hauptursache der mütterlichen Sterblichkeit (6). Wie bei uns möglich sind weiter Rißblutungen infolge Weichteilverletzungen, Verletzungen der Vulva, der

Scheide, Scheiden-Damm- und Zervixrisse sowie vesiko-vaginale Fisteln bis zur Uterusruptur. Die Hebammen werden angehalten, sofern medizinische Einrichtungen vorhanden sind, einen Arzt zu holen oder die Frau ins Spital zu bringen, sobald Komplikationen zu befürchten sind.

Alle Völker hatten eine Neigung zu irgend einer Art von Expression; der äußere Druck wurde angewandt zur Austreibung des Kindes und der Plazenta. Verschieden war die Ausführung: entweder umschlossen die Arme der Gehilfin oder des Mannes den Leib der Gebärenden unterhalb der Rippen, um während der Wehen mitzupressen, oder es wurde, besonders bei schwierigen Geburten, eine Bauchbinde angelegt und während der Wehen angezogen. Dies waren die einzigen, aber auch wirksamen Maßnahmen zur Beschleunigung der Geburt.

Zu den Fortschritten der Geburtshilfe zählte man neben den äußeren Handgriffen auch das Massieren und Kneten des Uterus zur Anregung der Kontraktionen. Die Wirksamkeit dieser Hilfe in der »Hebekunst« aller Naturvölker war auch den alten Kulturvölkern bekannt. *Engelmann* (4) bemerkt zur Einführung solcher geburtserleichternder Methoden in der Schulmedizin des letzten Jahrhunderts: *»In steter Anwendung bei Naturvölkern seit Tausenden von Jahren sind diese Methoden erst neuerdings von den Gelehrten wiederentdeckt und in ›wissenschaftlichem Gewand‹ der Welt neu gegeben worden.«* Erwähnen wir hier insbesondere die damals fortschrittlichsten Geburtshelfer Europas, die sich der Kinesitherapie bedienten: *Kristeller* (1820–1900), *Credé* (1819–1892) und *Martin* (1847–1933).

Bekanntlich ist man in der Geburtshilfe des 20. Jahrhunderts von der Anwendung des *Kristeller*schen Handgriffs weitgehend abgekommen; diese Technik gilt heute als Kunstfehler, doch lassen geburtshilfliche Studien auf eine mögliche falsche Interpretation der ursprünglichen Technik schließen.

Stützen und Druck von hinten, Massage, sanfter Druck von oben – sei es bei der Geburt oder bei der Austreibung der Plazenta – werden auch heute noch bei vielen Völkern angewendet.

Die dritte Geburtsphase ist sehr kurz: die Plazenta tritt gewöhnlich gleich nach dem Austritt des Kindes heraus. Die Frau bleibt bis dahin in der Stellung, in der die Geburt stattgefunden hatte. Beim Knien, Kauern oder halbem Sitzen werden auch da die Bauchmuskeln als Hilfskräfte eingesetzt. Lassen die Zusammenziehungen nach, wird fortwährend gedrückt und geknetet. Bei der Nachgeburt hilft man sich mit äußeren Handgriffen, Kneten oder Drücken. Das Ziehen am Nabelstrang wird als gefährlich betrachtet; falls es geschieht, wendet man äußerste Vorsicht an.

Die Behandlung der Plazenta in der volkstümlichen Geburtshilfe ist auf vielfältige Weise möglich. Üblich ist das sorgfältige Begraben oder Verbrennen; fast nie wird die Plazenta achtlos weggeworfen. Meist wird sie am Ort der Geburt selbst begraben, sei es in der Hütte, im Keller des Hauses oder im Garten. Manchmal wird sie auch in ein schönes Gefäß, in eine Plazentaurne, gefaßt, wie zum Beispiel in Korea (Abb. 6). Dort zeugen Grabstätten der Plazenta koreanischer Kronprinzen und Plazentaurnen verschiedener koreanischer Dynastien (Abb. 7) von diesem Brauch (10).

In der Behandlung der Nabelschnur weichen verschiedene Naturvölker stark voneinander ab. Bei einigen Völkern wird zuerst abgenabelt, dann abgebunden und geknotet. Andere wiederum unterbinden zuerst und nabeln dann ab. Oft wird an zwei Stellen unterbunden und anschließend in der Mitte abgenabelt. Als Instrumente sind Bambusmesser, Muschelschalen, der scharfe Blattstiel einer Palme oder auch kleine Messer in Gebrauch, Scheren nur sehr selten.

Oft wird zum Abnabeln ein Instrument verwendet, das die spätere Tätigkeit des Kindes symbolisiert, so etwa ein Küchenmesser bei Mädchen, ein Jagdmesser bei Knaben. Für die Ligatur werden Bast, starke Grashalme wie auch gesponnene Pflanzenfaser verwendet.

Die Nabelschnur wird oft sorgfältig abgemessen. Die Länge variiert von einigen Zentimetern über fünf Finger lang bis zum Knie des Kindes. Die extrem lange Nabelschnur veranlaßt einige Stämme zu einem interessanten Experiment. Beispielsweise befestigen die Bena (Ostafrika) die Nabelschnur am Arm des Kindes, die Tanala (Nordafrika) am Hals des Neugeborenen. Sie glauben, daß diese Technik zu einer schnellen Nabelheilung verhilft und das Abfallen des Nabelrestes beschleunigt. Der Nabelschnur wird im übrigen die gleiche Aufmerksamkeit geschenkt wie der Plazenta. Einige Völker bewahren sie als Amulett auf.

Ist das Kind abgenabelt, wäscht die Helferin oder die Mutter das Neugeborene in warmem oder kaltem Wasser, wobei das letztere das üblichere ist. Die Hebamme reinigt den Mund und die Nase des Kindes mit dem Finger. Die Augen werden mit einem Baumwollappen ausgewischt und anschließend mit einem Tropfen Zitronensaft, Öl, Zwiebelsaft, Pflanzenextrakt, Borsäure oder auch mit medizinischen Augentropfen behandelt. Oft wird auch eine bestimmte Medizin verabreicht, um Krankheiten zu verhüten, ebenfalls abführende Mittel, um das Kind vom Mekonium zu reinigen. Verschiedene Amulette und von der Hebamme ausgeführte magische Riten sollen das Kind vor Krankheiten schützen.

Bei einigen Völkern wird das Kind wiederholt kräftig geschrubbt und immer wieder mit frischem Wasser übergossen, um es vollständig zu reinigen. Oft gibt man dem Wasser Kräuterzusätze bei, um das Kind zu kräftigen. Die gesunde und schöne »Formung« des kindlichen Kopfes, der Nase und der Extremitäten ist vielerorts ebenfalls eine Aufgabe der Hebamme, wie auch die Prüfung der Reflexe.

Nach dem ersten Reinigungsprozeß wird das Kind geölt, manchmal auch gepudert, und zwar mit feinster Holzasche oder Pflanzenpuder. Anschließend wird es in Tücher gehüllt und zur Mutter, auf eine Matte, in einen Korb oder in eine Wiege gelegt.

Frühgeburten, unreife Kinder, wie Mangelgeburten sind bei Naturvölkern bekannt. Über die Behandlung solcher Kinder gibt die Literatur we-

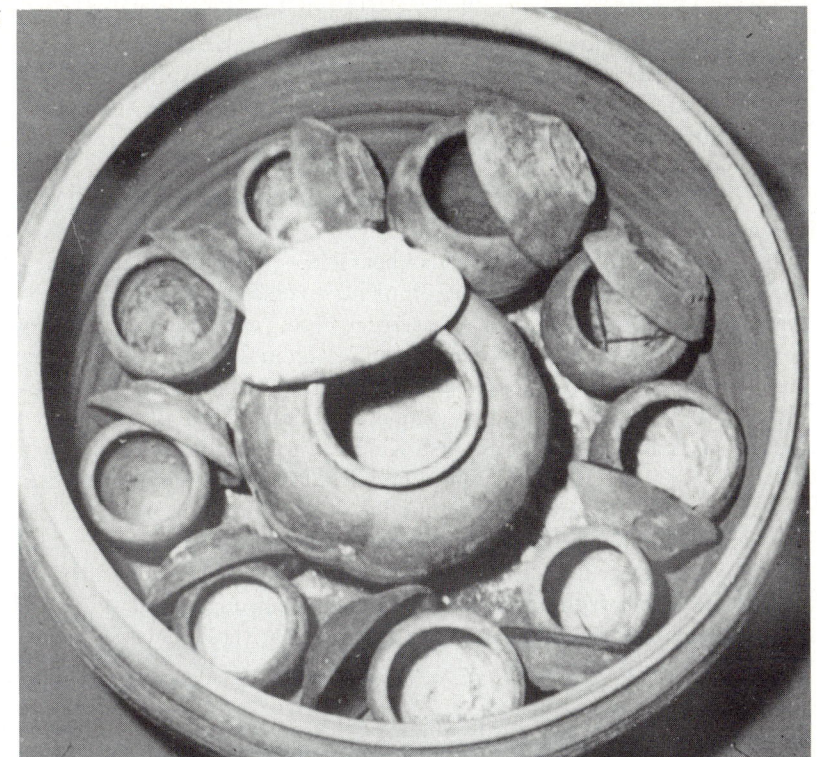

6

Abb. 6
Plazentaurne aus der Koryo-dynastie (Korea, 918–1392 n. Chr.). Das große Gefäß im Zentrum enthielt die Plazenta. Die kreisförmig angeordneten neun kleinen Gefäße enthielten verschiedene Arten von Samen

Abb. 7
Das Plazentagrab eines Prinzen des späteren Königs der Yi-Dynastie (Korea, 15. Jahrhundert). Im Vordergrund eine Schildkröten-stele mit Inschrift in korea-nischen Schriftzeichen. Die Schildkröte war das Symbol eines langen Lebens

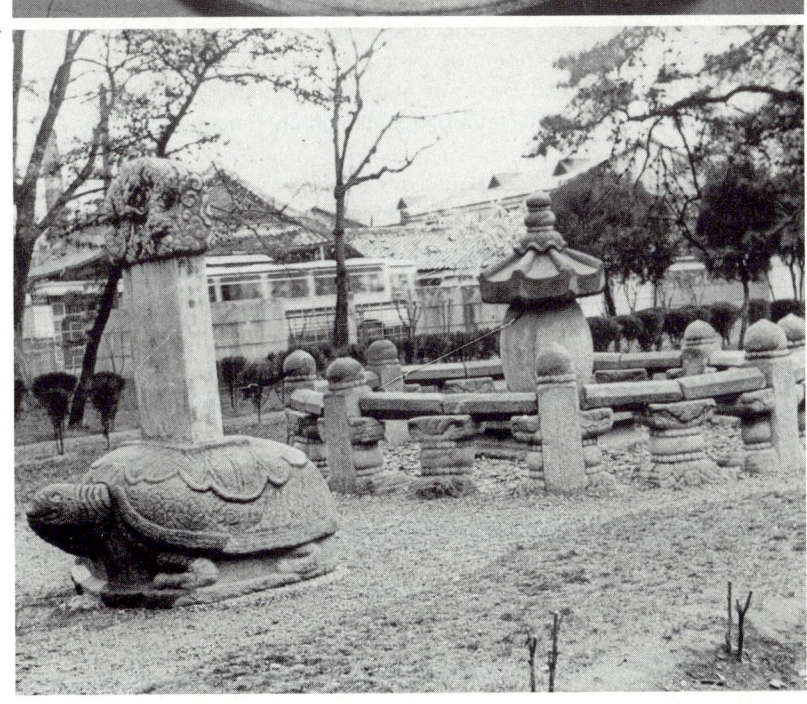

7

nig Aufschluß. Von einem Volk, den afrikanischen Thonga, ist eine bemerkenswerte Inkubationsmethode bekannt. Frühgeburten, wie auch zu kleine, gefährdete Kinder, werden in Blätter der Rhizinuspflanze gewikkelt, in einen großen Behälter gelegt und der Sonnenwärme ausgesetzt. Diese geniale Behandlung der unreifen Kinder scheint erfolgreich zu sein.

Über das Stillen herrschen verschiedene Ansichten und Praktiken. Wie wir wissen, entspricht die Muttermilch voll den Bedürfnissen des Säuglings. Um so erstaunlicher ist es, daß bei vielen Völkern das Kind in den ersten Tagen nicht gestillt wird, es oft nichts zu essen erhält oder als Muttermilchersatz warmes Wasser, Wasserbrei, Honig und ähnliches. Wird es gestillt, wie zum Beispiel bei den Ashanti, dann in den ersten Tagen von einer Amme, das heißt einer Freundin der Mutter. Man scheint im allgemeinen der Beschaffenheit der Vormilch nicht zu trauen. Einige Völker nehmen an, daß das Kolostrum dem Kind nicht zuträglich sei und — wie sie aufgrund ihrer Beobachtungen und Erfahrungen vermuten — den Durchfall fördert. Durchfallerkrankungen sind sehr gefürchtet, weil sie das Leben des Kindes bedrohen.
Später wird das Kind voll gestillt. Bei den meisten Völkern wird aber die Muttermilch sehr früh ergänzt durch andere Nahrungsmittel, wie zum Beispiel Bananenbrei, Reis, Taro und andere leicht verdauliche Speisen.

Das Wochenbett Die bekannten Verfahren zur Reinigung der Wöchnerinnen scheinen sich auf ein typisches Grundmuster zu stützen. Nach der Geburt wird die Mutter gewaschen, oder sie selber nimmt eine gründliche Reinigung vor. Zum gleichen Zeitpunkt oder noch vor der Pflege bekommt sie eine Schale mit frischem warmem Brot zur Stärkung; diesen Brauch findet man zum Beispiel bei den Ainu (Japan), den Andamanesen, den Lango und anderen.
Bei einigen Völkern wird der Bauch der Wöchnerin sofort bandagiert, um den Uterus in der richtigen Lage zu halten; dies geschieht zum Beispiel bei den Coppereskimos (Alaska), den Chukchee (Sibirien), den Masai (Sudan) und den Pukapukans (Polynesien). Die Jivarofrauen (Westamazonas) versuchen die Blutung zu stoppen, indem sie einen heißen Lavastein in die Vulva applizieren. Ähnlich verfahren die Kurtatchifrauen (Westmelanesien); sie benützen eine heiße Kompresse in Form eines erhitzten Holzstücks, das an die Vulva und den Unterbauch gelegt wird. Auch andere Wärmeanwendungen im Wochenbett sind bekannt, beispielsweise bei den Thonga (Ostafrika), den Trobriandern (Westmelanesien) und den Tubatulabal (Kalifornien).
Das Prinzip ist bei allen gleich: die Mutter sitzt oder liegt über oder an einem Feuer, das in der Hütte dauernd brennt. Es wird angenommen, daß Wärme und Rauch den Reinigungsprozeß und die Erholung der Wöchnerin fördern. Die Räucherungen haben daneben auch magischen Charakter. Die Tanala (Afrika) bauen der Mutter ein Grasbett in der Hütte; auf ihm ruht die Frau mit wenig erhöhtem Rumpf und hochgelagerten Beinen

während acht Tagen. Im Raum brennt dauernd ein großes Feuer. Bei den Trobriandern verbringen Mutter und Kind den ersten Monat nach der Geburt fast die ganze Zeit im Bett über einem kleinen Feuer. Während dieser Zeit werden keine Männerbesuche zugelassen, da sich die Frau üblicherweise nackt dem Feuer auszusetzen hat. Ein ähnliches Vorgehen findet sich bei den Tubatulabal: Mutter und Kind liegen während sechs Tagen auf einer Matte in einem heißen Erdloch.

Die meisten Völker und Stämme verlangen von der Mutter, daß sie sich nach der Geburt 3–7 Tage zurückzieht, um sich in der Wochenbetthütte oder in einer eigens dafür hergerichteten Behausung von den Strapazen der Geburt zu erholen.

Praktisch bei keinem Volk, und wenn, nur unter außergewöhnlichen Umständen, ist die Wöchnerin gezwungen, kurz nach der Geburt ihrer gewohnten Beschäftigung wieder nachzugehen. Während der Zeit ihres Wochenbetts bleibt die Mutter mit dem Kind in der Hütte. Nur einigen wenigen auserwählten Besuchern ist es erlaubt, Mutter und Kind zu sehen. Die Mutter selbst oder ihre spezielle »Wochenbettschwester« pflegen das Neugeborene. Die Wöchnerin verhält sich ruhig und liegt die meiste Zeit über. Die Zeit der Ruhe und Isolation variiert zwischen zwei Wochen und einem Monat, selten ist sie länger. Gesellschaften, die den Frauen nur einige Tage völliger Ruhe vorschreiben, schützen sie dafür während eines Monats bis zu sechs Wochen post partum vor Anstrengungen und schränken ihre Aktivitäten ein.

Ein eindrückliches Beispiel aus neuen ethnologischen Studien sind die Iatmul. Ihre Frauen arbeiten nach der Geburt mehrere Wochen nicht mehr. Während dieser Zeit beschaffen andere Frauen die Nahrung für sie und ihre Familien. Die Frauen haben also untereinander ein enges Beziehungsnetz. Das Neugeborene wird zwei bis drei Tage nach der Geburt von einer Frau, die selbst ein Kleinkind hat, gestillt. Die Iatmulfrau, aufgehoben in einer funktionierenden Frauengemeinschaft, kann sich so in den darauffolgenden Wochen ganz dem Neugeborenen widmen (15).

Eine gewisse Isolation und Ruhe für Mutter und Kind scheint uns auch vom heutigen Standpunkt aus sehr sinnvoll zu sein. Die Erholungszeit der Mutter nach der Geburt schützt sie vor Überforderung und läßt dem Prozeß der Wundheilung Zeit. Da auch die Gefahr einer Infektion für das Neugeborene besteht (Nabeltetanus), richtet sich bei vielen uns bekannten Beispielen von Naturvölkern die Länge der Isolation nach dem Zeitpunkt der Nabelheilung. Es wird angenommen, daß auch die keimhaltigen Lochien der Mutter eine Infektionsquelle darstellen können. Es wird daher alles Erdenkliche unternommen, um ja nicht mit Lochien in Berührung zu kommen.

Die Isolierung der Gebärenden und die Beschränkung in der Zahl der Personen, die mit ihr in Berührung kommen, dürfte auf der Erfahrung der Völker beruhen, daß solche Maßnahmen die sicherste, für sie durchführbare Methode ist, um Infektionen zu vermeiden.

Die Einhaltung einer bestimmten Diät im Wochenbett ist fast allgemein üblich. Die Nahrungsmitteltabus in der Schwangerschaft gelten zum Teil auch für das Wochenbett. Gewisse Speisen sind verboten, um die Qualität der Milch nicht ungünstig zu beeinflussen.

Zur Förderung der Milchsekretion wie auch zur Verbesserung der Milchqualität kennen die Völker eine Anzahl Mittel. Bei einigen werden Drogen eingenommen, es wird auch viel Flüssigkeit in Form von Suppen oder Säften getrunken. Aber auch die stimulierende Massage der Brüste und die Applikation von warmen Packungen, zum Beispiel mit erhitzten Kiefernadeln, sind bekannt.

Nach der Geburt besteht für die Frau fast allgemein ein Koitusverbot, das einige Monate, aber auch ein bis zwei Jahre dauern kann. Die Aufhebung des Tabus fällt ungefähr mit dem Abstillen zusammen. Einerseits sind die Gesetze so streng, daß auch jeglicher sexuelle Kontakt des Mannes post partum verboten ist, sogar wenn er eine zweite Frau hat. Andererseits sind Ethnien bekannt, wo es von der Frau und der Dorfgemeinschaft toleriert wird, daß sich der Mann in der Tabuzeit eine andere Sexualpartnerin sucht.

Beispiele des Gebärverhaltens heutiger Naturvölker

Geburt im Knien bei den Zulu

Trotz vielseitiger Einflüsse, beispielsweise durch die Versorgung mit westlichen Heilsystemen, sind bei einigen Völkern sinnvolle Maßnahmen und Geburtstechniken erhalten geblieben. Im Mittelpunkt unseres Interesses wird die Gebärhaltung stehen; die vertikale Stellung beim Geburtsvorgang ist beim größten Teil solcher Völker nach wie vor gebräuchlich.

1972 gelang es Prof. Dr. med. *H. Uhlig*, Kiel, nach langen Vorbereitungen, erstmals die Geburt eines Zulukindes zu filmen. Der Film wurde in der Nähe der kleinen Stadt Winterton in Natal (Südafrika) gedreht und gelang dank der Mithilfe und fachlichen Unterstützung der Ärzte und Hebammen des ehemaligen Missionsspitals Emmaus. Der Film wurde 1976 unter dem Titel »Geburt im Knien bei den Zulu, Südafrika« veröffentlicht (12, 13). Die folgenden Ausführungen stützen sich auf den Film selbst und auf die von *Uhlig* publizierten Angaben.

Die meisten Zulufrauen gebären zu Hause in ihrem Kral. In neuerer Zeit werden aber auch Spitäler zur Geburt aufgesucht. Die Frauen bringen dann mehrere weibliche Angehörige ihrer Sippe mit, die bis zur Niederkunft in ihrer Nähe bleiben. Da sie aber aus Platz- oder hygienischen Gründen nicht im Spital beherbergt werden können, gestatten es viele Spitalverwaltungen, daß außerhalb des Spitalareals richtige ortstypische Krals von den Zulu selber errichtet werden, damit sich die Frau bei der Entbindung wie zu Hause fühlt.

Die filmische Registrierung des Geburtsvorgangs in der knienden Position sollte objektives Anschauungsmaterial über die Gebärhaltung liefern. Es wurden aber auch die äußeren Umstände gefilmt: das magisch-medizinische Brauchtum bei der Geburt. Den Informationshintergrund des Films lieferte eine umfangreiche Befragung ortsansässiger, geburtserfahrener Zulufrauen. Der Tabus wegen geben die Frauen jedoch in ihrem eigenen Lebensbereich, dem Kral, einem Mann keine Auskunft über das Geburtsgeschehen, auch wenn er Arzt ist. Auch darf bei der Geburt kein Mann zugegen sein. Deshalb fanden die Befragungen auf »neutralem« Boden statt, beispielsweise bei den im Spital beschäftigten Frauen. Als Dolmetscherinnen wirkten europäisch ausgebildete Zuluhebammen.

Durch das Ausbleiben der Monatsregel und Verspüren der ersten Kindsbewegungen erkennt die Zulufrau, daß sie schwanger ist. Der Termin wird nach den Mondwechseln berechnet (28 Tage) und die Geburt nach zehn Mondwechseln erwartet. Täglich wird die »stammesübliche« Medizin genommen, deren Bestandteile bereits erwähnt wurden. Zum Teil wird noch an den Einfluß böser Geister geglaubt. Um sich vor ihnen zu schützen, holt man einen Zauberer in den Kral, der Steine vom Flußufer bringt und sie im Kral als Abwehrzauber versteckt. Die gleiche Funktion hat der Grasring, den die werdende Mutter am Hals trägt und den man später dem Neugeborenen umhängt. Er soll erst von der Frau und dann vom Neugeborenen Böses abhalten; zugleich soll er das Zahnen günstig beeinflussen.

Die Geburt des Kindes findet in einer Hütte statt. Die erste Frau entbindet in der Hütte der Schwiegermutter; hat der Mann mehrere Frauen, entbinden diese in ihren eigenen Hütten. Schläft die Frau in der Hütte des Mannes, wird dort geboren.

Verspürt die Schwangere die ersten Wehen, so richtet sie ihr Verhalten je nach der Geburtssituation ein: sie geht vor der Hütte umher, verrichtet unter Umständen aber auch anstrengendere Arbeiten wie Waschen oder Maisreiben, um den Geburtsvorgang beziehungsweise die Eröffnungsphase zu fördern. Nehmen die Wehen an Intensität und Zahl zu, so ruft sie die ihr bei der Geburt assistierende Frau und bittet sie um ihre Hilfe. Es gibt bei den Zulu keine professionellen Hebammen; es assistiert meistens die Schwiegermutter der Gebärenden oder, wenn diese nicht mehr lebt, eine ältere, geburtserfahrene Frau aus dem eigenen Kral oder dem Nachbardorf. Oft hilft auch eine zweite Frau aus der eigenen Familie oder der weiteren Verwandtschaft.

Die assistierende Frau nimmt der Gebärenden vor der Geburt das Kopftuch ab und bindet es ihr über den Bauch, um damit bei den Austreibungswehen wie auch bei der Lösung der Plazenta wirkungsvoll nach unten massieren zu können. Sie reibt den Leib der Gebärenden mit magischer Medizin ein, hilft durch Kneten und vor allem durch den Druck auf den Fundus uteri, ähnlich unserem *Kristeller*schen Handgriff.

Bei der Befragung der Zulufrauen über die Position während der Austreibungswehen wurde ohne Ausnahme die kniende erwähnt, die »immer schon« angewandt wurde, während Sitzen oder Liegen unbekannt seien. Mit Nachdruck wurde auch beteuert, daß Sitzen oder Liegen der Geburt nicht förderlich seien und aus diesem Grunde im Kral, also bei »Hausgeburten«, nicht praktiziert würden. Die Frau bleibe in kniender Stellung während des ganzen Geburtsvorgangs, bis zum Austreiben der Nachgeburt. Auch in der Wehenpause bleibt die Gebärende in ihrer Kniehaltung, beugt den Oberkörper etwas nach vorn und stützt sich mit beiden Händen entweder auf dem Fußboden oder auf den Oberschenkeln ab und entspannt sich; sie legt sich also nie hin. Einige setzen sich aus der knienden Position seitlich auf den Fußboden nieder, sich dabei mit einer Hand abstützend. Manchmal wird die Frau zum Ausruhen von der Helferin von hinten gestützt.

In der Austreibungsphase fordert die »Schwiegermutterhebamme« die Gebärende auf, kräftig zu pressen. In der Hüttenkuppel wird für die Geburt ein Seil aus geflochtenem Gras aufgehängt; durch Ziehen daran richtet die Frau während des Pressens den Oberkörper auf, so daß der Geburtskanal einen fast geraden Verlauf annimmt (Abb. 8).

Eine direkte Schmerzbekämpfung ist nicht bekannt; die Schwiegermutter sagt, man müsse unter Schmerzen gebären. Gemäß einer alten Sitte darf die Gebärende jedenfalls keinen Schmerz äußern. Tut sie es trotzdem, wird sie mit der flachen Hand auf den Mund geschlagen – die Männer im Kral dürfen nicht hören, was in der Gebärhütte vor sich geht.

Bei schwierigen Geburten werden verschiedene Maßnahmen ergriffen. Vorerst führt die Schwiegermutter die Hand in die Scheide ein, um die Lage des Kindes festzustellen. Dann wird nach »hippokratischem« Verfahren tüchtig geschüttelt, um eine Änderung der kindlichen Lage zu erreichen. Es wird auch versucht, manuell zu wenden. Die operative Geburtshilfe beschränkt sich auf den Dammschnitt. Gelegentlich schneidet man mit einem fast rasiermesserscharfen kurzen Schilf- oder Grashalm,

Abb. 8
Geburt im Knien bei den Zulu. Austreibungsphase (Südafrika 1975)

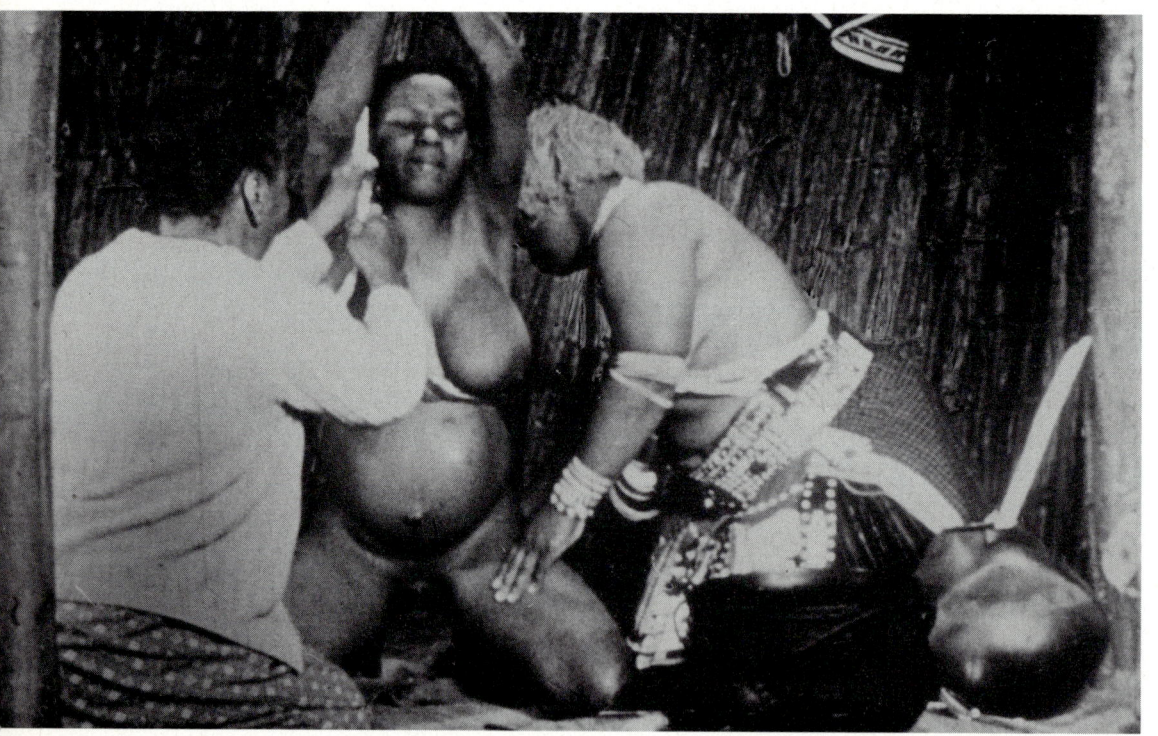

62

manchmal auch mit einer Glasscherbe oder einem alten Messer den Damm ein.

Nach der Geburt des Kindes reinigt die Schwiegermutterhebamme den Mund des Neugeborenen mit einem Finger (Abb. 9). Dann wird es zwischen die Beine der Mutter gelegt und bleibt dort, bis die Plazenta ausgestoßen ist. Gelegentlich wird es sofort abgenabelt, trocken gewischt, mit Öl eingerieben und in Tücher gehüllt zur Seite gelegt. In diesem Fall wird zuerst ihm, dann der Mutter ein Löffel der Zaubermedizin eingeflößt. Verweigert es ihn, gilt das Kind als verhext und wird zur Entzauberung kopfüber im Rauch bestimmter brennender Kräuter geschwenkt; dies übrigens auch dann, wenn das Kind nicht spontan schreit. Eine andere Methode, das Kind zum Schreien zu bringen, ist das geräuschvolle Aneinanderschlagen von Maismahlsteinen.

Um das Lösen und Ausstoßen der Plazenta zu beschleunigen – in der Regel wird das Neugeborene erst nachher abgenabelt –, kennen die Zulufrauen eine hervorragende Methode, die zusätzlich zu einer Art *Credé-*schem Handgriff angewendet wird: die Frau wird aufgefordert, energisch und wiederholt in eine Flasche – früher Kalebasse – zu blasen. Wir kennen dieselbe Methode von den Griechen her, die in der Austreibungsphase diese Technik der abdominellen Druckerhöhung anwendeten. Im Film von *Uhlig* wird die Wirkung eindrücklich demonstriert.

Beim Abnabeln des Kindes nimmt man zuerst »Maß«, indem man die Nabelschnur über das Knie des Neugeborenen streckt. Dann bindet man sie

Abb. 9
Geburt im Knien bei den Zulu; kurz nach der Geburt, die Hebamme reinigt den Mund des Kindes (Südafrika 1975)

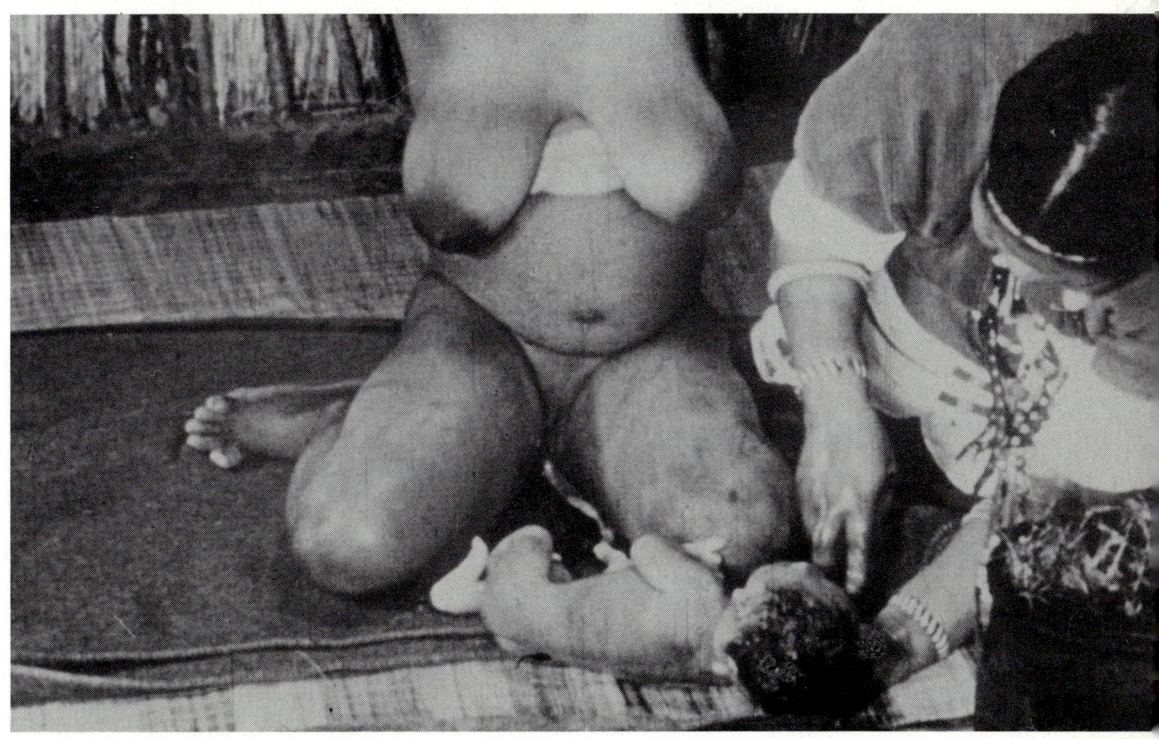

über und unter dem Knie ab und durchschneidet sie mit einem scharfen Grashalm über der Mitte der Patella. Die Plazenta wird im allgemeinen nicht kontrolliert.

Wie wir von anderen Völkern wissen, ist die Beseitigung der Plazenta ein mehr oder weniger geheimnisvoller Akt. Dies ist auch bei den Zulu so. Zunächst wird sie zur Seite gelegt und drei Tage lang in der Hütte verborgen gehalten. Am Abend des dritten Tages beerdigt die Schwiegermutter die Plazenta während der Dunkelheit an einer bestimmten Stelle der Hütte – in aller Heimlichkeit, damit die bösen Geister keinen Einfluß darauf nehmen können. Nach anderen Aussagen wird die Nachgeburt bei Nacht im Uferschlamm eines Flusses vergraben oder im Wasser versenkt. Wird die Plazenta dort von Krebsen gefressen, so gilt das als Zeichen dafür, daß das Kind legitim ist. Obwohl also die Nachgeburt und ihr geheimer Beerdigungsort für die Zulu von großer magischer Bedeutung ist, verlangen auffälligerweise im Spital gebärende Frauen nicht nach der Plazenta.

Nach der Geburt geht die Frau mit ihrem Kind für einige Zeit in die Hütte der Schwiegermutter oder, je nachdem, in die Hütte des Mannes. Dabei setzt man voraus, daß der Mann in die Hütte seines Vaters umgezogen ist. In dieser Zeit wird die Geburtshütte, nachdem die Plazenta beerdigt wurde, gereinigt.

Die Zulufrauen kennen kein Wochenbett. Dadurch aber, daß die Frau bis zum Abfallen der Nabelschnur streng verborgen sein muß, wird ihre Tätigkeit auf den Dienst in der Hütte eingeschränkt. Die Frau nimmt also unmittelbar nach der Geburt ihre übliche Tätigkeit im Haushalt wieder auf. Dennoch bereitet man ihr ein bequemes Lager zum Ausruhen. Man bringt frischen Sand in die Hütte, auf dem sie, da er sich der Körperform gut anschmiegt, unter Zwischenlegen einer Decke besser liegt als auf dem harten Lehmboden. Sind die Nabelschnurreste des Kindes abgefallen, vergräbt die Schwiegermutter sie dort, wo die Plazenta beseitigt wurde oder sie verbrennt sie.

Welches ist das Verhältnis des Vaters zu seinem neugeborenen Kind? Er bekommt es erst zu sehen, wenn die Nabelschnurreste abgefallen sind und die Hütte gereinigt ist. Das wird in der Regel nach 6–10 Tagen der Fall sein. Die Mutter wickelt ihr Kind vollständig in Decken ein, so daß nur sein Gesicht zu sehen ist, und legt es auf die Türschwelle. Aus der Hütte heraus ruft dann die Schwiegermutter: »Es wurde ein Mädchen (Junge) geboren!« Dann benennt sie es mit seinem Namen. Während der Vater das Kind vor der Hütte betrachtet und der Mutter dankt, daß sie ihm ein Kind geboren hat, bleibt diese selbst im Innern der Hütte seinen Blicken verborgen.

Geburt bei den Eipo   Im Rahmen des interdisziplinären Schwerpunktprogramms »Mensch, Kultur und Umwelt im zentralen Hochland von West-Irian« der deutschen Forschungsgemeinschaft führten *Grete* und *Wulf Schiefenhövel* (Mitarbeiter der Forschungsstelle für Humanethologie am *Max-Planck-*

Institut für Verhaltensphysiologie, Seewiesen) während mehrerer Jahre Feldarbeit bei den Eipo durch. Die folgenden Ausführungen stützen sich auf die von den beiden Forschern verfaßten Angaben zu verschiedenen Filmen und andere Publikationen (8, 9).

Die Eipo sind, nach physisch-anthropologischer Definition, Pygmäen. Sie bewohnen das schwer zugängliche Berggebiet nördlich der zentralen Gebirgskette von Irian Jaya (Indonesisch-Neuguinea) und gehören zur Kulturstufe der neusteinzeitlichen Pflanzer. Die Eipo sind Gartenbauer, die recht erfolgreich Süßkartoffeln, ihre Basisnahrung, dazu Taro und verschiedene Gemüsesorten anbauen. Trotz des niedrigen Eiweißgehaltes ihrer Nahrung sind die Eipo gesund, kräftig und ausdauernd.

Die Eipofrauen tragen mit ihrer täglichen Arbeit zum größten Teil der Nahrungsproduktion und zur Beschaffung von Feuerholz bei. Auch eine hochschwangere Frau beschäftigt sich mit Garten- und Pflanzarbeiten. Aus den oft weit entfernten Gärten trägt sie die tägliche Gartenernte und Brennholz auf dem Rücken heim, oft vom jüngsten Kind begleitet, das sie bisweilen tragen oder stützen muß. Im Gegensatz zu Nichtschwangeren bürdet sie sich aber weniger Lasten auf und bewegt sich langsamer.

Über das Vorkommen pathologischer Erscheinungen schreibt *Schiefen-hövel* (9): »*Diabetes, Bluthochdruck und andere Herz- und Kreislaufkrankheiten sind bei der Papua-Bevölkerung im Inneren Neuguineas ausserordentlich selten (6), solange nicht Akulturationsvorgänge die Ernährung und andere Bereiche des traditionellen Lebens sehr stark verändert haben. Es kommen eigentlich nur Nierenerkrankungen, seien sie infektiöser Art oder vom autoaggressiv-degenerativem Typ, als Vorerkrankung für eine Pfropfgestose in Frage. Allerdings haben wir in keinem Fall eine Gestose gesehen, noch wurden uns Berichte über andere Schwangerschaftskomplikationen gegeben. Mögliche Gefahren für Schwangerschaft und Geburt könnten dagegen von Anämien ausgehen, die häufig als Folge von parasitären Erkrankungen auftreten.*«

Aus den Erhebungen bei den Eipo ergibt sich, daß die Erstgebärenden (Alter 20–30 Jahre) und die Mehrgebärenden (Alter bis etwa 45 Jahre) zumeist sehr gesund und körperlich gut trainiert sind. Auch sind sie geistig und emotionell für die Geburt gut vorbereitet. Die jungen Frauen haben schon als Mädchen ihre Mütter, ältere Schwestern oder Tanten bei der Geburt beobachten können. Das Ausmaß physischer und psychischer Unterstützung bei der Geburt (Schmerzbekämpfung), wie auch das Verhalten während der Wehen, ist ihnen bekannt.

Die Eipofrauen betrachten ihre Rolle als Schwangere, Gebärende und Mutter als normal und natürlich. Andererseits haben sie die Möglichkeit zur Kontrolle der Kinderzahl (8). Hat eine Eipofrau das Gefühl, daß ein neues Kind eine zu große Bürde für sie sein werde, so greift sie zur Kindstötung.

Der Infantizid, dem etwa 20–30% der Neugeborenen zum Opfer fallen, spielte in den Gesellschaften der Hochlandbewohner stets eine wesentliche Rolle zur Begrenzung der Bevölkerungszahl sowie in der Familienplanung. Der Entscheid zum Infantizid wird stets von der Mutter allein getroffen und von der Gesellschaft toleriert, wenn auch nicht angestrebt. Wir empfinden dies vielleicht als grausam, für die Eipo scheint der Infantizid jedoch notwendig zu sein, da sonst in wenigen Generationen die begrenzten Ressourcen erschöpft und das Gleichgewicht »Nahrungsmittelproduktion/Bevölkerungszahl« gestört wäre. Beispiele solcher Störungen gibt es in Nachbarregionen, wo unter Missionseinfluß die Bevölkerung stark angestiegen ist. Die Sterblichkeitsrate von Kindern unter einem Jahr ist bei den Eipo geringer als in anderen Ländern der dritten Welt (40−60‰), was die Notwendigkeit des Infantizids verstärkt.

Das Ehepaar *Schiefenhövel* lebte zur Zeit der Forschungsarbeit im Dorf Munggona, dem Zentrum des südlichen Eipomektales. Eine wichtige Voraussetzung, um in die geistige Kultur der Eipo vorzudringen und ihre Vorstellungen und Praktiken in den verschiedensten Bereichen zu verstehen, war das Erlernen der recht komplexen Papuasprache. Sehr bald gelang es Frau *Schiefenhövel*, Freundschaft mit den Frauen des Dorfes zu schließen und den Zugang zum Frauenhaus zu erhalten. Sie war dadurch in der Lage, drei Monate nach ihrer Ankunft die erste Geburt zu dokumentieren. Später wurde auch die Anwesenheit von Dr. *Schiefenhövel* akzeptiert − er wurde manchmal sogar darum gebeten.

Für die Eipofrauen ist die Anwesenheit eines Mannes bei der Geburt nicht ganz ungewöhnlich. Wenn sie meinen, der Geburtsverlauf sei nicht normal, rufen sie einen einheimischen Heilkundigen, der »magische« Behandlungsrituale durchführt zur Beschleunigung der Geburt und zur Abwehr eines pathologischen Geburtsverlaufs. Solche Behandler sind meistens Männer, so daß die Anwesenheit eines weißen Mannes die Regeln nicht verletzte. Die Frauen erwarteten aber von Dr. *Schiefenhövel*, daß er mindestens ein »Heilritual« durchführte. Er verabreichte bei zwei Geburten geringe Mengen (1−2 IE) Oxytocin bei sekundärer Wehenschwäche. Dieser Einsatz eines Medikaments war ein Teil der Handlungen, durch die seine Anwesenheit bei den Geburten legitimiert wurde.

G. und *W. Schiefenhövel* konnten bei den Eipo 7 Geburten erleben und dokumentieren (durch Photographien, 16-mm-Filme und Tonband) und bei weiteren 20 Geburten Befragungen durchführen.

Wenn die Eipofrauen Wehen verspüren, begeben sie sich in das Frauenhaus, das meistens am Rande des Dorfes steht. In dieser zumeist kleinen Hütte, in deren Enge noch Feuerholz aufgestapelt ist, halten sich menstruierende Frauen, Wöchnerinnen und bisweilen auch schwerkranke Frauen auf. Oft kommen Frauen und Mädchen auf Besuch. Die Menstruierenden werden von allen schweren Arbeiten befreit und beschäftigen sich mit Handarbeiten, wie dem Herstellen von Netzen oder Schmuck.

Außer für männliche Heilkundige, die zur Behandlung herbeigeholt werden, sind Frauenhäuser und ihre Umgebung für Männer tabu. Die Häuser dienen bei den Eipo als Orte intrafeminimaler Kommunikation. Darin gleichen sie den Männerhäusern, zu denen wiederum Frauen und Mädchen keinen Zugang haben.

Die Geburt selbst kann innerhalb oder außerhalb des Frauenhauses stattfinden: bei den beobachteten Geburten begaben sich fünf der Frauen ins

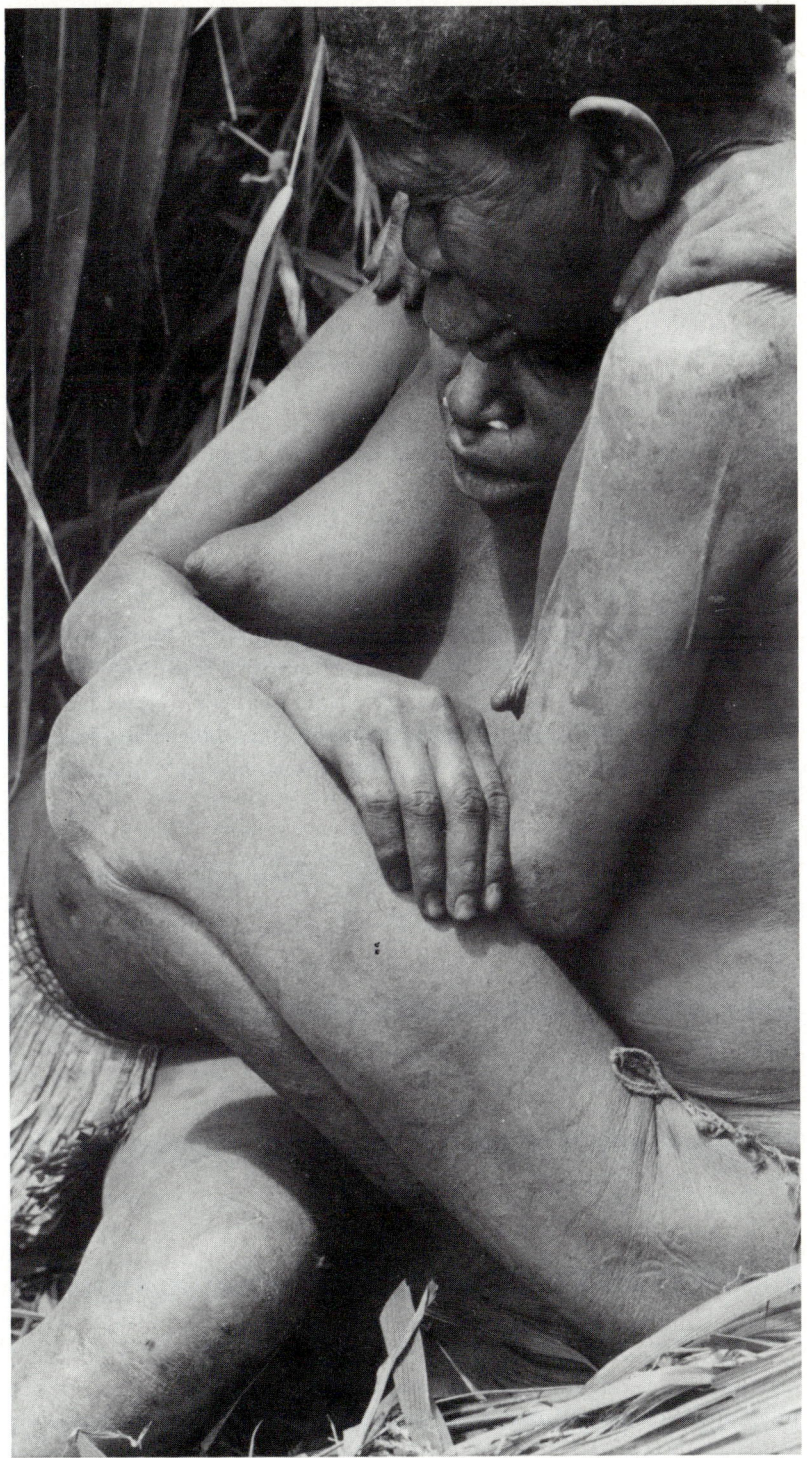

Abb. 10
Bongto, eine Erstgebärende, wird von ihrer Schwieger-mutter liebevoll betreut. Körperliche Zuwendung mit intensiven Hautkontakten, Massage usw. sind wesentliche Elemente der Geburtshilfe bei den Eipo

Freie, unmittelbar neben das Frauenhaus, wo sie sich freier bewegen konnten als in der engen Hütte. Es kam aber auch vereinzelt vor, daß Frauen während der Geburt im Frauenhaus blieben, insbesondere bei starkem nächtlichen Regen und Kälte (die nächtlichen Temperaturtiefstwerte liegen bei 12°).

Humanethologisch bemerkenswert ist, daß die Eipofrauen ihre Kinder an einem Ort zur Welt bringen, den sie sehr gut kennen. Könnte man, gemäß *Schiefenhövel*, die Ergebnisse von Verhaltensstudien an Säugetieren extrapolieren, so ergäbe sich der Schluß, daß Ortswechsel auch beim Menschen zu Störungen des Geburtsvorganges führen kann.

Angstmindernde Vertrautheit wird bei den Eipo auch durch anwesende Betreuungspersonen gewährleistet. Spezialisierte Hebammen gibt es bei ihnen nicht – die Gebärende wird durch ihre Mutter, ihre Schwiegermutter, eine andere Verwandte oder eine Freundin betreut, immer aber von einer Frau, die selbst bereits geboren hat. Erstgebärende werden besonders aufmerksam behandelt. Die Betreuerin sitzt in der Nähe, hält, stützt und streichelt die Gebärende. Sie wird, neben diesem sehr umfassenden Körperkontakt, auch verbal unterstützt, beruhigt, getröstet und ermuntert (Abb. 10 und 11).

Der Geburts- und Schmerzerleichterung dient weiter das Massieren des Abdomens, der Flanken und des Rückens, zudem das Setzen von Hautreizen mittels Ausnützung cuto-viszeraler Reflexe. So wird zum Beispiel mit einem Stück erwärmten Schweinefetts der Bauch der Gebärenden in der Längsrichtung massiert. Dieses Bestreichen der Bauchwand läßt sich mit dem »Ankratzen« einer Wehe vergleichen, das über cuto-viszerale Reflexbahnen zu Uteruskontraktionen führen kann.

Wie viele andere Gesellschaften kennen auch die Eipo bei der Geburt »magische« Behandlungsformen, Zaubersprüche und Anrufungen von Geistern, die ebenfalls dazu beitragen, Ruhe und Zuversicht zu gewinnen.

Die anwesenden geburtserfahrenen Frauen geben, vor allem Erstgebärenden, Ratschläge, wie sie sich wehengerecht verhalten sollen. Das betrifft auch die Körperstellungen in den einzelnen Phasen der Geburt. Die Eipofrauen stehen, sitzen, knien, hocken, nehmen also vertikale Körperhaltungen ein, die auch aus Kombinationen der genannten bestehen können. *G.* und *W. Schiefenhövel* meinen aufgrund ihrer Untersuchungen, daß ein bestimmtes Muster bei der Einnahme der Gebärhaltung festzustellen ist, die Gebärende aber diejenige Körperhaltung frei wählen kann, die ihr in der jeweiligen Phase der Geburt am angenehmsten ist.

Es kommt bisweilen vor, daß die Eipofrauen unter der Geburt die Vertikale verlassen und sich auf die Seite legen, für kurze Zeit – weniger als eine Minute – auch auf den Rücken, wenn sie die Lage wechseln wollen. Als Ausdruck individuellen Verhaltens sei auch das von den *Schiefenhövels* beobachtete Beispiel einer jungen Erstgebärenden erwähnt, die sich erfolgreich ihrer Mutter und anderen Frauen widersetzte und, trotz Ermahnung, sich nicht hinzulegen, die Seitenlage und die bei den Eipo eher seltene Knie-Ellenbogenlage einnahm. In den späteren Phasen der Geburt

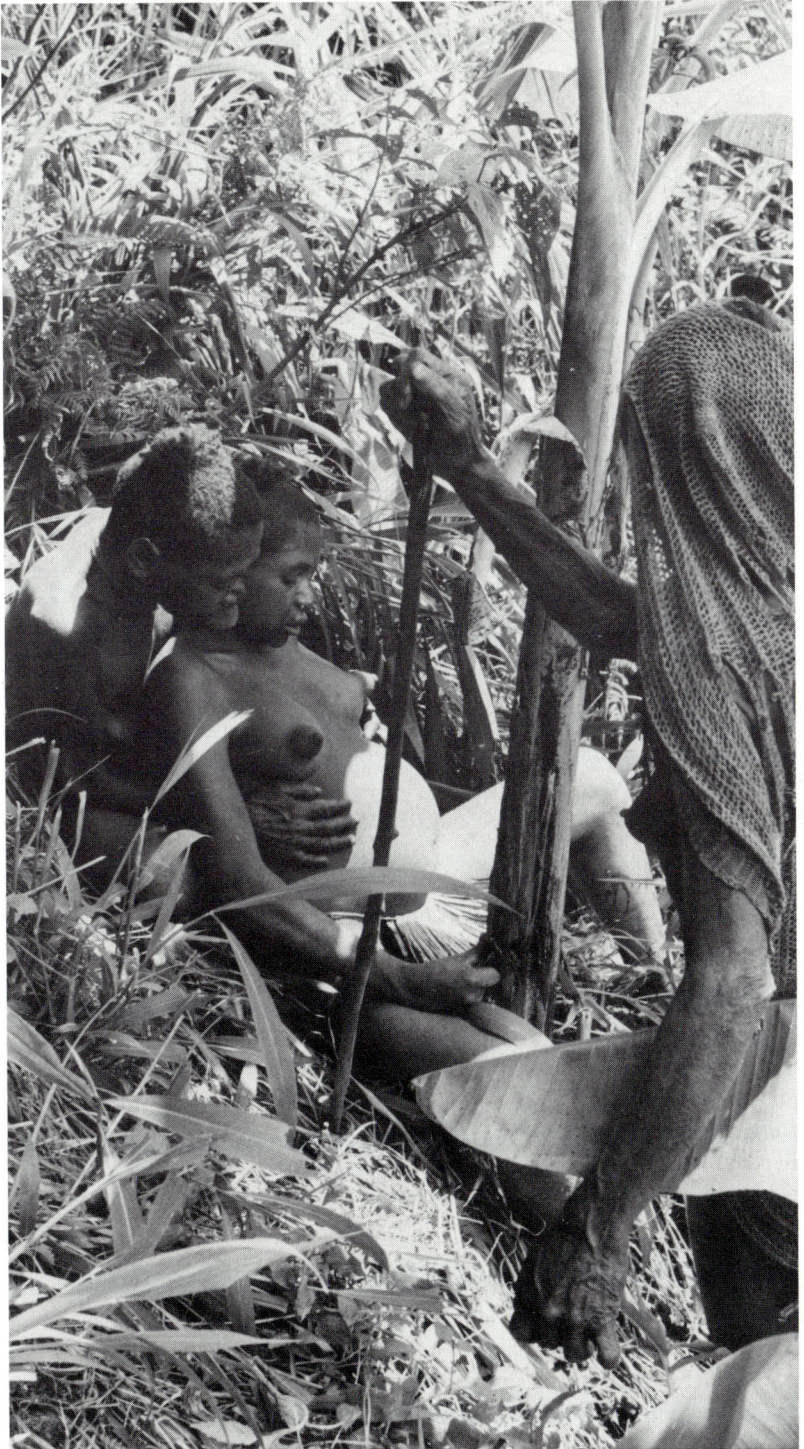

Abb. 11
*Bongto in der Austreibungs-
phase (siehe auch Abb. 10).
Erst jetzt preßt sie unter
Einsatz ihrer ganzen Kraft
mit. Erstgebärende werden
besonders liebevoll betreut*

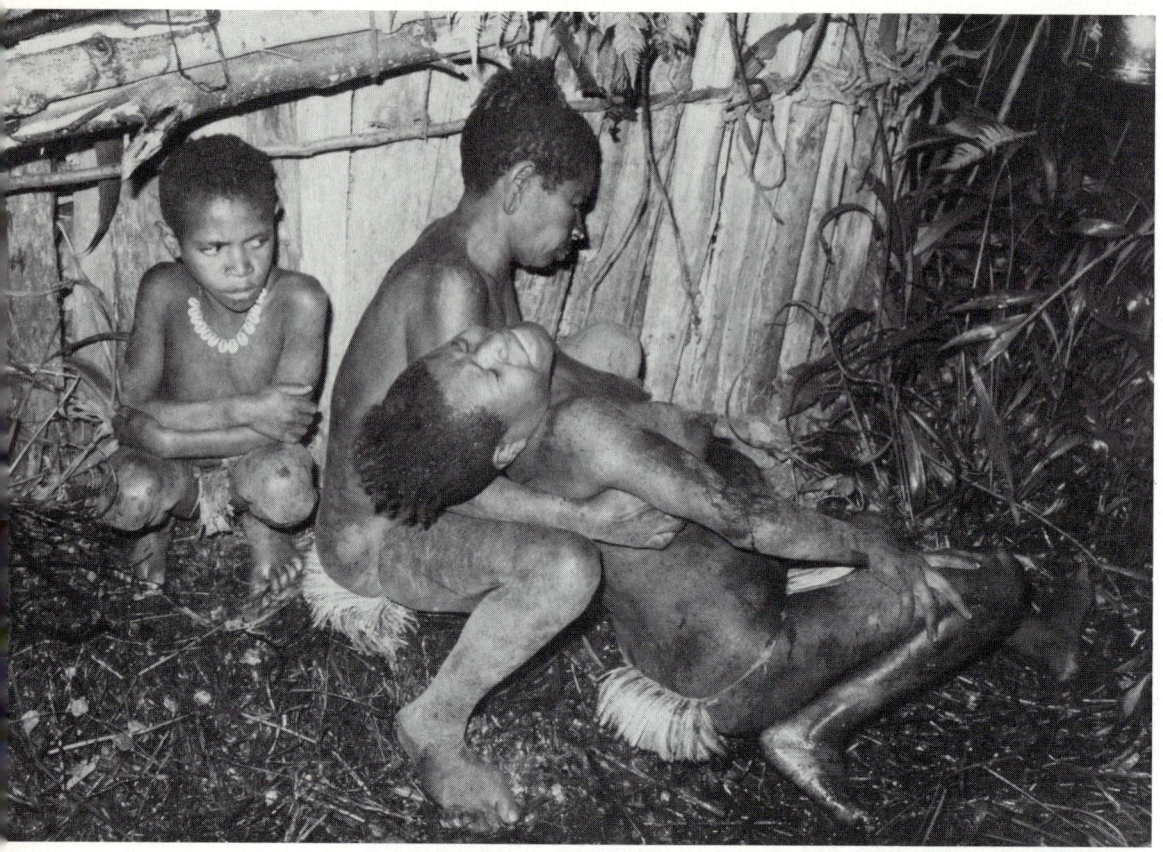

befolgte sie allerdings die Anleitungen und Ermahnungen der anderen. Von unseren Autoren wurde aber nie eine Geburt in Rückenlage gesehen.

Eipofrauen, gelenkt von ihrem offenbar sehr ausgeprägten Körpergefühl und ihrem Empfinden für die größte Schmerzentlastung, wechseln ihre Körperstellung oft. Im Stehen hält sich die Gebärende an einem über ihr befindlichen Gegenstand, zum Beispiel einem Dachbalken. Dies bewirkt eine Streckung des Körpers, was, ebenso wie andere Lageveränderungen, für das Tiefertreten des kindlichen Köpfchens förderlich sein kann. Außerdem gehen die Frauen herum, knien, sitzen, hocken oder legen sich nieder. Wenn eine Wehe einsetzt, richten sie ihren Körper noch mehr in die Vertikale. Dieses aktive, wehengerechte Verhalten ist insofern beeindruckend, als wir in der westlichen Geburtshilfe an die von Arzt und Hebamme geleiteten Geburten mit weitgehender Passivität der Gebärenden gewohnt sind. In den Wehenpausen lehnen sich die Frauen zur Erholung meist ein wenig zurück.

Nach den *Schiefenhövels* sind die Entspannungstechniken der Eipofrauen individuell ausgerichtet, das heißt, sie werden nicht in normierter Weise benützt. In der Wehenpause wirkt die Gebärende sehr ruhig, auch geht

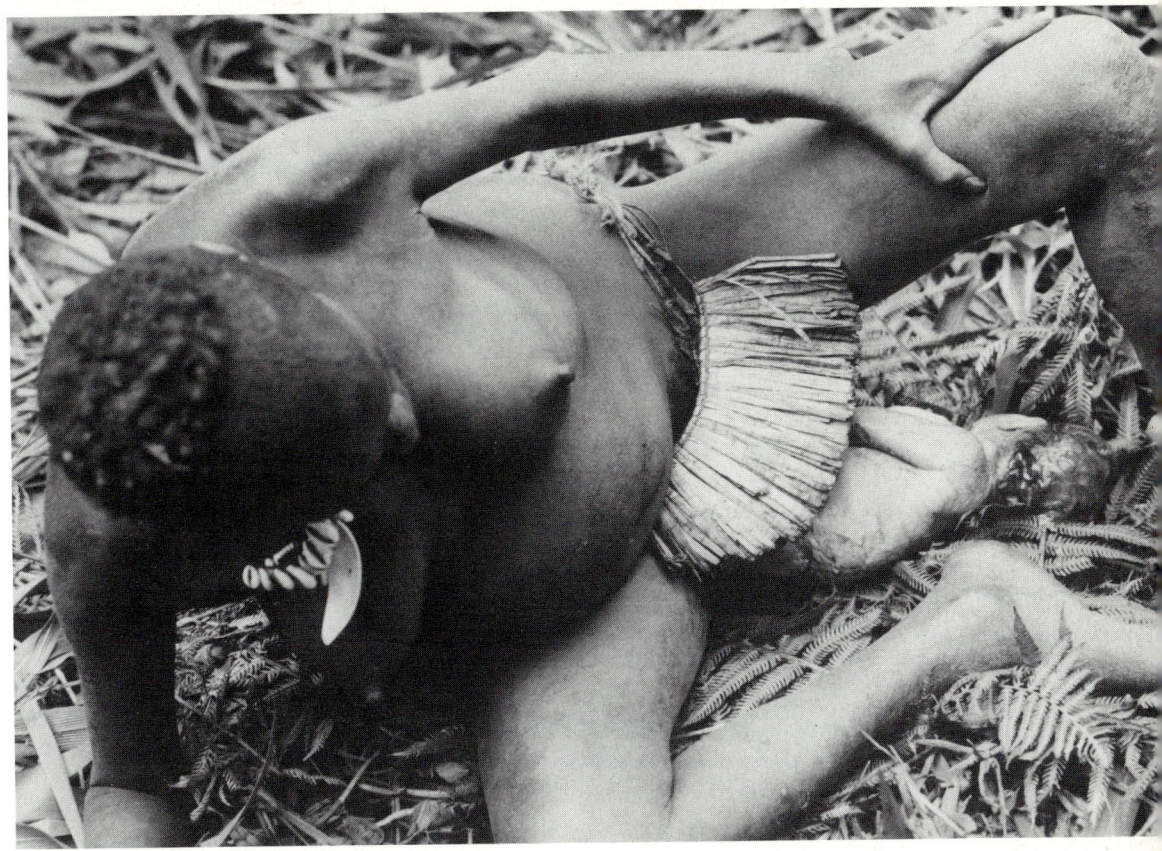

die Pulsfrequenz zurück. Auf Schmerzäußerungen, wie Weinen oder Schreien während der Wehen, liegt kein Tabu, wie wir es von den Zulu und anderen Völkern her kennen. So wie in den Klagegesängen vieler Kulturen Angst und Schmerz zum Ausdruck kommen, kann auch die Eipofrau bei der Geburt ihren Schmerz durch eine Art Singsang ausdrücken. Auch sie empfindet Angst davor, daß die Geburt zu lange dauern könnte oder daß sie bei der Geburt stirbt.

Innerhalb der sechs Jahre, die G. und W. *Schiefenhövel* überblicken konnten, trat bei 83 Geburten kein mütterlicher oder kindlicher Todesfall während der Geburt ein. Geburtsstillstand und Tod unter der Geburt sind jedoch den Frauen bekannt.

Die Frauen trinken oder essen während der Geburt normalerweise nicht, selbst wenn diese sehr lange dauert; es gibt jedoch Ausnahmen. Die Schamschürzen werden nicht abgenommen, nur die Schnüre etwas gelokkert. Die Vulva ist bedeckt, wenn der kindliche Kopf erscheint.

Wie bereits erwähnt sind geburtshilfliche Maßnahmen auf archaische Hilfen beschränkt. Zur Aufnahme von Fruchtwasser, Schleim und Blut werden Vor- und Unterlagen aus Farnblättern verwendet und von der Betreuerin immer wieder durch frische Blätter ergänzt. Am Genitaltrakt

Abb. 13
Fayeto hat in seitlich abgestützter Sitzhaltung ihr Kind geboren. Die Eipofrauen scheinen diese Körperstellung für den Durchtritt des Kindes zu bevorzugen

werden keine Manipulationen oder Untersuchungen vorgenommen. Nur selten, und zwar in der Austreibungsphase, wurde die Vulva inspiziert. Es wird auch kein Dammschutz ausgeführt.

G. und W. *Schiefenhövel* teilen uns mit, daß im dörflichen Zusammenleben, in dem sie rund 140 Frauen beobachten konnten, diese nicht unter den Folgen alter Geburtsverletzungen zu leiden schienen.

Wenden wir uns nun der Austreibungsphase zu. Bei den Preßwehen begannen die Gebärenden erst dann mit voller Kraft mitzupressen, wenn sie den Drang dazu verspürten (Abb. 12). Dazu benützten sie die Bauchpresse so extrem, daß sie sichtlich erschöpft waren. Sie erholten sich jedoch in der Wehenpause. Gegen Ende der Geburt bezeugten die Frauen durch enorme Kraftanstrengung, daß sie fest entschlossen waren, das Kind aus dem Geburtskanal herauszupressen.

Sechs der sieben dokumentierten Geburten erfolgten in sitzender Körperstellung, zum Teil asymmetrisch, ein Bein langgestreckt auf dem Boden, das andere in Hüft- und Kniegelenken abgewinkelt, mit festem Abstützen des Fußes auf dem Boden (Abb. 13). Eine Frau gebar in symmetrischer Hockstellung; die Erstgebärende hielt sich an einer horizontalen Verstrebung, die zu diesem Zweck im Innern des Frauenhauses angebracht wurde (Abb. 14).

Zur Austreibungsphase schreiben G. und W. *Schiefenhövel: »Die Eipo-Kinder gleiten auf den zumeist mit Farnblättern bedeckten, grasbewachsenen Boden, ohne von der Mutter oder von einer der betreuenden Frauen berührt zu werden – ein Vorgang, dessen physiologische Natürlichkeit uns deshalb so stark beeindruckte, weil er so sehr mit der ›eingreifenden‹ Geburtshilfe unserer Prägung, mit dem Fassen des kindlichen Köpfchens und der Unterstützung der Rotation der Schultern durch Hebamme und Arzt, kontrastiert«* (9).

Unmittelbar nach der Geburt stellt die Mutter vorerst das Geschlecht des Kindes fest, hebt es aber nicht auf, bevor die Plazenta geboren und die Nabelschnur durchtrennt ist. Das Neugeborene liegt bis zum Erscheinen der Plazenta (nach 10–20 Minuten) zwischen den Oberschenkeln der Mutter, unterhalb des Plazentaniveaus. Die Gebärenden warten auf die Ausstoßung der Plazenta in der zur Geburt eingenommenen Sitzhaltung oder in der Hocke. Oft wurde gleich nach der Geburt von der Gebärenden selber eine mehr oder weniger kräftige Massage des Bauches durchgeführt. Die seitliche Bauchwand wurde mit den Handflächen, zur Bauchmitte hin wurde mit den Fäusten massiert (ähnlich dem *Baerschen* Handgriff).

Die Nabelschnur wurde nie durchtrennt, bevor die Plazenta erschienen war. Diese wurde zuerst mit einigen Blättern bedeckt, dann die Nabelschnur mit einem kleinen Bambusmesser durchtrennt, und zwar an der Epidermis-Schleimhaut-Grenze. Zu dieser bei den Eipo gebräuchlichen Abnabelung schreiben G. und W. *Schiefenhövel: »Dass es bei der von Eipo-Frauen geübten Abnabelung ohne Unterbindung nicht zu größeren*

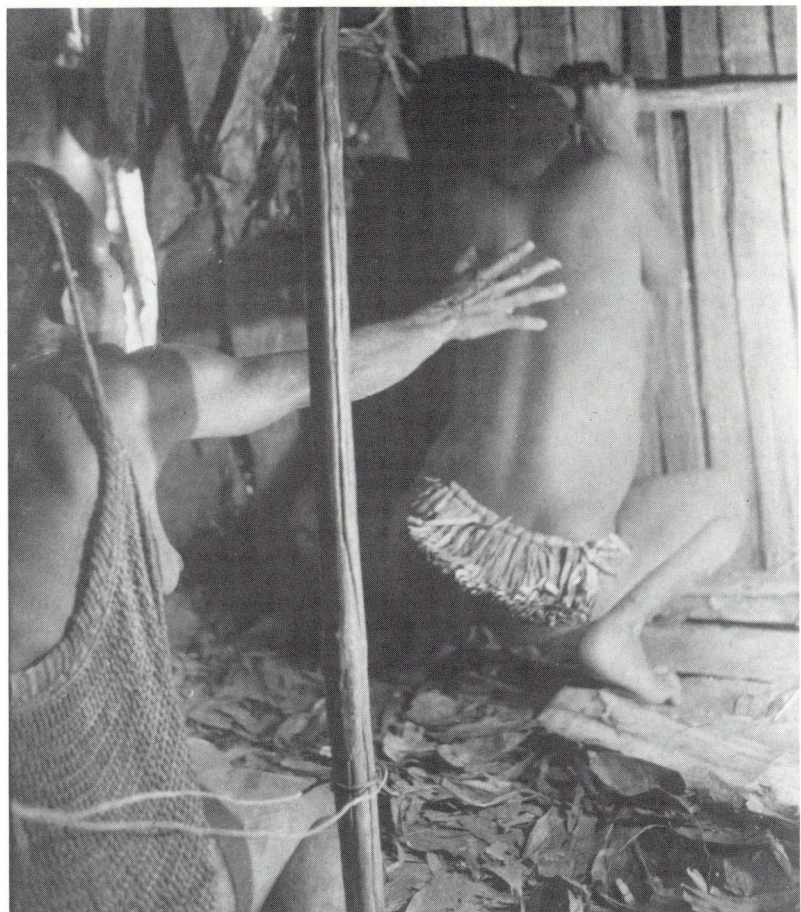

Abb. 14
Die Erstgebärende Amulen wird von ihrer Mutter aufgefordert, in tiefer Hockstellung zu bleiben und sich an der eigens angebrachten Stange festzuhalten. Becken und Schultergürtel sind so fixiert, die Bauchpresse läßt sich besonders wirkungsvoll einsetzen

Blutungen kommt, liegt wohl einerseits daran, dass sie ja erst nach der Geburt der Plazenta erfolgt. In dieser Zeit ist der physiologische Vorgang der Umschaltung des kindlichen Kreislaufs schon so weit fortgeschritten, dass die arteriae umbilicales keine wesentliche Blutzufuhr mehr erhalten. Ausserdem werden die Gefässwände mit dem Bambusmesser unter leichter Gewebsquetschung durchschnitten, was durch die sägenden Schneidebewegungen noch verstärkt wird. Durch Invagination der Gefässränder und durch lokal leichte Ödeme wird das Lumen stärker eingeengt als nach einem Schnitt etwa mit dem Skalpell« (8).

Das Durchtrennen der Nabelschnur markiert das Ende der Geburt. Die Mütter, die im Freien geboren haben, nehmen das mit Blättern gereinigte Kind zu sich (Abb. 15) und tragen es auf einer Blätterunterlage ins Frauenhaus. Auf den Nabelstumpf wird etwas Asche von der Feuerstelle gestreut (Asche ist bekanntlich steril). Von den *Schiefenhövels* wurden keine Nabelinfektionen, insbesondere kein Nabeltetanus gesehen.

Abb. 15
*Bikmal nimmt ihren gerade
geborenen Buben zu sich,
nachdem sie ihn mit
Blättern gereinigt und die
Nabelschnur durchtrennt
hat*

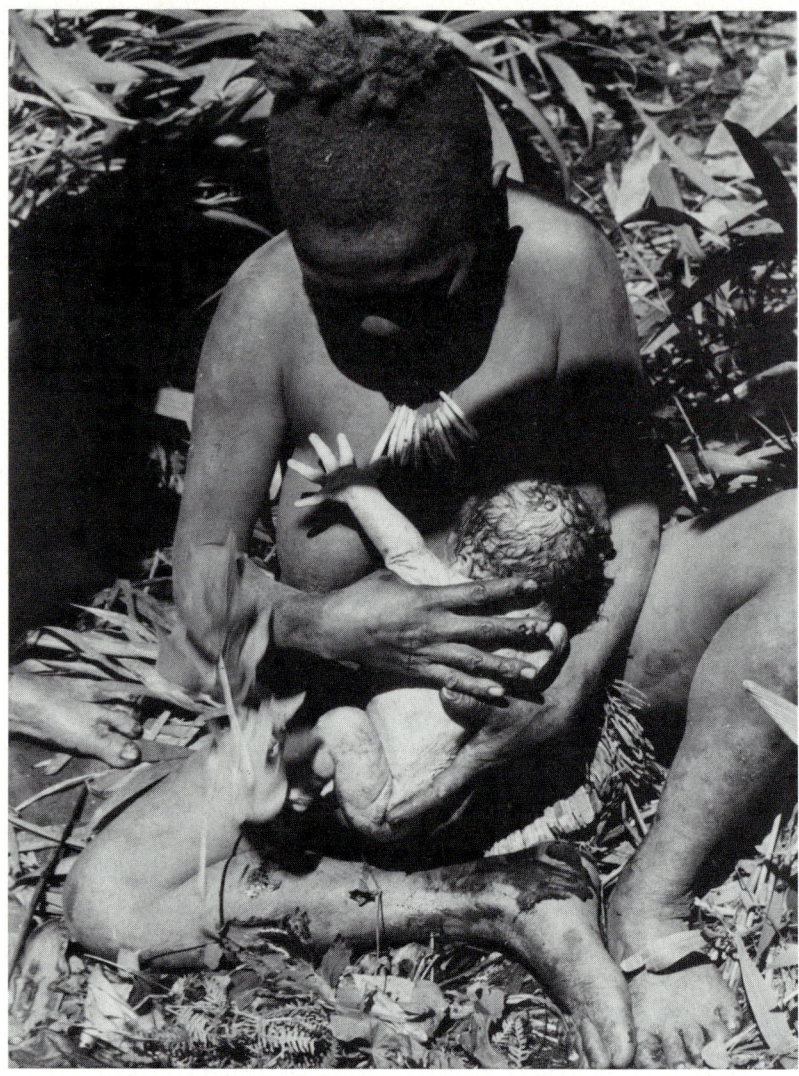

Die Kinder werden zwanzig Minuten bis zwei Stunden nach der Geburt
zum ersten Mal angelegt (Abb. 16). Nach Bedarf stillen Mütter ihre Kinder bis zum Alter von drei Jahren. Bis zu diesem Alter leben die Mütter
mit den Neugeborenen und Säuglingen in nahezu permanentem Körperkontakt. Nach dem Abstillen werden die Kinder in die Spielgruppen aufgenommen.
Hierzu noch eine interessante Beobachtung der *Schiefenhövel*s: die Neugeborenen erhalten bereits vom ersten Tag ihres Lebens an kleine Stück-
chen vorgekauter fester Nahrung neben dem selbstverständlich dominie-
renden Stillen. Es ist möglich, daß deshalb die sogenannte »toddler morta-
lity« bei den Eipo nicht festzustellen war. Sie kommt in anderen Ländern

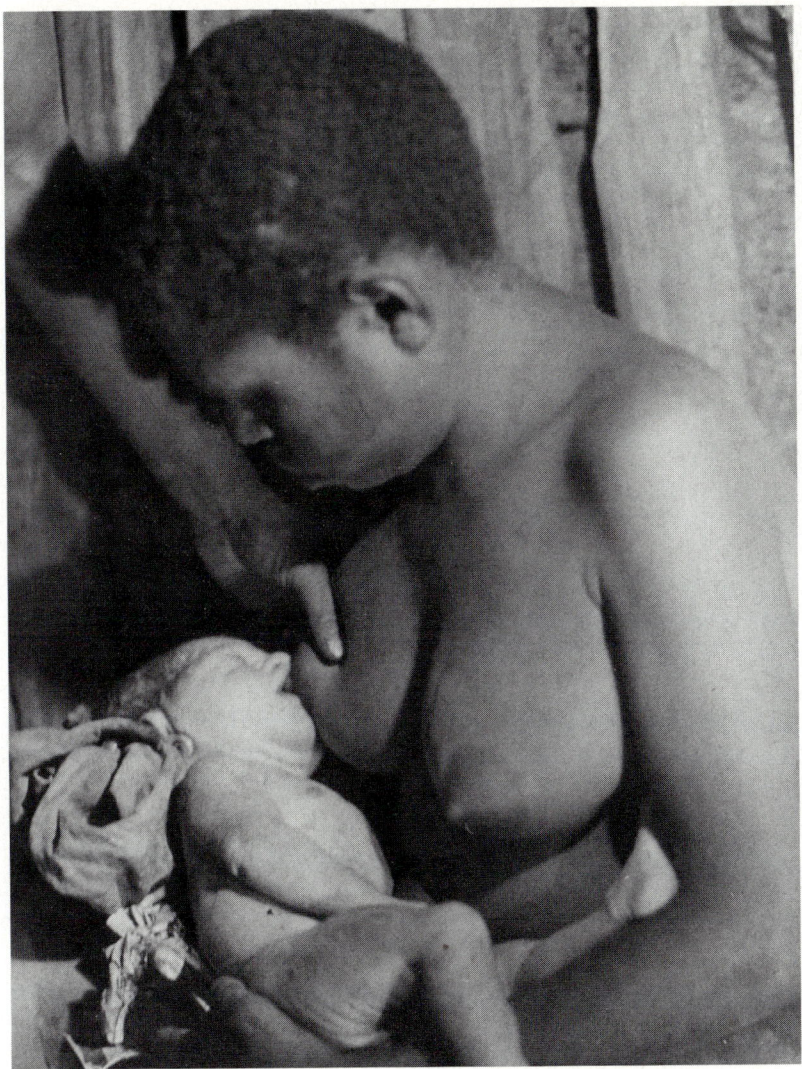

Abb. 16
*Etwa zwanzig Minuten
nach der Geburt stillt die
junge Mutter ihr Kind zum
ersten Mal. Eine der
erfahrenen Frauen, die sie
betreut haben, hilft ihr dabei*

der dritten Welt häufig vor, verursacht durch den zu plötzlichen Wechsel von Brusternährung auf die — für Kinder unzureichenden — Nahrungsmittel der Erwachsenen.

Bis auf ein Kind, das frühgeboren wirkte und nach etwa drei Wochen starb, tranken und gediehen alle Neugeborenen gut. Postpartale Depressionen der Wöchnerinnen wurden nicht beobachtet.

Zum Abschluß noch ein interessantes Vorgehen während des Wochenbetts: Frau *Schiefenhövel* sah zwei Tage nach der Geburt bei einer Wöchnerin, daß diese sich den Bauch mit Brennesselblättern abrieb und hierauf eine Packung aus erhitzten Zuckerrohrabfällen auf den Bauch legte. Mit

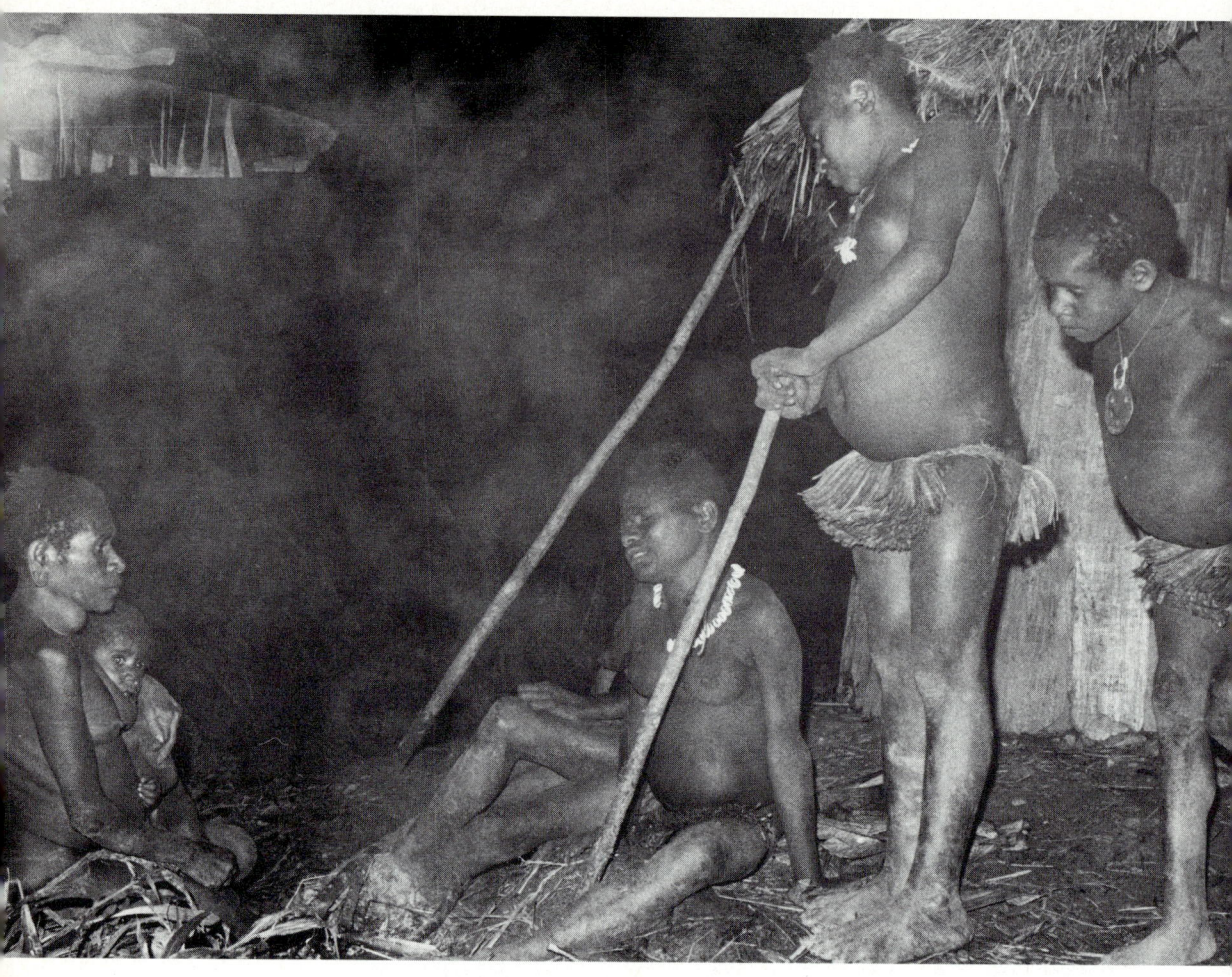

Abb. 17

Geburt bei den Bime:
Atemne, eine Erstgebärende.
Zu Beginn der
Wehentätigkeit hält eine
Freundin der Gebärenden
einen Stock, an dem sich
diese festhalten kann. Die
Mutter Atemnes, selbst noch
ihr kleinstes Kind stillend,
spricht ihrer Tochter
beruhigend und beratend zu

der Packung bestrich sie anschließend auch das untere Abdomen. Nach
W. Schiefenhövel ist die äußerliche Anwendung von Urticaceenblättern
als unspezifisches Reizmittel (englisch: counter irritant) in Melanesien außerordentlich verbreitet. Der geographische Raum − Neuguinea und die
umliegenden Inseln − könnte sogar als Gebiet der Brennesselanwendung
bezeichnet werden. Die Wirkung beruht einerseits auf der Hyperämisie-
rung des behandelten Abschnitts, durch welche Schlackenstoffe, die etwa
nach starker Muskelarbeit anfallen, schneller ausgeschwemmt werden;
andererseits entsteht nach Abklingen des heftigen Nesselschmerzes eine
Art Schmerzvakuum, indem der meist dumpfere Primärschmerz gelin-
dert erscheint. Erwärmte Kataplasmen zur lokalen Wärmeapplikation
werden ebenfalls in vielen Kulturgruppen auf Neuguinea verwendet. Es
ist heute bekannt, daß die Anwendung feucht-warmer Packungen die
Prostaglandinausschüttung begünstigen kann. Es handelt sich also um ein
äußerst interessantes Vorgehen der Eipofrauen.

Innerhalb des im letzten Abschnitt beschriebenen Forschungsprogramms wurden von *Gunter* und *Ursula Konrad* (Homburg/Saar) Studien bei den Bime (Irian Jaya/Neuguinea) durchgeführt und die Perinatalzeit bei einer 18jährigen Erstgebärenden gefilmt (7). Die Beobachtungen zeigen ein etwas unterschiedliches Verhalten gegenüber dem vorher beschriebenen, insbesondere was die Betreuung der Erstgebärenden und das Verhalten in der Austreibungsphase betrifft. Im folgenden wird der Geburtsverlauf bei *Atemne*, einer Erstgebärenden, beschrieben. Die Angaben stützen sich auszugsweise auf die von den beiden Autoren verfaßten Publikationen. Für weitere Informationen über die Bime siehe (7).

Der Geburtsverlauf beginnt im Frauenhaus, »samai« genannt; es ist dies ein alleinstehendes Frauen- oder Menstruationshaus am Rande des Dorfes. Das samai hat in Bime nicht die Funktion eines kommunikativen Treffpunkts für Frauen wie etwa bei den Eipo. Nur selten sind mehrere Frauen hier anzutreffen. Beginnen die Wehen, wird die Gebärende von Freundinnen und Familienangehörigen betreut (Abb. 17). Während bei Tag die Geburt im Freien bevorzugt wird, sucht die Gebärende in der Nacht das samai auf.

Bei *Atemne* hatten heftige Wehen eingesetzt. Ihre Mutter gibt ihr Ratschläge und Anweisungen, wie sie sich verhalten soll. Man hält der am Boden sitzenden Frau einen Stock hin, damit sie sich während der Wehen daran festhalten und ihre Schmerzen verarbeiten kann (Abb. 18). Die Mutter zeigt ihrer Tochter, wie sie sich hinsetzen soll, sie demonstriert, wie sie in der Austreibungsphase in der Hocke zu pressen hat und wie sie mit der flachen Hand Wehen anreiben kann. Der Ehemann von *Atemne* nimmt in gebührender Entfernung sorgenvoll am Geschehen teil.

Als die Wehentätigkeit schwächer wird, lassen die Verwandten die Gebärende allein. Von den starken Wehen erschöpft schläft *Atemne* im samai ein. Die Geburt nimmt erst am darauffolgenden Tag im Freien ihren weiteren Verlauf, trotz kalter Witterung und Regen. Die Gebärende verhielt sich am Vortag eher passiv. Es wird nun alles versucht — selbst von ihrem eigenen Vater —, sie zu einem aktiveren Gebärverhalten zu bewegen. Man bemüht sich besorgt um die Gebärende. Wiederholt wird sie aufgefordert, sich an Stöcken festzuhalten und zu pressen. *Atemne* verhält sich in der Folge wehengerechter: sie preßt zu den Wehen in Hockstellung unter größter Anstrengung (Abb. 19); die Wehenpausen benützt sie hingegen, um sich auszuruhen. Sie legt sich zur Entspannung ins Gras, wobei sie die linke Seitenlage bevorzugt (Abb. 20).

Zum Zeitpunkt des Blasensprungs und während des weiteren Geburtsverlaufs wird der Gebärenden keine Hilfe mehr zuteil, trotzdem sie eine Erstgebärende ist. Mit der Austreibung des Kindes und der postpartalen Situation muß sie allein zurechtkommen.

Nach *G.* und *U. Konrad* haben die Bime Furcht vor dem Geburtsakt und entfernen sich von der Gebärenden, um nicht an einem möglicherweise schicksalhaften Verlauf schuldig zu werden. Es wird befürchtet, die Geister zu stören, die das Geburtsereignis beeinflussen und zum Guten lenken sollen.

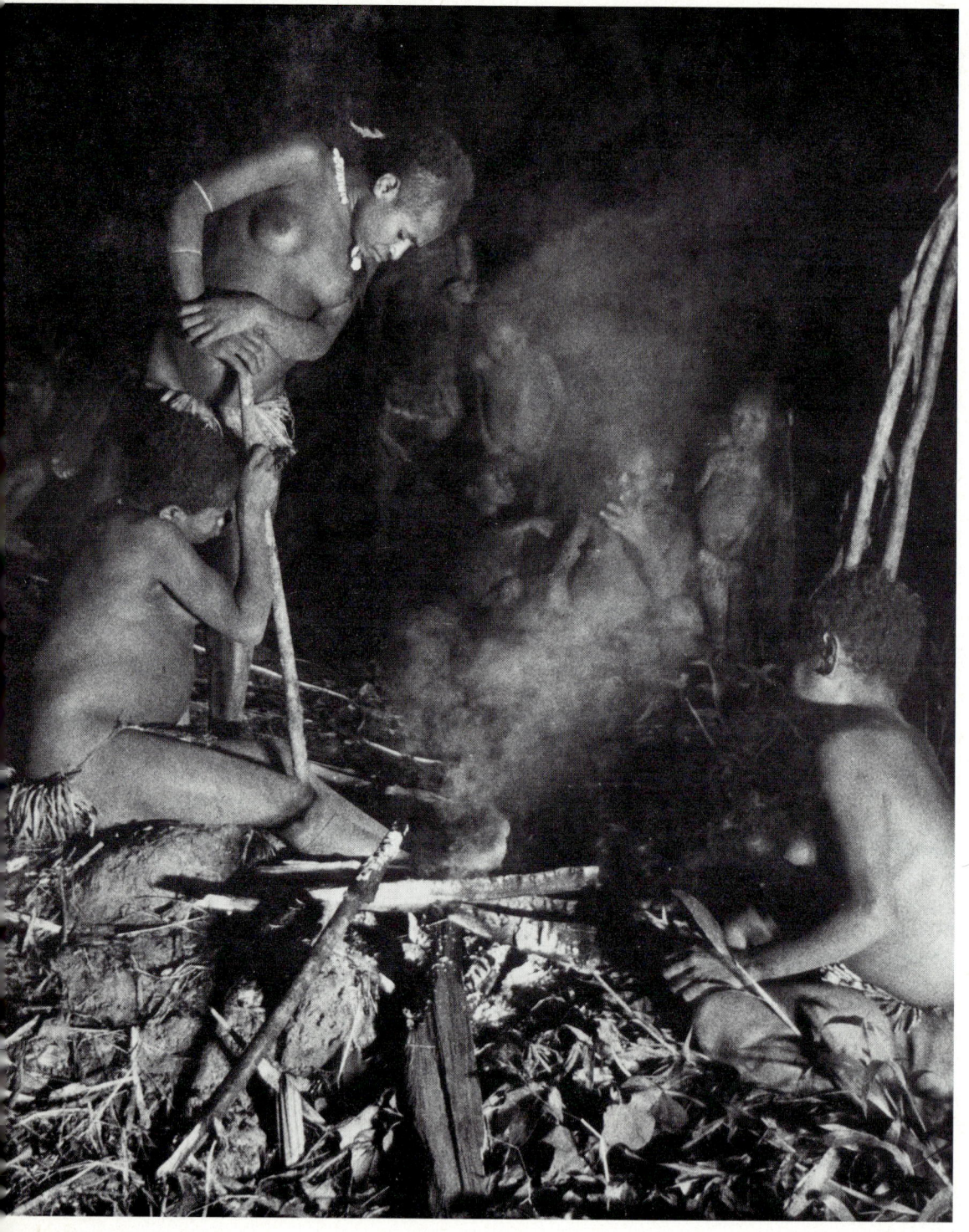

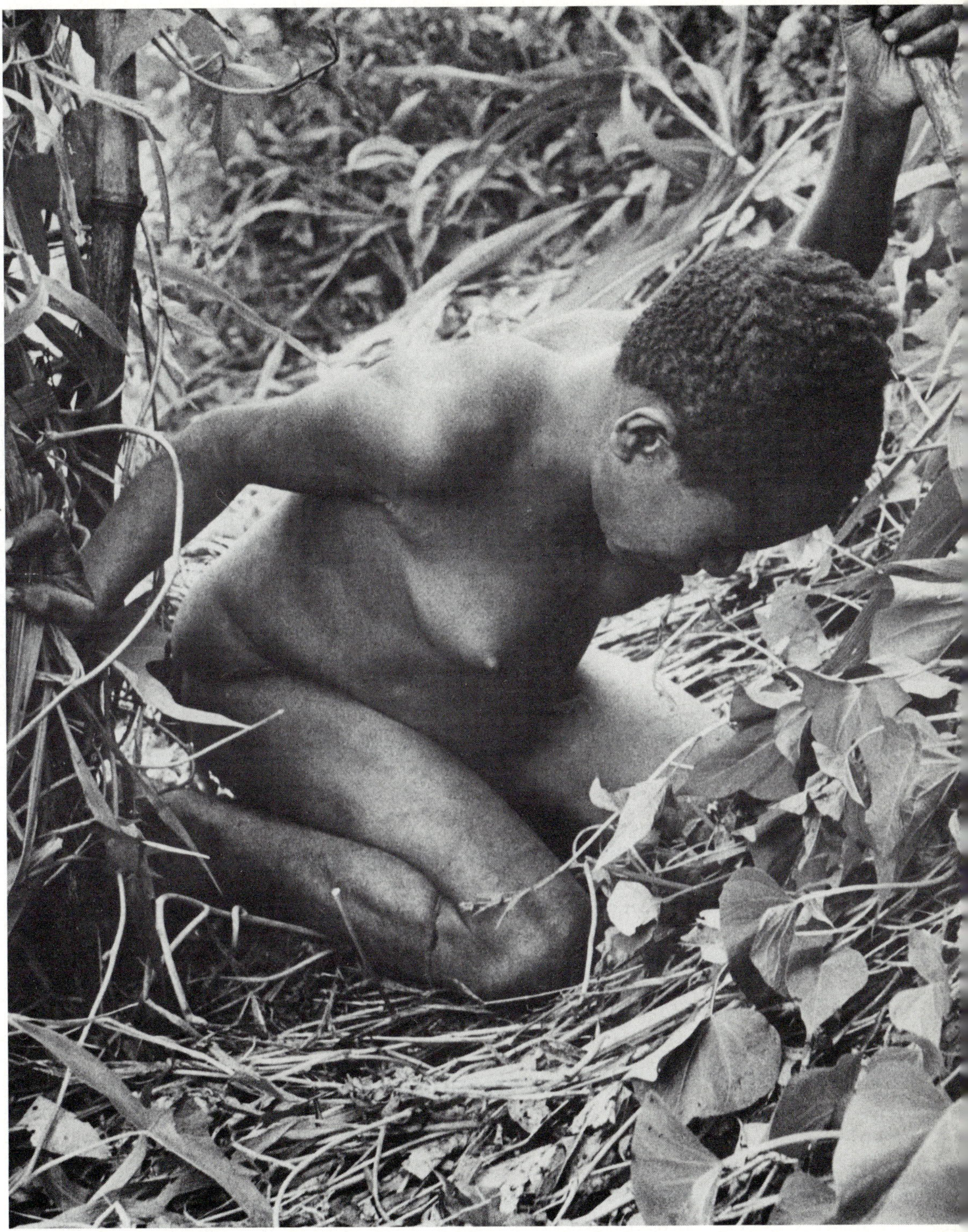

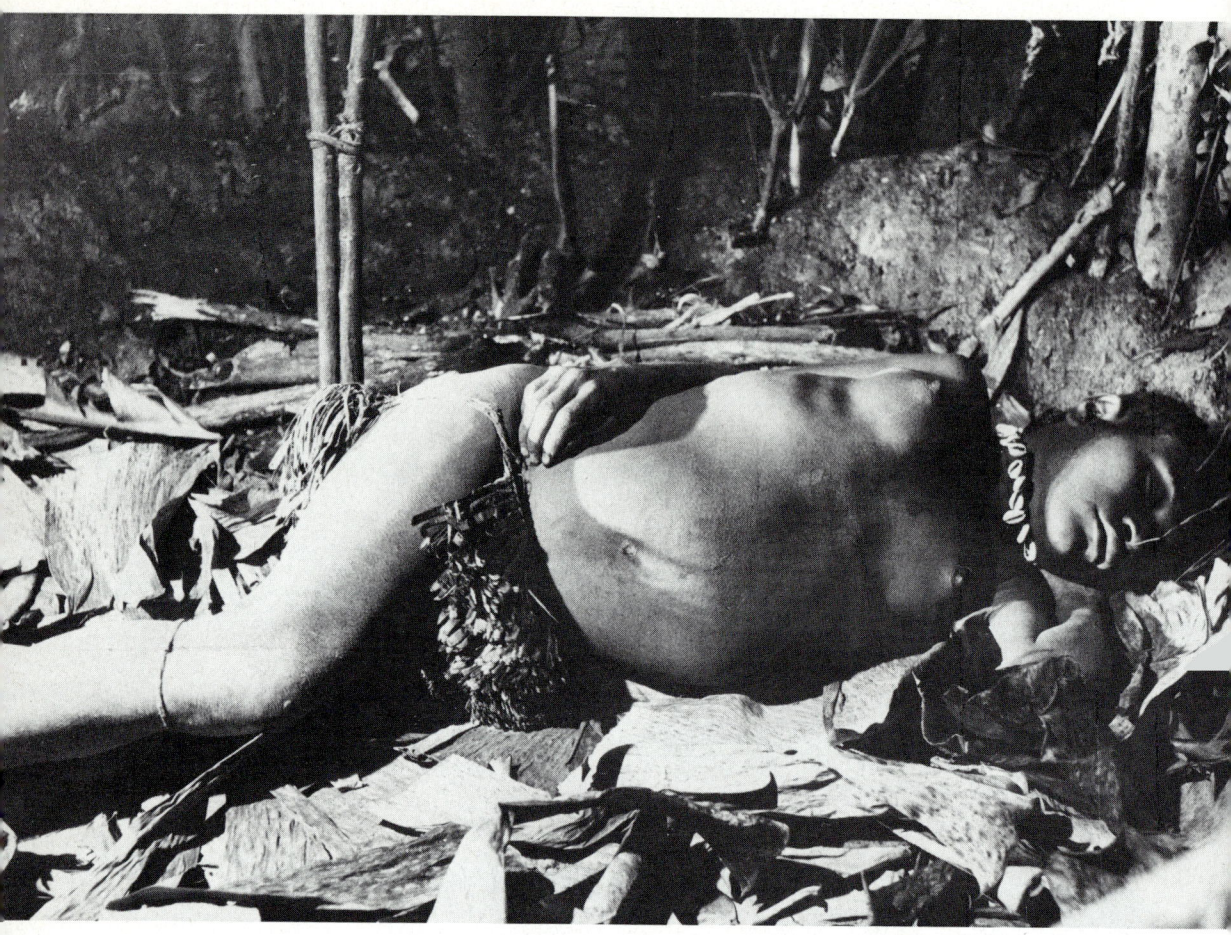

Abb. 20

Atemne ruht sich in den Wehenpausen in Seitenlage aus

Das aus dem Geburtskanal austretende Kind fällt frei über eine Höhe von 20–25 cm zwischen Vulva und Erdboden ins Gras. Die Mutter kümmert sich auffällig wenig um ihr Neugeborenes; erst nach über 20 Minuten wendet sie ihren Blick auf ihr soeben geborenes Kind. Die Nachwehen zur Austreibung der Nachgeburt werden angerieben (Abb. 21). Während dieser Zeit – die Plazenta wird etwa 15 Minuten nach dem Kind geboren – bleibt *Atemne* in Hockstellung. Erst danach steht sie zitternd vor Schwäche und Kälte auf, setzt sich aber nach wenigen Minuten wieder ins Gras.

Zwei Stunden vergehen, ohne daß sich etwas ereignet. Die Mutter blickt nur zwei- oder dreimal flüchtig nach dem im Gras liegenden, schreienden und strampelnden Kind, das links eine Klumpfußmißbildung aufweist. Erst nach dieser Zeitspanne wickelt die Mutter ihr Neugeborenes und die Plazenta behutsam in trockene Bananenblätter ein. Wie bei den Eipo wird sorgfältig darauf geachtet, daß weder Kind noch Nachgeburt mit den Fingern berührt werden, um nicht mit Blut und Vernix caseosa in Berührung

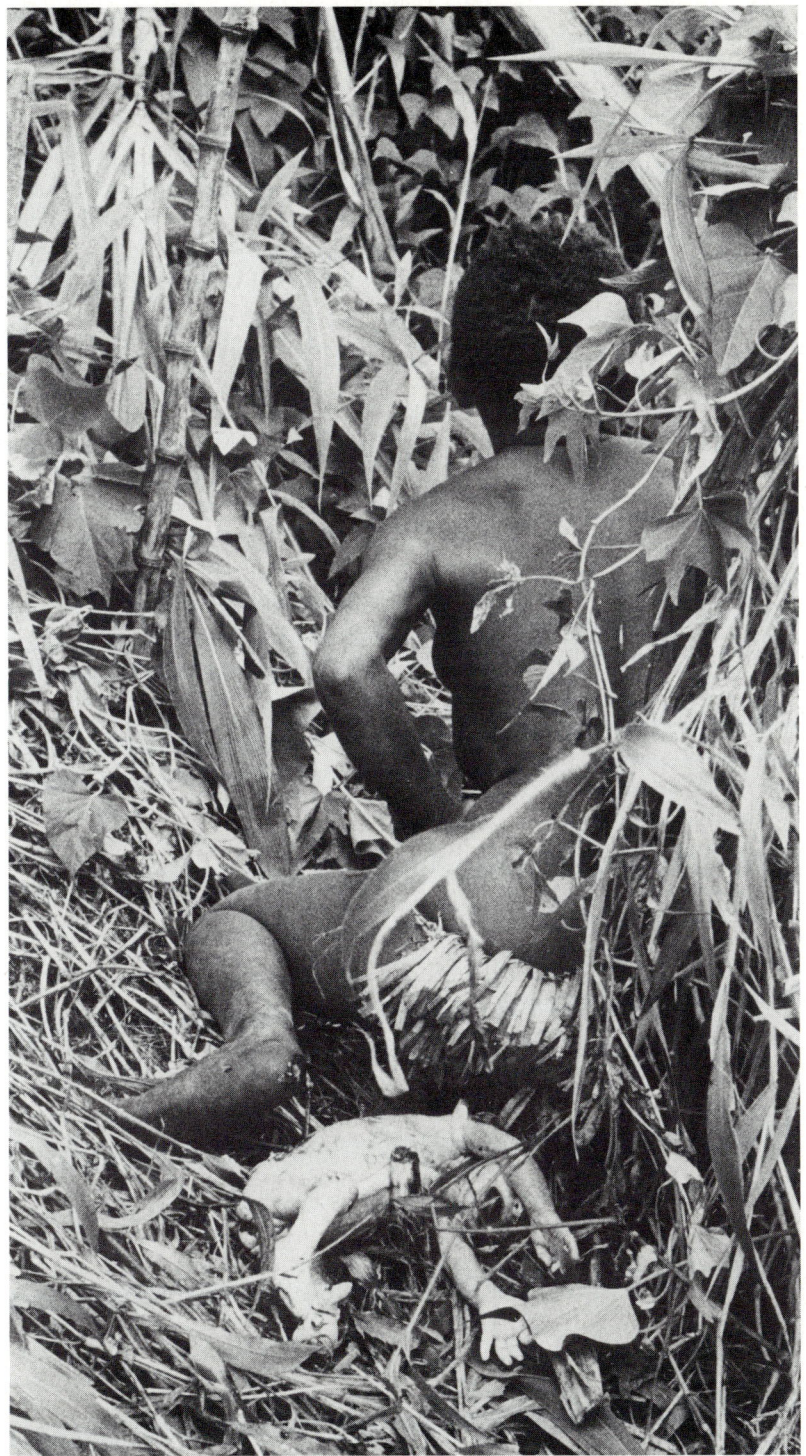

Abb. 21
Atemne bei der Austreibung der Nachgeburt. Durch Massieren des Abdomens versucht die Mutter, die Uteruskontraktionen zur Austreibung der Plazenta anzuregen. Während dieser Zeit (die Plazenta wird etwa 15 Minuten nach dem Kind geboren) bleibt die Gebärende in Hockstellung

zu kommen. Mit ihrem Bündel auf dem Arm begibt sich die erschöpfte junge Mutter ins samai zurück.

Bei den Bime wird die Nabelschnur erst nach Stunden von der Mutter mit einem Bambusmesser ohne vorherige Unterbindung durchtrennt.

Auffallend beim beschriebenen Geburtsverlauf war die späte Kontaktaufnahme der Mutter mit ihrem Kind, die aber zu einer anschließenden liebevollen Zuwendung, trotz der Mißbildung, führte. Die Tatsache, daß *Atemne* ihr Kind nicht aussetzte — was angesichts der Klumpfußbildung möglich gewesen wäre —, ist wahrscheinlich dem Einfluß missionarischer Tätigkeit bei den Bime zuzuschreiben.

In bezug auf die lange Latenzzeit bis zum Einsetzen der mütterlichen Fürsorge vertreten *G. und U. Konrad* die Ansicht, daß dies möglicherweise auf die relativ hohe Neugeborenensterblichkeit und die gefürchteten Komplikationen unmittelbar nach der Geburt des Kindes zurückzuführen sei. Ohne intensive emotionelle Bindung scheint der Schmerz über den allfälligen Verlust des Neugeborenen leichter ertragen zu werden.

Über weitere Beobachtungen, insbesondere aber über das Eingreifen der beiden Autoren zum Schutze von *Atemnes* Neugeborenen sei auf ihre Arbeit (7) hingewiesen. Dieser Sonderband enthält darüber hinaus weitere wertvolle und aktuelle Aufsätze zum Thema traditionelle Gynäkologie und Geburtshilfe aus der Sicht der Ethnologie, der Ethnomedizin und der modernen Geburtshilfe.

Literatur

1. COSMINSKY, S.: Cross-cultural perspectives on midwifery. In: GROLLIG, F. u. H. HALEY (Hrsg.): Medical Anthropology. S. 229—248. Mouton, The Hague 1976.
2. DIECK, A.: Kohlkraut und Wein, ein die Entbindung förderndes Hausmittel. Curare, Zeitschrift für Ethnomedizin 1 (1978).
3. DIEPGEN, P.: Die Frauenheilkunde der alten Welt. Bergmann, München 1937.
4. ENGELMANN, G. J.: Labor among primitive peoples. Chambers, St. Louis 1882, 3. Aufl. 1884. Übersetzt von C. HENNIG: Die Geburt bei den Urvölkern. Wien 1884.
5. FORD, C. S.: A comparative study of human reproduction. RRAF Press, New Haven 1943.
6. JÜPTNER, H.: Geburtshilflich-gynäkologische Beobachtungen bei den Trobriandern. Vortrag 4. Internationale Fachkonferenz der Arbeitsgemeinschaft Ethnomedizin, Göttingen 1978.
7. KONRAD, G. u. U. KONRAD: Perinatalzeit einer Erstgebärenden in Bime (Irian Jaya). In: SCHIEFENHÖVEL, W. u. D. SICH (Hrsg.): Die Geburt aus ethnomedizinischer Sicht. Vieweg, Wiesbaden 1983.
8. SCHIEFENHÖVEL, G. u. W. SCHIEFENHÖVEL: Vorgänge bei der Geburt eines Mädchens und Änderung der Infantizidabsicht. Homo **29**, 121—138 (1978).

9. SCHIEFENHÖVEL, W.: Geburt bei den Eipo. In: SCHIEFENHÖVEL, W. u. D. SICH (Hrsg.): Die Geburt aus ethnomedizinischer Sicht. Vieweg, Wiesbaden 1983.

10. SICH, D.: Geburtsanhänge. Vorstellungen und Bräuche in Korea. Vortrag 4. Internationale Fachkonferenz der Arbeitsgemeinschaft Ethnomedizin, Göttingen 1978.

11. SICH, D.: Mutterschaft und Geburt im Kulturwandel. Schriftenreihe Medizin in Entwicklungsländern 13, herausgegeben von H. J. DIESFELD. Lang, Frankfurt 1982.

12. UHLIG, H.: Zulu (Südafrika-Natal). Magisch-medizinisches Brauchtum bei der Geburt. Film E 2146. Institut für den wissenschaftlichen Film, Göttingen 1975.

13. UHLIG, H.: Zulu (Südafrika-Natal). Geburt im Knien. Film E 2151. Institut für den wissenschaftlichen Film, Göttingen 1976.

14. VELIMIROVIC, H. u. B. VELIMIROVIC: Die Rolle traditioneller Geburtshelfer im öffentlichen Gesundheitswesen von Entwicklungsländern. In: SCHIEFENHÖVEL, W. u. D. SICH (Hrsg.): Die Geburt aus ethnomedizinischer Sicht. Vieweg, Wiesbaden 1983.

15. WEISS, F.: Schwangerschaft, Geburt und die Zeit danach. Die Iatmul in Papua-Neuguinea. In: SCHIEFENHÖVEL, W. u. D. SICH (Hrsg.): Die Geburt aus ethnomedizinischer Sicht. Vieweg, Wiesbaden 1983.

Bildnachweis

Abb. 5: *Engelmann* (4)

Abb. 6: Museum für Medizingeschichte am Medical College der Yonsei-Universität Seoul; Photo von *D. Sich* (11)

Abb. 7: Heimatmuseum der Stadt Chonju, Provinz Cholla Pukdo, Korea; Photo von *D. Sich* (11)

Abb. 8 und 9: Photos aus dem Film von *Uhlig* (13)

Abb. 10−16: Photos von *G.* und *W. Schiefenhövel*, 1975; siehe *Schiefenhövel* (9)

Abb. 17−21: Photos von *U.* und *G. Konrad*, 1975; siehe *Konrad* (7)

3. Kapitel

Die Gebärhaltung der Frau

Lage und Stellung der Frau während der Geburt bei verschiedenen Völkern

Seitdem es wissenschaftlich fundierte Ansichten über den Geburtsmechanismus gibt, wird auch die Frage nach der optimalen Position der Frau während der Geburt erörtert. Darstellungen im Bereich der Geburtshilfe aus einzelnen Kulturepochen und von verschiedenen Völkern zeigen uns, daß die vertikale Stellung bei der Geburt die übliche war. Zu den ältesten gehören wohl neusteinzeitliche Felsmalereien (Zentralsahara, 10.–6. Jahrtausend v. Chr.) und Geburtsdarstellungen, die bei Ausgrabungen in Catal Hüyük (Türkei) gefunden wurden, ebenfalls neusteinzeitlich, 6.–5. Jahrtausend v. Chr. (Abb. 22). Malereien, Skulpturen und andere bildliche Darstellungen aus Mesopotamien, Ägypten, aus dem östlichen Kulturkreis – China, Japan, Indien –, aus der griechisch-römischen Antike wie auch aus den alten Kulturen der Amerikas geben uns ebenfalls Aufschluß über die jeweils übliche Gebärhaltung der Frau, sei es die stehende, kniende, hockende oder sitzende Stellung. Obwohl in der Geburtshilfe des 20. Jahrhunderts die Rückenlage als die beste Stellung der Gebärenden angesehen wird, war sie praktisch allen Kulturen unbekannt.

Auf die aufrechte Körperhaltung der gebärenden Frau deuten auch Bibelstellen, Texte griechischer und römischer Autoren und viele schöne Abbildungen von Künstlern des Mittelalters. In der Kunst- und in der Medizingeschichte wird die vertikale Haltung stets als normale Gebärhaltung der Frau zitiert.

Dazu kommen dokumentarische Berichte über das Geburtsgeschehen von Forschern, Archäologen, Ärzten, Ethnologen und Missionaren aus älterer und neuer Zeit.

Der erste Forscher, der die ursprüngliche Haltung beim Gebären durch geschichtliche und ethnologische Untersuchungen ausfindig zu machen suchte, war der Engländer *E. Rigby* (43).

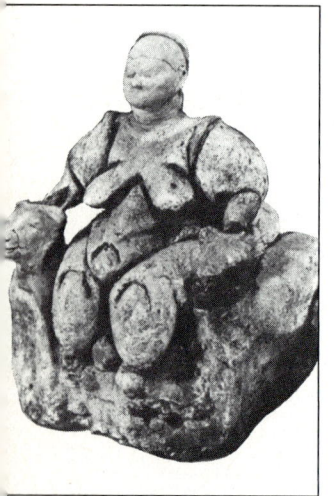

Abb. 22
Gebärstellung aus der Neusteinzeit (6. Jahrtausend v. Chr.), Ausgrabung aus Catal Hüyük, Anatolien. Die Figur stellt eine sitzend gebärende Göttin auf einem Leopardenthron dar

Aus dem natürlichen, instinktiv ausgeübten Verhalten während der Geburt ergaben sich differenzierte Körperstellungen, die sich bei den verschiedenen Völkern zur Tradition ausbildeten. Nach *Rigby* standen, kauerten, knieten oder saßen die Frauen und änderten ihre Haltung während der Geburt je nach der Richtung des kindlichen Kopfes im Becken. Instinkt und Erfahrung lehrten zudem die Frauen, daß durch Wechsel der Stellung die Geburt beschleunigt werden kann. Bei der kniend-kauernden Haltung mit Erfassen eines Seils oder Pfahls war es am besten möglich, die Körperachse zu verändern. Zu Beginn der Eröffnungsphase ließ man die Gebärende aufstehen und umherlaufen, der Austritt des Kindes wurde meistens in einer geneigten Stellung erwartet: kniend, hockend oder halbsitzend, auf einem Stuhl oder im Schoß des Gatten oder einer Gehilfin. Zur Ausstoßung der Plazenta behielt die Frau ihre Gebärstellung bei.

Dieses Verhalten ist heute noch bei verschiedenen primitiven und traditionalen Kulturen üblich. Beispiele sind Westneuguinea (Eipo, Bime, Jat-

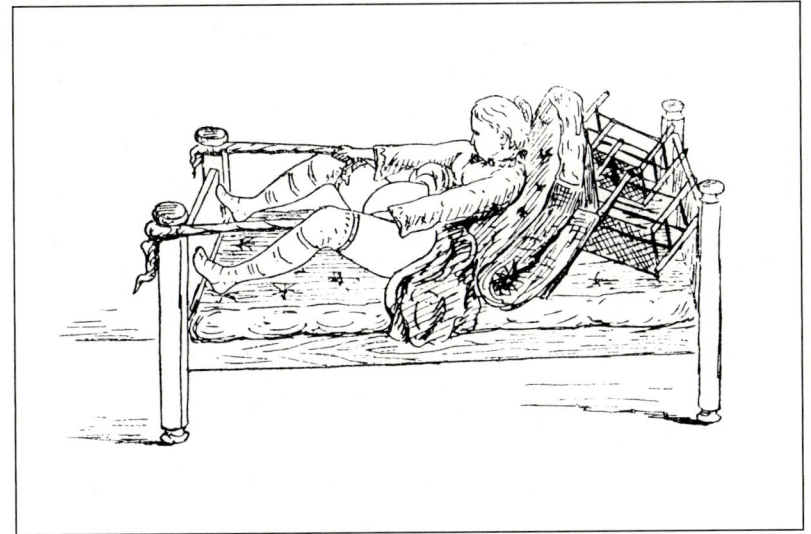

Abb. 23
Sitzende Geburt im Bett. Diese Art der Geburt war bis in die dreißiger Jahre unseres Jahrhunderts auch in Europa üblich. Anstelle der Seile wurde manchmal ein Leintuch am Ende des Bettes umgeschlungen

mul und andere), Ceylon (Tamilen), Mexiko (Yukatanindianer), Nordafrika (Berber, Beduinen), Angola (Mbundus), SW-Tansania (Pangwa), Südafrika (Zulu, Xhosa) und Tibet, wo die seltene Tradition besteht, daß bei Bauern und Nomaden der Vater Hebammendienste leistet und auch die Nabelschnur durchschneidet; die Geburt findet in Knieellenbogenlage oder in aufrechter Position statt.

Aus diesen Beispielen von Völkern verschiedener Erdteile darf auf einen analogen Verhaltensmodus auch bei anderen Ethnien geschlossen werden. Bei einer Verzögerung der Geburt wendeten die meisten Völker die Knieellenbogenlage an.

Wir finden sie schon erwähnt in den Schriften von *Soran, Galen* und *P. von Aegina:* sie wurde auch von bedeutenden arabischen Geburtshelfern wie *Al-Razi* und *Avicenna* empfohlen und ist bei einzelnen Völkern heute noch üblich.

Den Gebärenden schien der Vorteil der traditionellen Gebärhaltung so groß, daß die Frauen an diesen Gewohnheiten fester hielten als an vielen anderen Überlieferungen. Dies veranlaßte den deutsch-amerikanischen Arzt und Ethnologen Dr. *Gustav J. Engelmann* (1847—1903, tätig in St. Louis und Boston) um 1880 zu den hervorragenden Studien über die Lage und Stellung der Frau während der Geburt bei verschiedenen Völkern (10).

Noch ein Wort zu Europa. Wie wir wissen, begann man dort vor ungefähr 200 Jahren in Rückenlage zu gebären. Vorher war die halbsitzende Stel-

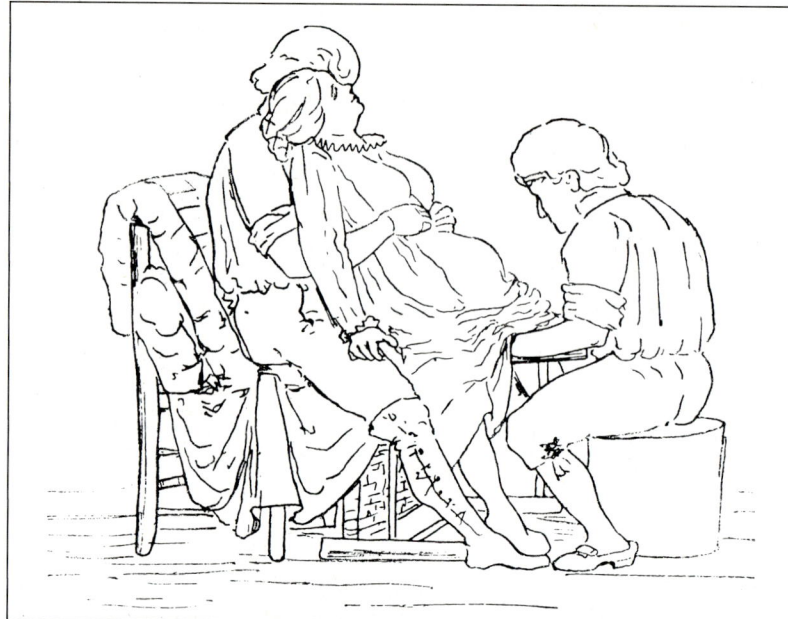

Abb. 24
*Geburt im Schoße des
Mannes. Vor der
Verbreitung des Gebärstuhls
war diese Art auch in Europa
üblich*

Abb. 25
*Sitzende Geburt unter
Verwendung von drei
Stühlen, für den Mann und
zwei Helferinnen. Die
Hebamme kniet zwischen
den beiden Stühlen*

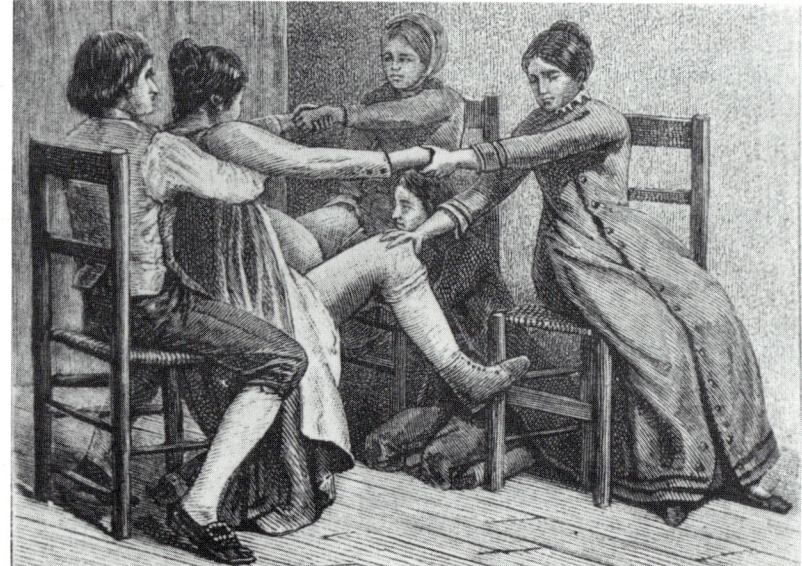

lung im Bett (Abb. 23) oder die sitzende Stellung im Schoße des Gatten oder einer Helferin üblich (Abb. 24 und 25).

Man benutzte aber auch einen gewöhnlichen Stuhl (Abb. 26) oder einen Gebärstuhl. In der volkstümlichen Geburtshilfe kannte man zudem die kniende (Abb. 27) und die stehende Stellung, wie sie heute noch von nicht-westlichen Völkern bekannt ist.

26

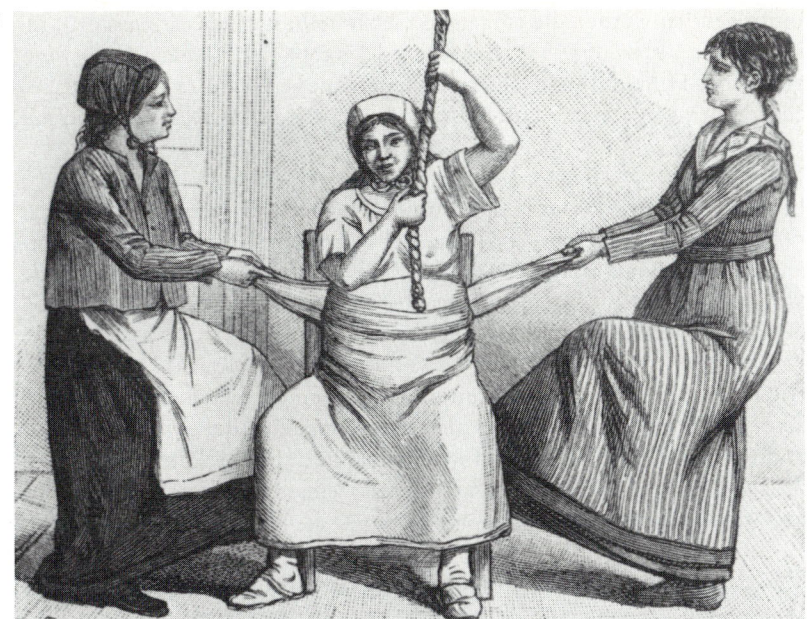

27

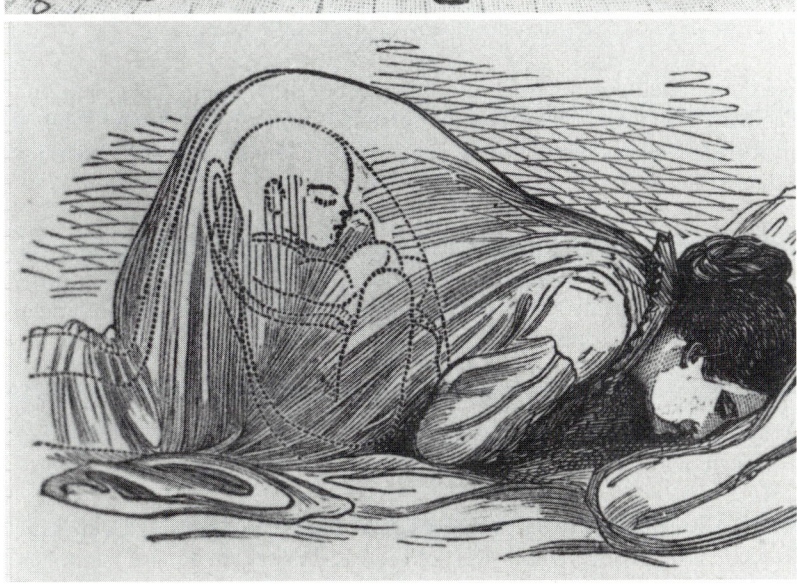

Abb. 26

Sitzende Geburt. Mit Hilfe des Seiles versuchte man, zusätzlich Kraft zu entwickeln. Um den Leib wurde ein Tuch geschlagen, um durch den Zug der seitlich stehenden Helferinnen einen Druck auf den Fundus uteri auszuüben

Abb. 27

Knieellenbogenlage (Ende 19. Jahrhundert). In der volkstümlichen Geburtshilfe gebräuchliche Lagerung bei Nabelschnurvorfall

Noch im Jahre 1880, als *Engelmann* seine Studie über die Gebärhaltung der Frau schrieb, wendeten die weißen Siedler, aber auch die Afrikanerinnen in Amerika die oben erwähnten Stellungen bei der Geburt an, die sie aus ihrer Heimat mitbrachten. Um die Jahrhundertwende wurde aber bei der industrialisierten Bevölkerung praktisch überall auf der Welt, infolge des Einflusses der westlichen Schulmedizin, die vertikale Körperhaltung bei der Geburt durch die Rückenlage verdrängt.

Die Gebärstellungen	Im folgenden werden die einzelnen Gebärstellungen klassifiziert (10, 12, 25, 27, 28, 38, 47, 57, 59). Bei fast jeder vertikalen Gebärstellung sind praktische Hilfeleistungen durch Hilfspersonen oder durch geeignete Gegenstände nötig. Solche Hilfeleistungen werden in der Klassifikation mit aufgeführt.
Aufrechte Stellungen **1.** Stehend **2.** Zum Teil hängend **3.** Schwebend	In diesen Stellungen wird die Frau von Helferinnen gestützt oder stützt sich selber an einen Baum. Sie hängt sich aber auch an den Hals ihres Mannes, an einen Baumast oder an ein Seil, vielleicht auch an eine schwingende Hüttentür. Das Kind wird von der Hebamme von vorne oder von hinten in Empfang genommen.
Geneigte Stellungen **1.** Aufrechtsitzend (Schneidersitz, Türkensitz)	Die Frau sitzt auf einer Matte am Boden, auf einem Schemel, Kissen oder Stein. Oft wird auch ein großes glasiertes Tongefäß oder ein Sieb benützt, in denen das Kind aufgefangen werden kann. Bei einer Geburt im Freien sitzt die Frau auf Blätterbüschel oder auf einem Grasring; beides wird nach der Geburt vernichtet.
2. Halbsitzend	Meist im Schoße einer Gehilfin oder des Mannes, auf dem Boden oder auf einem Stuhl, aber auch im Bett oder in einer Hängematte. Im Freien wird die Frau in dieser Stellung die Form des Geländes ausnützen.
Kauernde Stellungen	Bei diesen Stellungen wird ein Grabstock oder Pfahl zum Abstützen und Festhalten benützt. Oft aber stützt eine Gehilfin die Gebärende Rücken an Rücken, auch kann ihr von einer oder zwei Gehilfinnen mit den Händen ein Halt geboten werden.
Kniende Stellungen **1.** Kniend, Oberkörper nach vorne geneigt	Die Frau stützt sich dabei auf einen Stock, einen Pfahl oder auch auf eine Helferin. Oft hält sich die Frau an einer Seilschlinge fest, die an der Hüttendecke hängt. Eine weitere Variante: Arme und Kopf lagern auf einem Stuhl, auf dem Bett oder im Schoße der Hebamme.
2. Kniend, Oberkörper nach hinten geneigt	Der Gatte oder die Helferin knien hinter der Frau und halten sie mit den Armen fest. Oft wird auch ein dafür speziell festgemachtes Querholz benützt, an dem sie sich halten kann.
Knieellenbogenlage auf Boden, Matratze oder Bett	Aus der knienden, nach vorne geneigten Körperstellung ergibt sich die Knieellenbogenlage, indem sich die Frau auf ihre Arme bzw. Ellenbogen aufstützt. Das Becken kann erhöht sein, oder die Frau kann es nach hinten auf den Fersen aufstützen (Fersensitz).
Rückenlage auf Bett	Meistens flache Lage, doch kann der Kopf durch Kissen erhöht werden. Betrifft hauptsächlich die westliche Geburtshilfe.
Seitenlage auf Bett **1.** Flache Seitenlage	Wird selten angewandt.

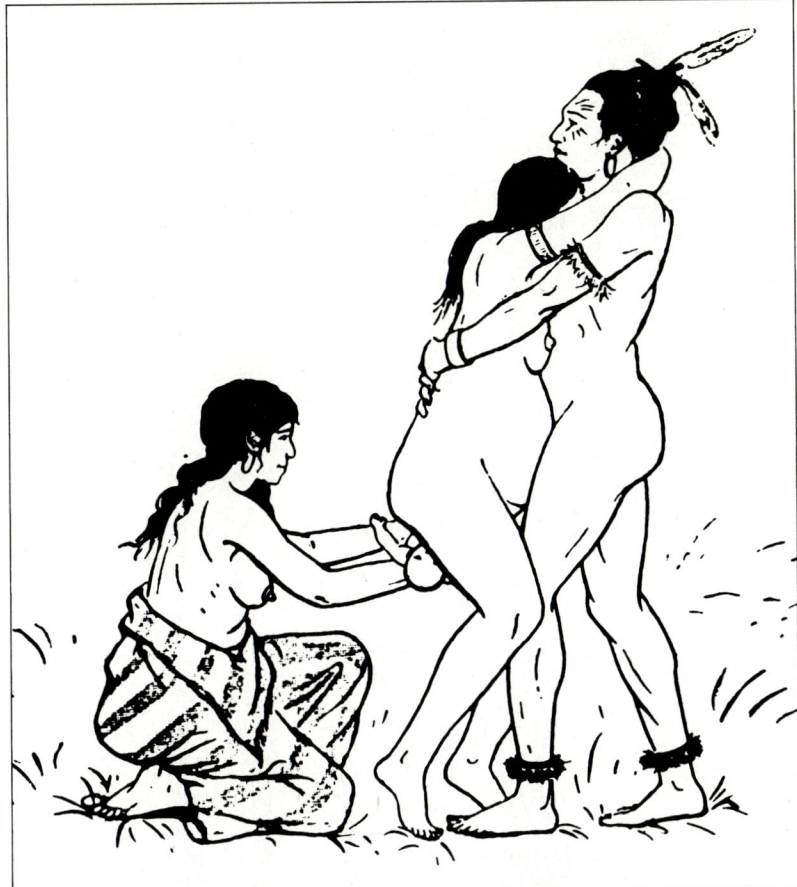

28

Abb. 28
*Geburt bei einer Indianerin
vom Stamm der Irokesen*

Abb. 29
*Geburt in der Hängematte
bei den Orenok-Indianern*

Abb. 30
*Abwarten der Nachgeburt
in stehender Stellung. Die
Mutter übt Druck auf den
Bauch aus. Indianerin im
Unitah Valley*

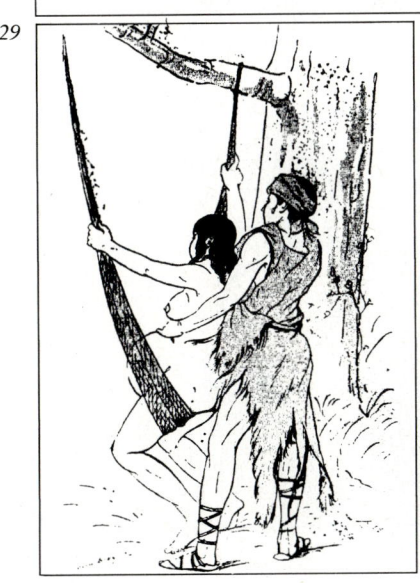

29

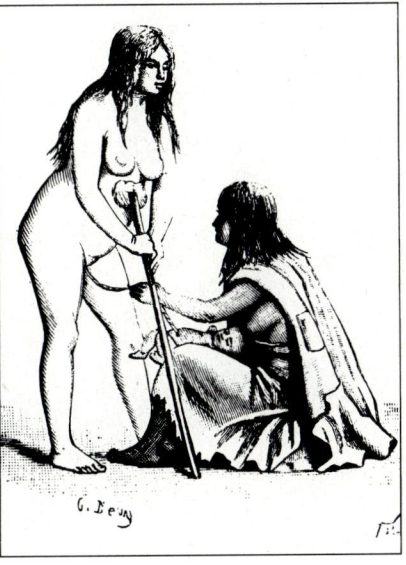

30

Abb. 31
Gebärszene aus Afrika. Die Frau sitzt auf einem Hocker, durch Musik soll sie vom Schmerz abgelenkt werden

Abb. 32
Nach Wittkowski (59) findet sich dieses Modell eines afrikanischen Gebärstuhls in vielen Dörfern der Schulis (Afrika). Der Holzbock steht an einem Baumstrunk und ist mit getrockneten Kräutern bedeckt, um die Haut zu schützen

Abb. 33
Gebärszene bei den Pawnee-Indianerinnen. Die Gebärende lehnt sich in hockender Stellung an einen Baum. Mit einer Räucherpfeife entwickelt die Helferin warme Dämpfe, um die Geburtswege zu »erweichen«. In der linken Hand hält sie einen Kürbis als eine Art Musikinstrument. Durch dessen Gebrauch macht sie die Stammesangehörigen auf die Geburt aufmerksam

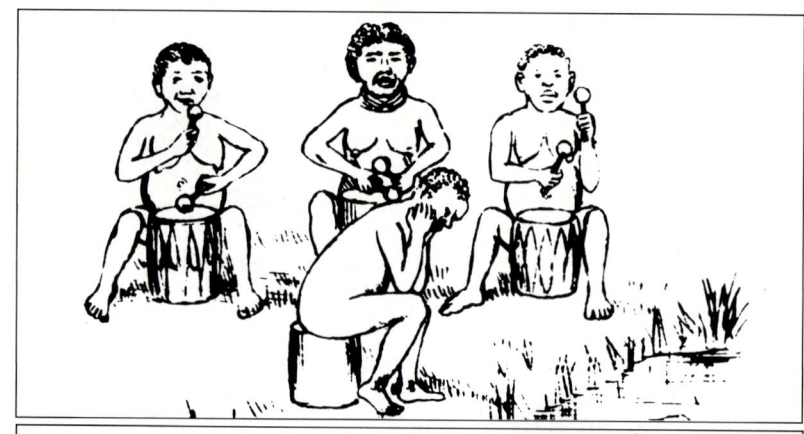

31

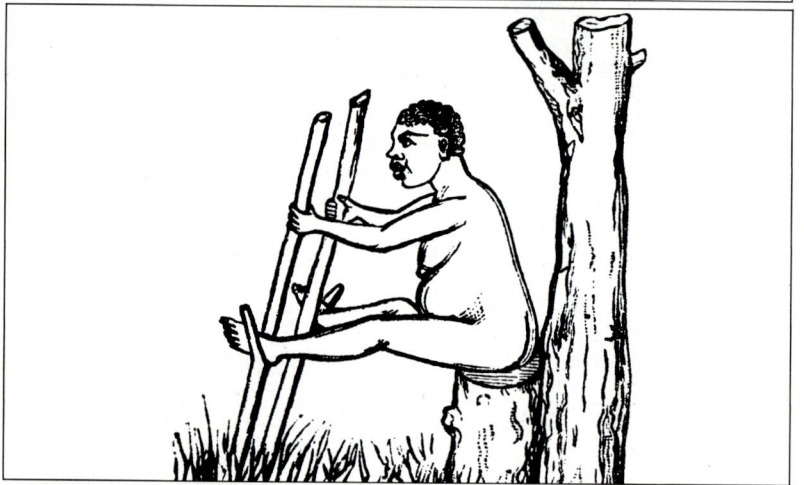

32

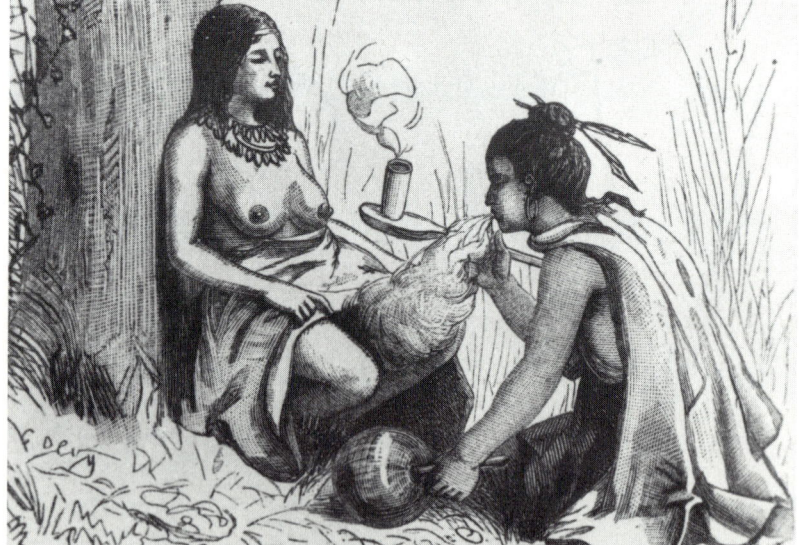

33

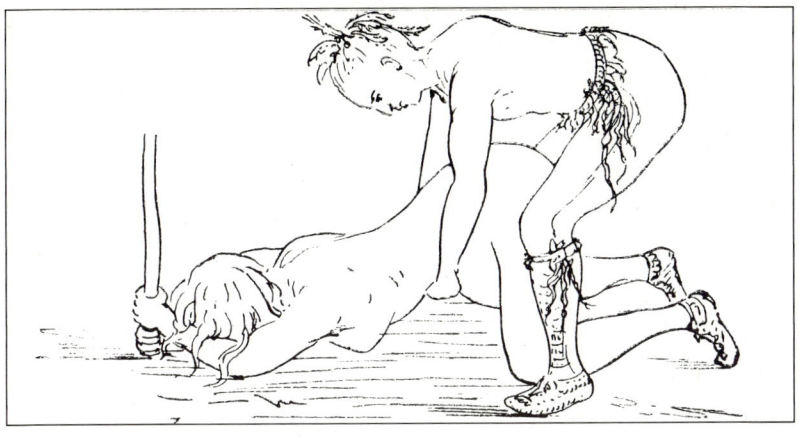

Der Rumpf wird in einem Winkel von ca. 45° erhöht und abgestützt. Die Beine werden gespreizt und abgewinkelt.

2. Seitenlage mit erhöhtem Rumpf

So in der westlichen Geburtshilfe genannt. In der flachen Seitenlage wird der Gebärenden ein dickes Kissen zwischen die Beine geschoben zwecks deren Spreizung.

3. »Englische Lage«

Die stehenden, hängenden oder schwebenden Stellungen finden wir am häufigsten in Afrika, Europa, Asien und bei einzelnen Indianerstämmen Nord- und Südamerikas (Abb. 28–30). Die afrikanischen Geburtsdarstellungen sind meistens aus jüngerer Zeit und lassen darauf schließen, daß die genannten Stellungen noch heute üblich sind, daneben auch sitzende (Abb. 31 und 32) und kniende.

Die Verbreitung der einzelnen Stellungen

Die kauernde Stellung findet man hauptsächlich bei Eingeborenen in Asien (Neuguinea) und Ozeanien, wie auch bei den Pawnee-Indianern Nordamerikas (Abb. 33). Die Pawneefrau kauert mit der ihr helfenden Indianerin Rücken an Rücken. Meistens aber benützen diese Völker bei der kauernden Stellung einen Grabstock oder Pfahl zum Abstützen und Festhalten, wie es auch bei der knienden Stellung und der Knieellenbogenlage üblich ist (Abb. 34). Die kniende Stellung ist uns schon aus dem Altertum historisch belegt. Im Kunstschaffen Ägyptens und des Vorderen Orients findet man viele Darstellungen kniender Geburten (Abb. 35).

Abb. 35
Gebärstellung der Perserin, wiedergegeben vom Hofarzt des Schahs (um 1875)

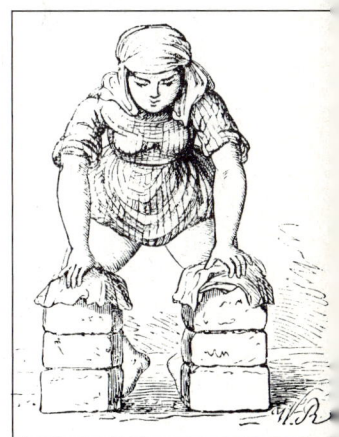

Beispielsweise ist die Entbindung von *Kleopatras* Sohn auf Reliefen in den Tempeln von Esneh und Hermonthis in dieser Position dargestellt. Meistens wurde in Ägypten auf einem einfachen Hocker, aus Ziegelsteinen aufgebaut, kniend oder sitzend geboren.

Im klassischen Altertum wurde der knienden Geburt vor allem in der griechisch-römischen Mythologie Beachtung geschenkt. Die göttliche

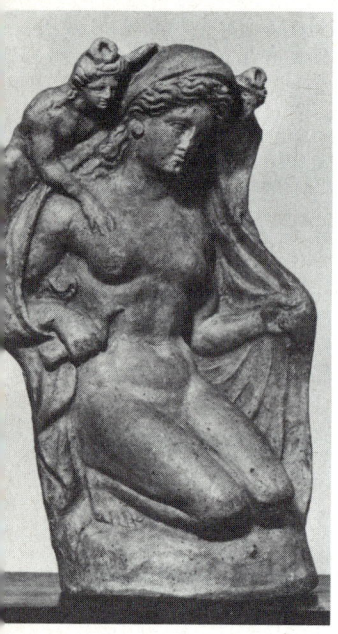

Hebamme *Eilethyia* zum Beispiel, der in großer Zahl Tempel und Heiligtümer in Griechenland und Italien geweiht wurden, wird selbst als Gebärende in kniender Haltung dargestellt (Abb. 36).

Bei der Zuordnung der verschiedenen Geburtsmodi ist festzustellen, daß die kniende Stellung, sei es im Schoße einer Helferin oder mit Hilfe eines Pfahls, von einem großen Teil der Völker Afrikas und Asiens, insbesondere aber von Frauen indianischer Abstammung bevorzugt wurde. Wir kennen viele eindrückliche Geburtsdarstellungen aus der präkolumbianischen Zeit Mittel- und Südamerikas. Beispiele sind etwa: Bahiakultur, 500 v. Chr. bis 500 n. Chr. (Ekuador); Mochicakultur (Peru); Nayaritkultur, 1200 v. Chr. bis 1500 n. Chr. (Mexiko); Mayakultur, 1000 v. Chr. bis 1500 n. Chr. Heute noch hergestellte Tonpuppen der Karajaindianer in Brasilien geben ebenfalls die Geburt in kniender Haltung wieder (Abb. 37 und 38).

Laut *Engelmann* erfolgte auch bei den Indianern Nordamerikas die Geburt hauptsächlich in kniender Körperhaltung.

Aus der knienden, nach vorne geneigten Körperstellung ergibt sich die Knieellenbogenlage. Vor der Einführung des Gebärstuhls im alten Griechenland war sie laut verschiedenen Quellen die Regel. Berühmte Ärzte der Antike, aber auch arabische Geburtshelfer, wiesen auf diese geburtserleichternde und -fördernde Lage hin.

Die Knieellenbogenlage war vor allem in Europa und Asien bekannt. Noch Ende des 19. Jahrhunderts wurde so in Rußland, in Griechenland und in der Türkei entbunden. Völker, bei denen die kauernde oder halbsitzende Stellung bei der Geburt üblich war, wendeten bei Geburtsverzögerung die Knieellenbogenlage an, um die Entbindung zu erleichtern oder zu beschleunigen.

Neben der stehenden (Abb. 39 und 40), kauernden, hockenden oder knienden Haltung wurde hauptsächlich die sitzende Stellung bei der Geburt bevorzugt, sei es auf die unter »Geneigte Stellungen« erwähnte Weise oder aber auf einem Gebärstuhl mit Rückenlehne. Wir können dabei sogar auf Funde aus vorgeschichtlicher Zeit zurückgreifen, wie zum Beispiel auf die bereits erwähnten neusteinzeitlichen Felsmalereien in der Zentralsahara und die Ausgrabungen in Catal Hüyük. Von eindrücklicher Schönheit ist auch die Kalksteinskulptur einer Gebärenden in Hockstellung aus dem Steinzeittempel von Hogar Qim auf Malta.

Weiter finden wir sitzende Stellungen im Mittel- und nahöstlichen Kulturkreis von Mesopotamien, Persien, Palästina und Ägypten. Schließlich seien die Kulturvölker Mittel- und Südamerikas sowie Alt-Mexikos (Abb. 41 und 42) aus der präkolumbianischen Zeit erwähnt, bei denen sich sitzende Stellungen in den erwähnten Variationen nachweisen lassen (Abb. 43).

Abb. 36
Entbindung der Geburtshelfergöttin Eilethyia in kniender Stellung. Auf den Schultern sitzen zwei kleine Genien

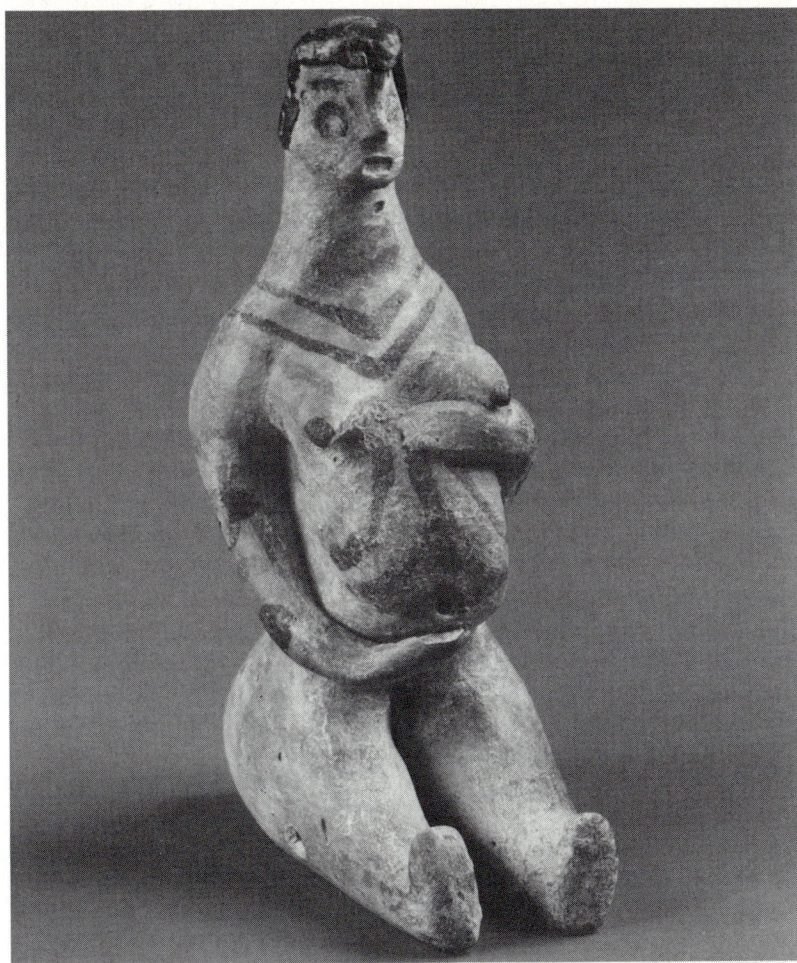

37

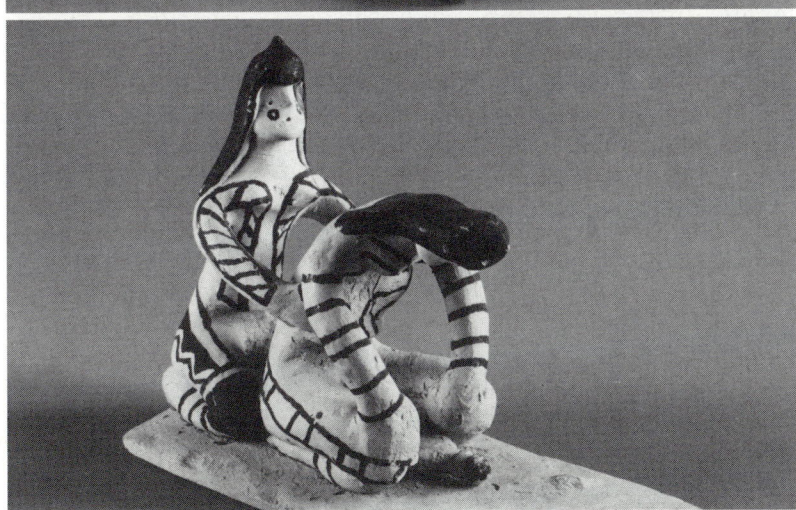

38

Abb. 37
*Tonpuppe der Karaja-
indianer, Brasilien.
Darstellung einer
schwangeren Frau*

Abb. 38
*Tonpuppen der Karaja-
indianer, Brasilien. Geburt
im Knien; die Hebamme
übt auf den Bauch der
Gebärenden Druck aus*

Abb. 39 (Seite 96)
*Geburtsdarstellung aus Süd-
indien. Holzschnitzerei,
Tantra-Kunst, 18. Jahrhundert. Die Darstellung zeigt
eine Geburt im Stehen mit
gespreizten Beinen. Im
Gegensatz zur Körpergröße
der Gebärenden und
der zwei Helferinnen ist die
Hebamme, welche das
Kind in Empfang nimmt,
klein gestaltet. In einem
tieferen Sinne wird
hier wahrscheinlich auf die
Zugehörigkeit der
Hebamme zur untersten
Kaste hingewiesen*

Abb. 40 (Seite 97)
*Geburtsdarstellung aus
Südindien. Holzschnitzerei,
Tantra-Kunst, 18. Jahrhun-
dert. Geburt im Stehen wie
Abb. 39, aber ohne Helferin
und Hebamme. Die
Gebärende hält sich mit der
Hand an einem Strick, mit
einem Arm stützt sie sich auf
ihr Knie ab. Ihre Beine
werden seitlich von zwei
Holzpflöcken gestützt*

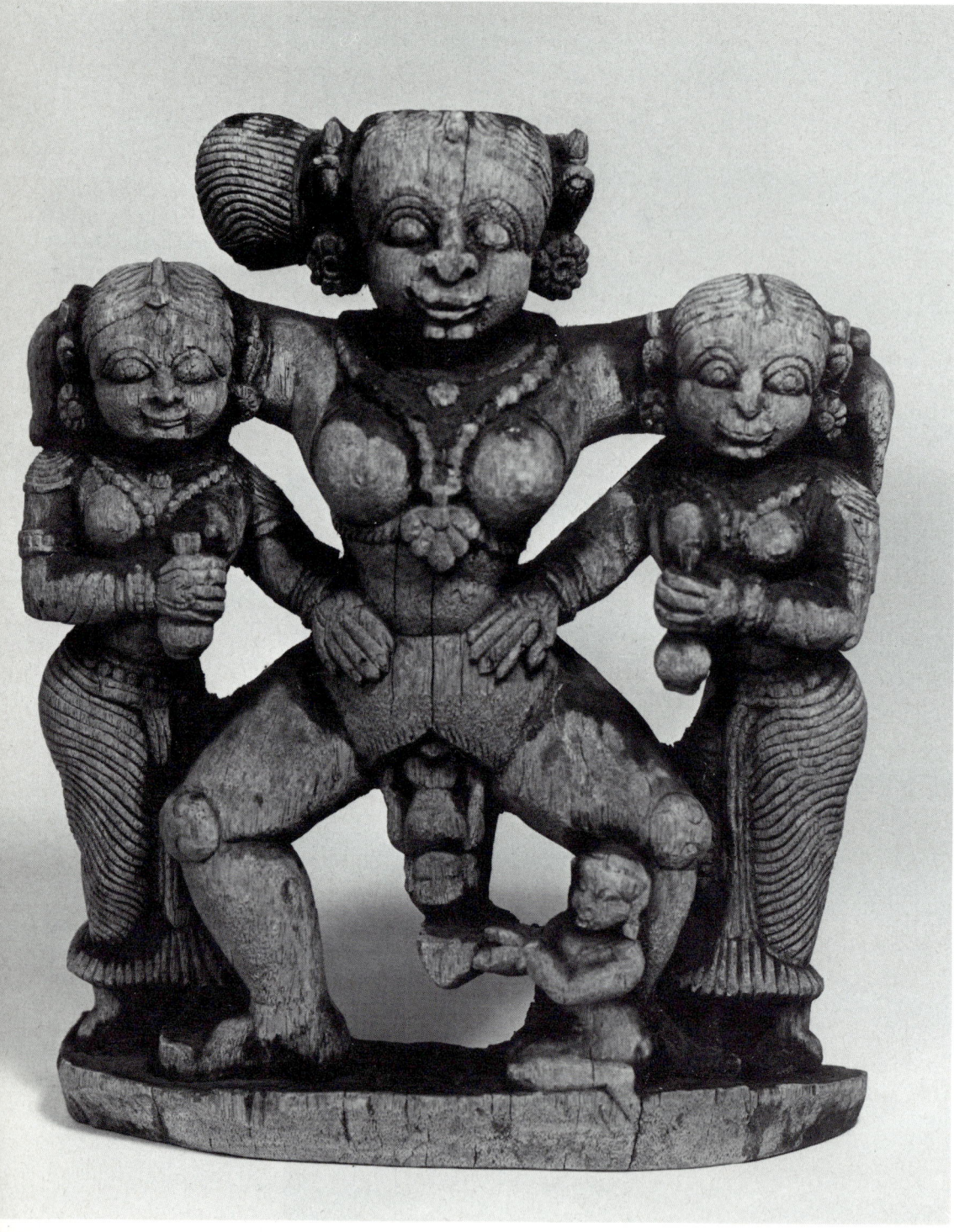

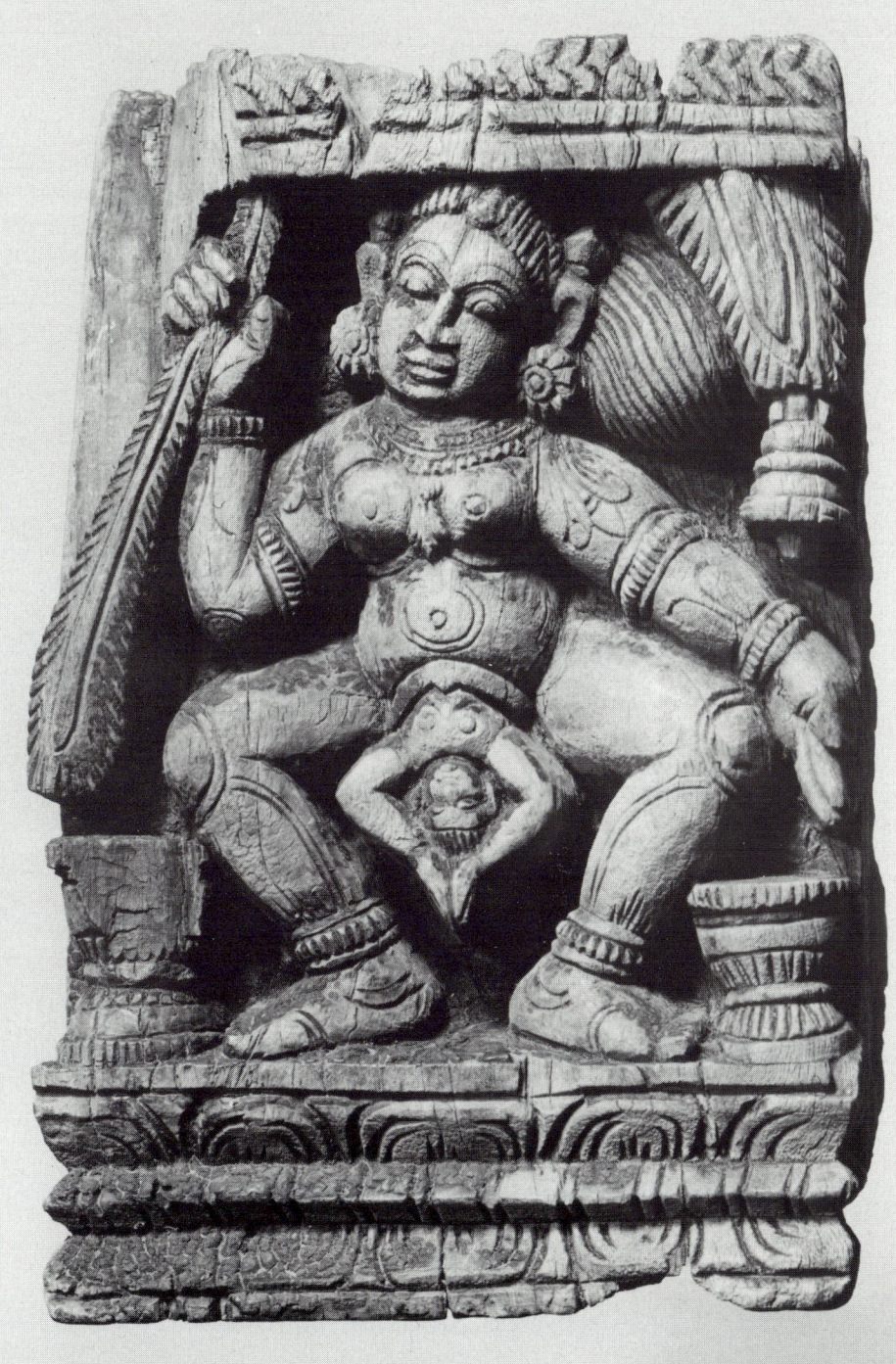

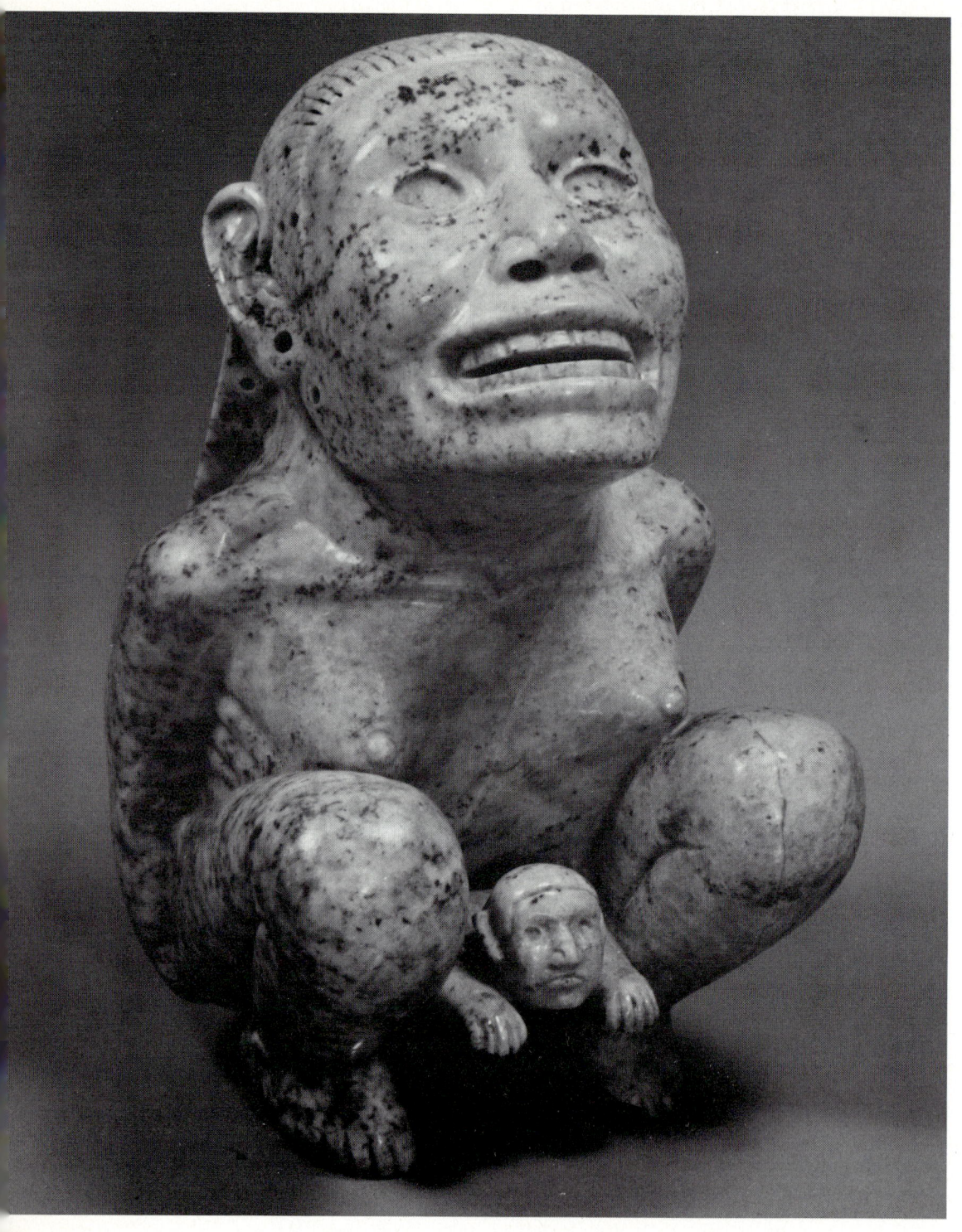

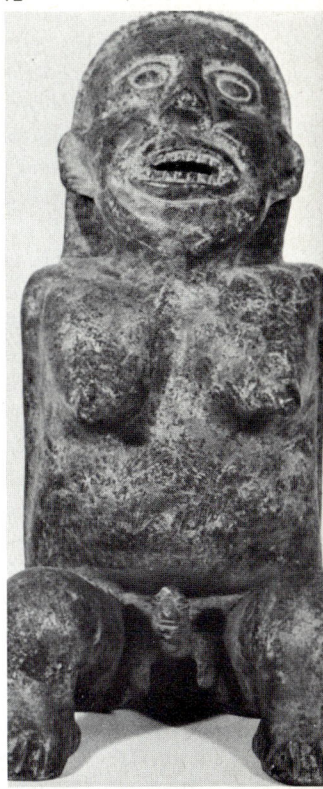

Auch im klassischen Altertum war die sitzende Geburt bekannt. So zeigen hellenistische Terrakotten die Gebärende am Boden sitzend (Abb. 44), mit weit gespreizten, angewinkelten Beinen (1. Jahrhundert v. Chr.). Eine Tonplastik aus Zypern stellt den Augenblick kurz nach der Geburt dar (Abb. 45).

Im Gegensatz zu anderen Beispielen sitzen Frau und Helferin nicht am Boden, sondern auf einem Stuhl (ca. 6. Jahrhundert v. Chr.).

Über Gebärtraditionen im östlichen Kulturkreis – Indien, Japan (Abb. 46), China – geben uns medizingeschichtliche Überlieferungen Auskunft, darunter auch über die dort übliche sitzende Haltung. Die Bezeichnung »Sich aufs Stroh setzen«, die wir in bezug auf das Gebärlager finden, deutet auf ein Strohlager als Gebärbett hin.

»Die Kreissende sitzt auf dem Stroh unter grosser Mühe und Sorge und muss alle ihre Kraft aufwenden«, sagt der chinesische Arzt *Wang Dui Me* (Shou shi pien, chinesisches Lehrbuch der Geburtshilfe 1785).

Bei der Japanerin begann die Vorbereitung des Gebärzimmers bereits im siebenten Monat. Eine dicke gepolsterte Baumwollmatratze (Futon) wurde auf eine Strohmatte (Tatamé) gelegt. An einem Ende wurden Futons aufgerollt und als Kissen benützt, an die sich die Gebärende anlehnte – im Fersensitz, der bei der Japanerin der übliche war. Während der Geburt wurden lediglich die Knie gespreizt. Vor die Gebärende kam ein Stoß Futons oder ein Stuhl, an den sie sich stemmte (Abb. 47).

Eine prächtige, künstlerische Darstellung in einer arabischen Handschrift, *Makamod von Hairiri Neschki* (34) zeugt davon, daß die sitzende Stellung bei der Geburt von der arabischen Geburtshilfe übernommen wurde. Das Bild zeigt eine mit einer Korallenkette geschmückte Frau auf einem Hocker sitzend, seitlich von der Hebamme und einer Helferin gestützt (Korallen gelten als geburtshilfliche Amulette).

Auf die einzelnen Erdteile verteilt finden wir die sitzende Gebärhaltung in den verschiedenen Variationen bei unzähligen traditionalen und primitiven Gesellschaften, in der Vergangenheit und in der Gegenwart.

Dazu zwei schriftlich festgehaltene Beobachtungen:

Von Mansfelde, ein bei nordamerikanischen Indianern tätiger Arzt, schrieb:

»Legte ich die Frau auf das Bett, einmal auf die Seite, dann auf den Rücken, stets wies die auf den Gebärmuttergrund gelegte Hand vollständigen Wehenmangel nach. So oft ich sie aber zum Sitzen brachte, kehrten die Zusammenziehungen zurück und waren von Wirkung.«

Abb. 41 (Seite 98)
Darstellung einer Geburt im Hocken; aztekische Göttin Tlacolteotl

Abb. 42
Geburt im Sitzen. Terrakotta aus der Nayarit-Kultur, Alt-Mexiko

Abb. 43
*Geburtsdarstellung der
präkolumbianischen Epoche
Mexikos. Die sitzende Frau
hat das Kind bereits geboren,
es ist aber noch nicht
abgenabelt*

Abb. 44
*Hellenistische Terrakotta
(1. Jahrhundert v. Chr.). Die
Gebärende sitzt mit breit
gespreizten, angezogenen
Beinen auf dem Boden. Die
Terrakottafiguren sind
Votivgaben, die zum Dank
für eine glückliche Geburt
geweiht wurden*

Abb. 45 (Seite 101)
*Terrakottagruppe aus
Zypern (6. Jahrhundert
v. Chr.). Schildert den
Augenblick kurz nach der
Geburt; die Hebamme hält
das Neugeborene bereits in
den Armen. Die Frau und
die Helferin sitzen auf
einem Stuhl*

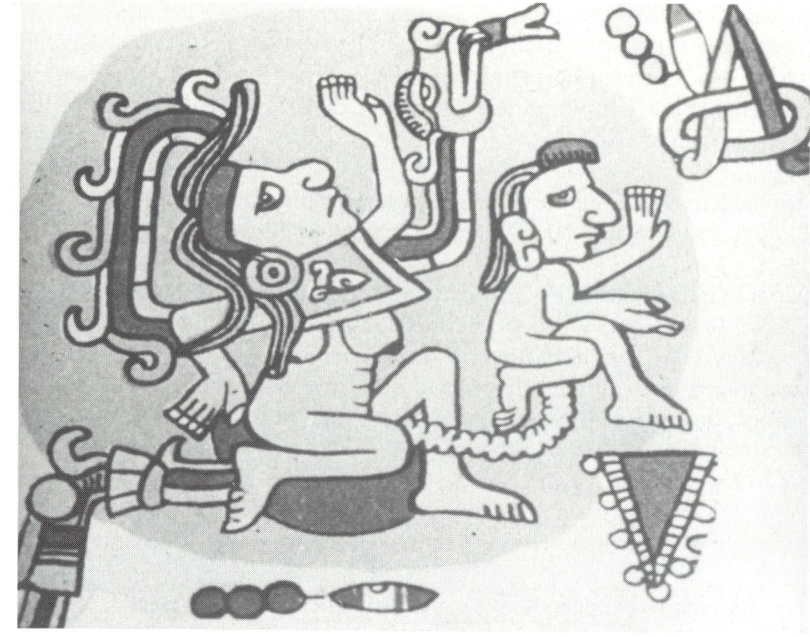

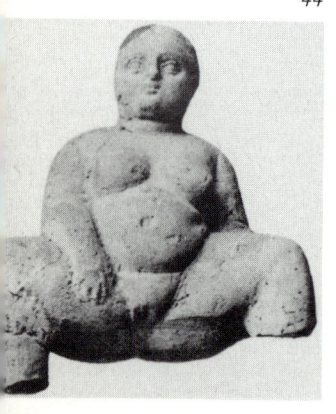

1858 schrieb Dr. *C. Egon*, Missionsarzt in Afrika:

*»Die Stellung der auf dem Boden sitzenden Negerin, den Rücken an einen
Pfahl gestützt, ist vortrefflich. Die Frau hat volle Kraft, nach abwärts zu
drücken und ihre Wehen zu verarbeiten. Natürlich kann man dem Damm
keinen Schutz bieten, doch bin ich geneigt, anzunehmen, dass der Damm
die rechte Stütze erhält, dadurch dass er auf einer festen Unterlage ruht; so
kann das Kind mit dem Kopf nicht zu rasch durchtreten.«*

Nach *Engelmann* (10) war die flache Rückenlage, auf alle Erdteile bezogen, nur bei vereinzelten Völkern üblich.

Einige wenige Völker entbinden in Seitenlage. Dabei wird der Oberkörper durch eine Helferin gestützt, oder es wird, wie zum Beispiel bei den
Eipo, das Gelände im Freien (Hanglage) ausgenützt.

Diese Stellung ist auch bei afrikanischen Stämmen bekannt, wie hier am
Beispiel der Nama (Südafrika) beschrieben sei (12):

*»Sobald die ersten starken Presswehen beginnen, dreht sich die Gebärende
auf ihre linke Seite, in halb aufgerichteter Haltung, die Schultern und den
Rücken gestützt durch das Knie einer ihrer Helferinnen. Die Nama glauben, es würde den Tod des Kindes bedeuten, wenn sie auf dem Rücken liegen würden und ihre Beine ausgestreckt wären.«*

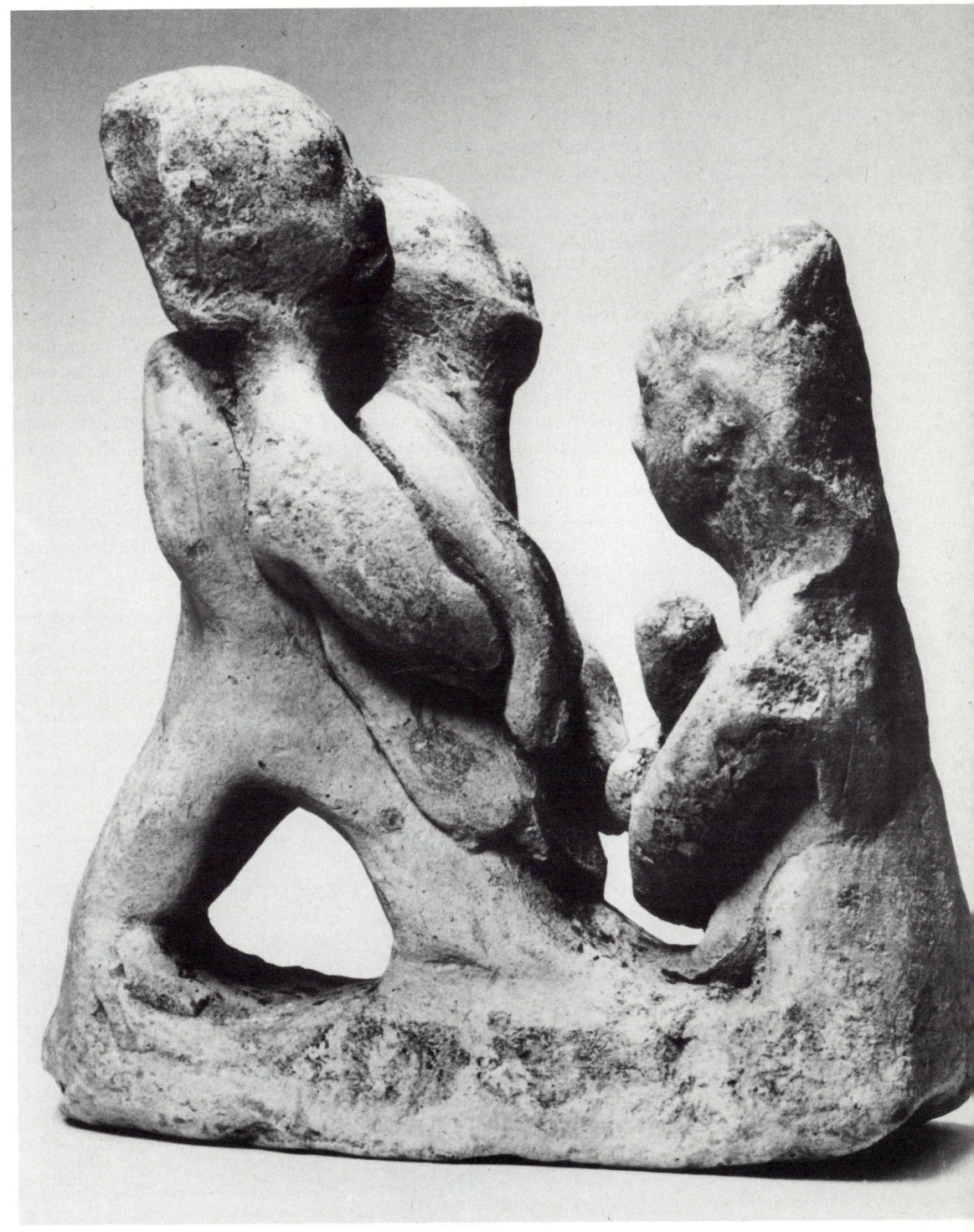

Das Verhalten der Frau während der Geburt

Jedes Volk bildete eine erfahrungsgemäß als günstig betrachtete Körperstellung der Gebärenden zur festen Tradition aus, die sich teilweise sehr lange zu halten vermochte, so auch in der europäischen volkstümlichen Geburtshilfe, wie zum Beispiel im bereits erwähnten Lötschental (siehe Kapitel 1: »Die volkstümliche Geburtshilfe«). Wir wollen nun gerade dieses Beispiel etwas genauer verfolgen, das heißt, das Verhalten der Gebärenden und die Einstellung der Arzthebamme *Marjosa* dazu betrachten.

Für *Marjosa* bedeuteten Bewegungen und Stellungen bei der Geburt erleichternde und beschleunigende Maßnahmen, und so ließ sie die Gebärende jene Stellungen einnehmen, die sie bevorzugte.

Nach hippokratischer Tradition fällt der wesentliche Anteil an der mechanischen Geburtsförderung der Gebärenden selbst zu und ist bestimmt durch ihr aktives Verhalten in allen Phasen der Geburt. Sie muß, zumindest während der Uteruskontraktionen, stets in Bewegung sein, damit der Kopf des Kindes nicht an irgendeiner Stelle des Geburtskanals hängen bleibt. Ständige Körperbewegung verstärkt auch die Wehen.

Bei *Marjosa* hieß der oberste Grundsatz: Bewegung und nochmals Bewegung. Nur in der Wehenpause muß geruht werden; bei jeder Kontraktion aber wird die Gebärende, wenn sie nicht von selbst Anstalten dazu trifft, von *Marjosa* veranlaßt, sich zu bewegen.

Es fiel auf, daß die Frauen im allgemeinen ganz spontan, anscheinend aus einem natürlichen Bedürfnis heraus, die Bewegung suchten. *»Der Kopf*

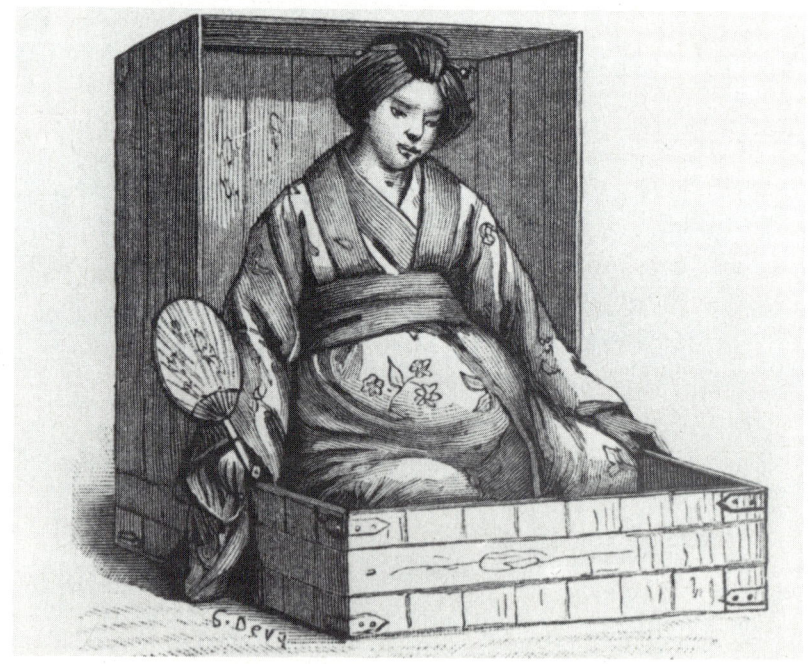

Abb. 46
Eine im Jahre 1760 in Japan übliche Gebärstellung in einem hölzernen Gebärapparat. Da so die Bewegung der Frau stark eingeschränkt wurde, wendeten sich die japanischen Geburtshelfer dagegen. Etwa 1880 wurde diese Art des Gebärens abgeschafft und durch ein bequemes Lager mit Matte und Kissen ersetzt (siehe Abb. 47)

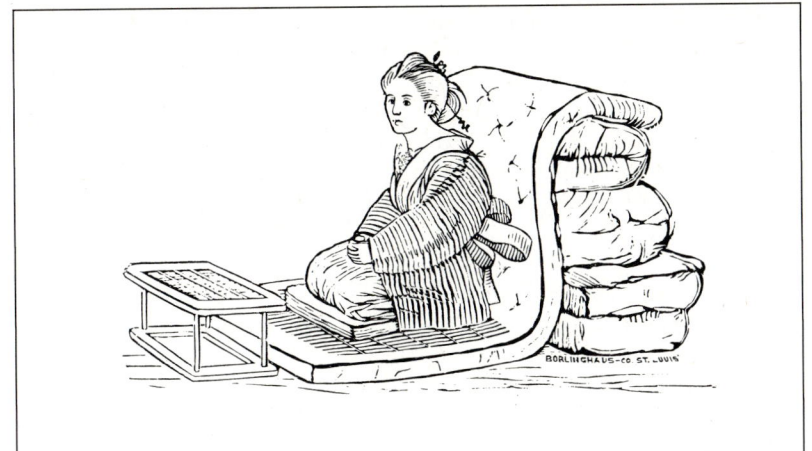

Abb. 47
Japan, etwa 1880. Vor der knienden Gebärenden steht ein kleiner Hocker, welcher von der Gebärenden dazu benützt wird, sich während der Wehen abzustützen. Während der Austreibungsphase nahmen die Hebamme oder der Arzt darauf Platz

des Kindes darf nicht im Becken hängen bleiben«, oder: »*Das Becken muss vom Kopf des Kindes gelöst werden*«, waren *Marjosas* Maximen, an denen nicht gerüttelt werden konnte. Die Art der Bewegung überließ sie der Gebärenden. »*Sie spürt es am besten!*« Wurden die Bewegungen nach *Marjosas* Meinung zweckmäßig ausgeführt, erhielt die Gebärende Lob und wurde von Zeit zu Zeit mütterlich in die Arme genommen.

Die gebärenden Frauen hielten sich beispielsweise an einer vom Deckenbalken herabhängenden Seilschlinge und drehten das Becken in langsamem Rhythmus hin und her; dann ließen sie sich auf den Boden nieder, führten einige Kriechbewegungen aus, richteten sich langsam auf, stützten sich eine Weile auf die Ofenbank, dann auf den Ofen, sofern er nicht geheizt war, verließen mitunter auch die Stube, um sich draußen für einen Augenblick an den oberen Sprossen einer Leiter aufzuhängen, den Rükken zum Holz, den Körper lang ausgestreckt. Dann kehrten sie zurück, lehnten sich an die Wand, den Kopf auf die verschränkten Arme legend, um dann wieder eine neue Bewegung zu suchen oder eine andere Stellung einzunehmen. Dies alles geschah in völliger Ruhe, ohne Laut, das Gesicht konzentriert nach innen gewandt. Meist dauerte es nicht lange, bis *Marjosa* das Kind in Empfang nehmen konnte.

Frauen dagegen, die mehr dazu neigten, die Geburt passiv über sich ergehen zu lassen und zu keinerlei Gymnastik aufgelegt waren, auch offensichtlich wenig Verständnis zeigten für die Notwendigkeit, »das Becken zu lösen und zu lockern«, wurden von *Marjosa* rasch eines Besseren belehrt und veranlaßt, aktiv am Geburtsvorgang teilzunehmen.

Wie bereits an anderer Stelle erwähnt, wurde im Lötschental bis 1920 noch vorwiegend stehend und kniend geboren. Die Geburten gingen so im allgemeinen leicht und schnell vor sich, so daß die liegende Stellung erst viel später die anderen Körperstellungen verdrängte.

Der Gebärstuhl

Gestützt auf die wissenschaftlichen Aufzeichnungen des französischen Arztes und Ägyptologen *Jules Guiart* (16, 17) darf man annehmen, daß bereits im alten Ägypten um 2500 v. Chr. (VI. Dynastie) eine Art Gebärstuhl verwendet wurde. Er war bekannt unter der Bezeichnung »Gebärstein« und bestand aus drei Ziegelsteinen, die so zusammengefügt wurden, daß die Frau darauf sitzen oder knien konnte. Vorne war der Sitz offen, um die geburtshilfliche Tätigkeit der Hebamme und den Austritt des Kindes zu erleichtern.

Man nimmt an, daß die Steine mit Kissen belegt wurden. Diese einfache Sitzgelegenheit bei der Geburt darf als Vorgänger des Gebärstuhls betrachtet werden.

Geburtshifliche Symbole blieben uns auch in Hieroglyphen (Abb. 48) aus verschiedenen Dynastien erhalten (VI., XII., XVIII., von 2500−1500 v. Chr.). Das Bildzeichen für »Gebären« stellt die hockende bzw. die kniende Gebärhaltung dar; selbst die Ziegelsteine sind in den Hieroglyphen stilisiert wiedergegeben. In späteren Zeiten (ptolomäische Epoche) finden wir auf den Geburtsdarstellungen den Gebärstein nicht mehr, da er zum Gebärstuhl weiterentwickelt wurde.

Viele Geburtsdarstellungen in der ägyptischen Kunst beweisen, daß in diesem Land stets in vertikaler Haltung geboren wurde. Aus der Anlage ägyptischer Tempel ist auch ersichtlich, daß sie einen Gebärsaal oder ein Gebärzimmer besaßen, geschmückt mit Wandmalereien und Flachreliefs, auf denen geburtshifliche Darstellungen künstlerisch festgehalten wurden. Solche Flachreliefs finden sich beispielsweise in den Tempeln von Deir el Bahari, von Luxor und von Kom Ombo (Abb. 49), darunter auch die wahrscheinlich älteste bekannte Darstellung eines Gebärstuhls.

In Luxor ist im Gebärzimmer die Geburtsszene der Königin *Maut-em-Ouaa* (etwa 1450 v. Chr.) auf einem Flachrelief festgehalten: die Königin sitzt auf einem Stuhl und wird seitlich von zwei Hebammen gestützt. Acht weitere Frauen helfen bei der Geburt. Der Gebärstuhl hat eine niedere Rückenlehne und ist mit einem Tuch oder Kissen bedeckt. Ein ähnlicher Stuhl wurde im Orient noch bis ins 20. Jahrhundert hinein verwendet. Er war zusammenklappbar, um der Hebamme den Transport zu erleichtern (Abb. 50).

Man nimmt an, daß in gebildeten Kreisen die sitzende Geburt auf dem Stuhl üblich war. Allerdings ist eine Ausnahme bekannt: ein Flachrelief im Tempel von Hermonthis zeigt die Entbindung der *Kleopatra* in kniender Stellung, wie sie bei der einfachen Ägypterin − mit oder ohne Gebärstein − üblich war.

Auch im östlichen Kulturkreis − Indien, China, Japan − war neben anderen vertikalen Gebärstellungen der Gebrauch des Gebärstuhls die Regel.

Abb. 48
Hieroglyphen. Die beiden altägyptischen, etwa aus der Zeit 1500 v. Chr. stammenden Schriftzeichen bedeuten »Gebären«. Sie zeigen die damals gebräuchliche hockende und kniende Stellung auf dem Gebärstein, und zwar stellt das Bild links eine Geburt im Knien dar (Hieroglyphe aus dem Geburtshaus des Tempels von Esneh), das Bild rechts eine hockende Geburt auf Ziegelsteinen (Hieroglyphe aus der Stele von Harris)

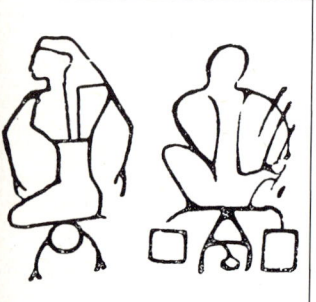

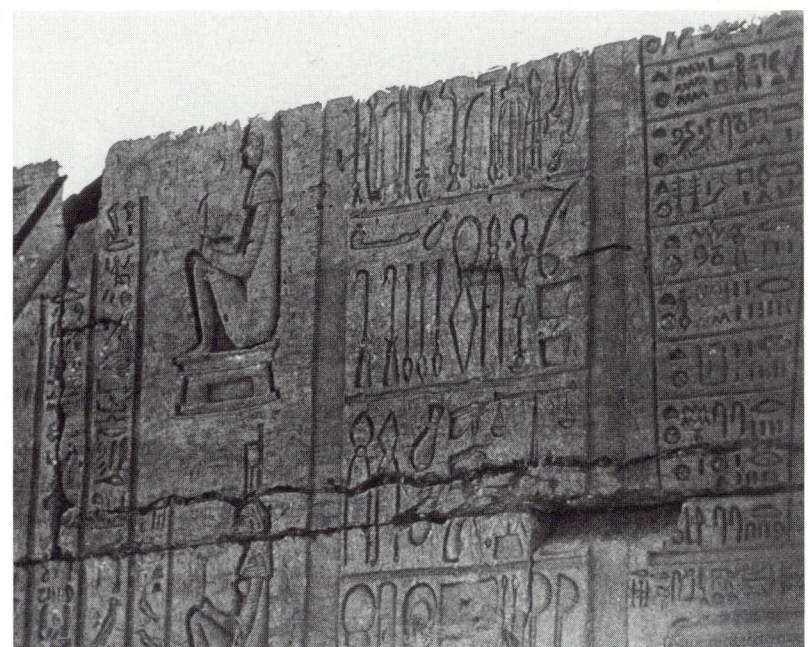

49

Abb. 49
Relief des Tempels von Kom Ombo am Nil, ptolemäisch. Die Reliefs wurden 180–116 v. Chr., ein zweiter Teil 217–218 n. Chr. erstellt. Sie zeigen eine Königin bei der Geburt auf dem Gebärstuhl und chirurgische Instrumente

Abb. 50
Orientalischer Gebärstuhl. Zusammenlegbarer altägyptischer Gebärstuhl aus Ebenholz. Diese Art von Stuhl war im Orient noch bis etwa 1920 in Gebrauch

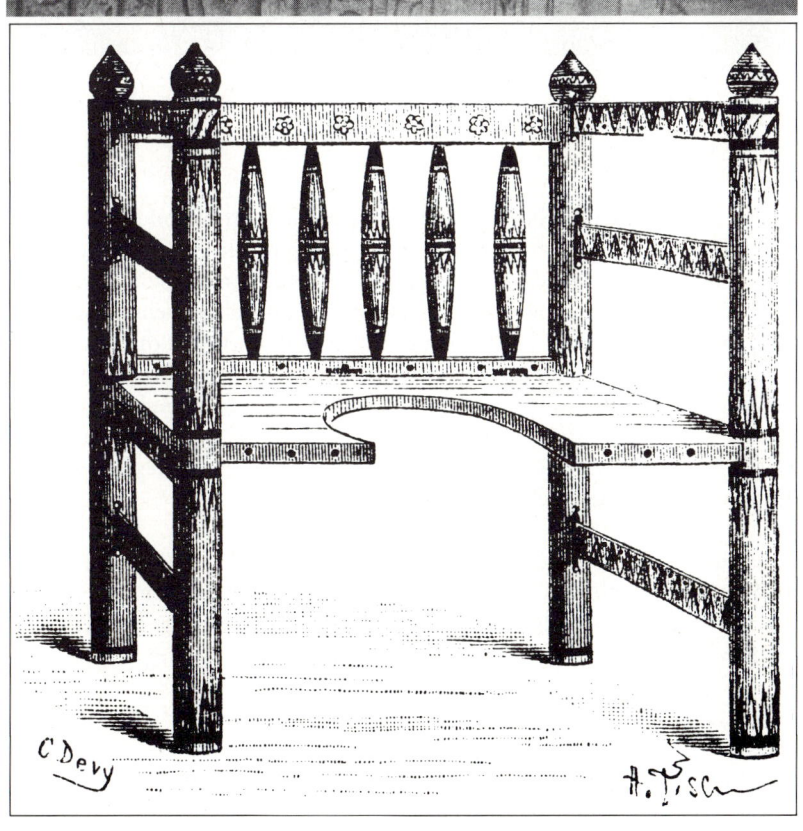

50

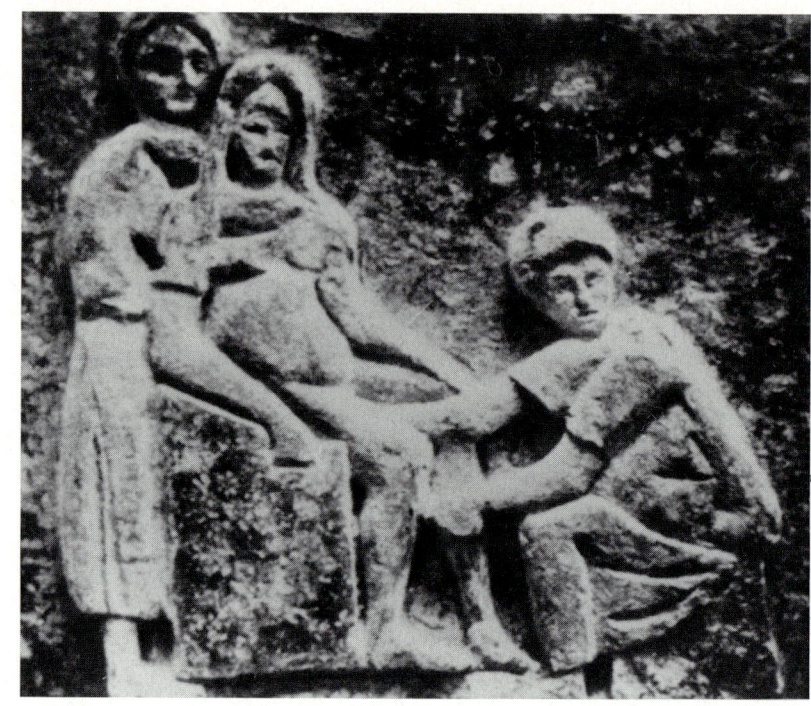

Abb. 51
In Ostia gefundene römische Grabstele (1. Jahrhundert v. Chr.). Die Gebärende sitzt auf einem Stuhl. Die Helferin hinter ihr übt mit beiden Händen Druck auf den Fundus uteri aus, während die Hebamme das Kind in Empfang zu nehmen scheint

Abb. 52 (Seite 107)
Illustration aus einer arabischen Handschrift (Makomad von Hairiri Neschki). Die Abbildung zeigt die sitzende Stellung bei der Geburt. Die Frau sitzt auf einem Hocker und wird seitlich von einer Helferin und der Hebamme gestützt

Der Gebärstuhl in der griechischen und römischen Antike

In der griechischen Antike wurde der Gebärstuhl bereits von *Hippokrates* empfohlen, besonders zur Erleichterung von schwierigen Geburten und erschwerter Plazentalösung. Er empfahl, das Kind nicht abzunabeln und die Mutter auf den Gebärstuhl zu setzen, der durchbrochen und erhöht war, so daß das Kind an der Plazenta hängen blieb und diese durch sein Eigengewicht hinausbeförderte. *»Er betont, dass diese Massnahme mit größter Vorsicht, sorgfältig und ohne schmerzhafte Kontraktionen auszuführen sei, um Entzündungen zu vermeiden«* (59). Später waren es die Ärzte *Artemidor, Soran, Moschien, Aetius* und *Paul von Aegina*, die für die Verwendung des Gebärstuhls eintraten.

Es ist hervorzuheben, daß die Frauen jener Zeit auch in sitzender oder halbsitzender Stellung auf einem lehnenlosen Hocker gebaren, von hinten und seitlich durch Helferinnen gestützt. Solche Sitzgelegenheiten darf man aber genau genommen nicht zu den Gebärstühlen zählen.

Soran gibt eine erste ausführliche Beschreibung eines Gebärstuhls, was zeigt, welchen Wert man ihm ärztlicherseits beigemessen hat. Von besonderer Bedeutung waren die »Querhölzer« (Griffe), an denen sich die Kreißende festhalten konnte, sowie die Rückenlehne, die den Hüften und dem

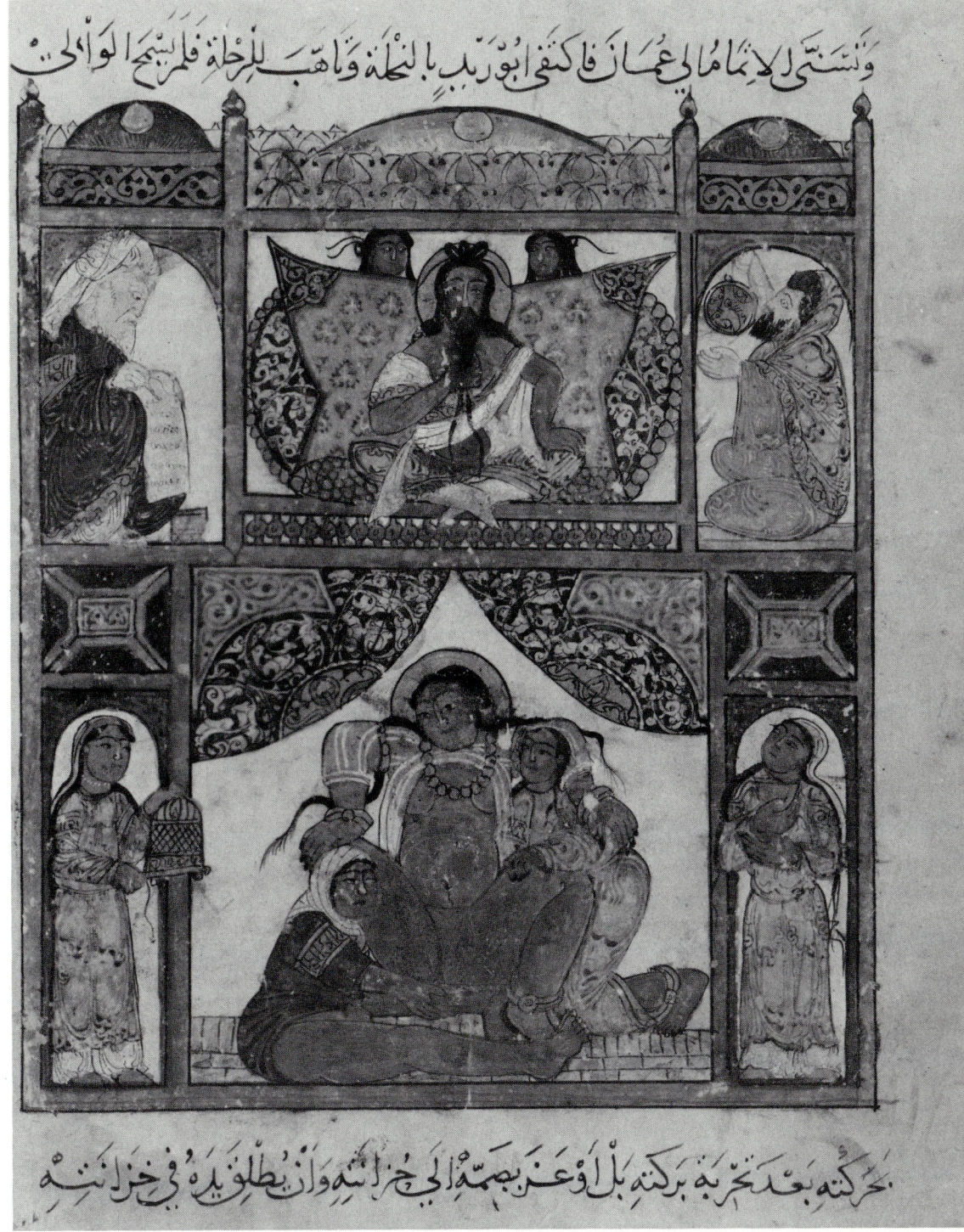

وَيَسْتَرِي الْإِمَامَ الِّي عُمَانَ فَاكْتَفِّي أَبُو زَيْدٍ بِالنَّخْلَةِ وَاهَبٍ لِلرَّاحَةِ فَلَمْ يَسْمَحِ الْوَالِي

بِحَرَكَتِهِ بَعْدَ دَخْرَبَةٍ بَرَكَتِهِ بَلْ أَوْعَزَ بِصَمَّةٍ الِّي خِزَانَتِهِ وَأَنْ يَطْلُوذَ يَدَهُ فِي خِزَانَتِهِ

Becken das Zurückweichen unmöglich machte (5). Solche Gebärstühle wurden übrigens von römischen Hebammen von Haus zu Haus geschleppt.

Neben anderen wichtigen geburtshilflichen Anweisungen bemerkt *Soran* zur Verwendung des Gebärstuhls: *»Der Zeitpunkt, zu dem man die Frau auf den Gebärstuhl setzt, wird durch die vollständige Eröffnung des Muttermundes bedingt, so dass der Austritt des Kindes bald erfolgen kann durch die aktive Mitarbeit der Frau.«* Das Bild eines Gebärstuhls aus der Antike findet sich auf einem Tonrelief aus dem 1. Jahrhundert v. Chr., auf einer in Ostia gefundenen römischen Grabstele einer Hebamme (Abb. 51). Die Gebärende sitzt auf einem Gebärstuhl mit Arm- und Rückenlehnen. Die hinter ihr stehende Helferin übt mit beiden Händen Druck auf den Fundus uteri aus, während die Hebamme vor ihr das Kind in Empfang zu nehmen scheint.

Nach dem Untergang der griechisch-römischen Geburtshilfe wurden die frauenheilkundlichen Verordnungen von der arabischen Geburtshilfe übernommen (um 700 n. Chr.), so auch der Gebrauch des Gebärstuhls. Davon zeugt beispielsweise ein sehr schönes Bild (Abb. 52) in einer alten arabischen Handschrift (34). Bis ins 20. Jahrhundert hinein wurde der Gebärstuhl bei den östlichen Völkern verwendet, sogar bei solchen, die zum Sitzen selten einen Stuhl benutzten (Abb. 53). In Syrien wurde er in einen Schaukelstuhl umgewandelt, der der Frau verschiedene Neigungen ermöglichte (Abb. 54). Syrische und ägyptische Hebammen hatten, wie ihre römischen Kolleginnen, einen eigenen Stuhl, den sie von Haus zu Haus trugen. In jenen beiden Ländern wurden noch bis etwa zum Jahre 1920 Gebärstühle verwendet.

Abb. 53
Gebärstuhl aus Zypern, 1890

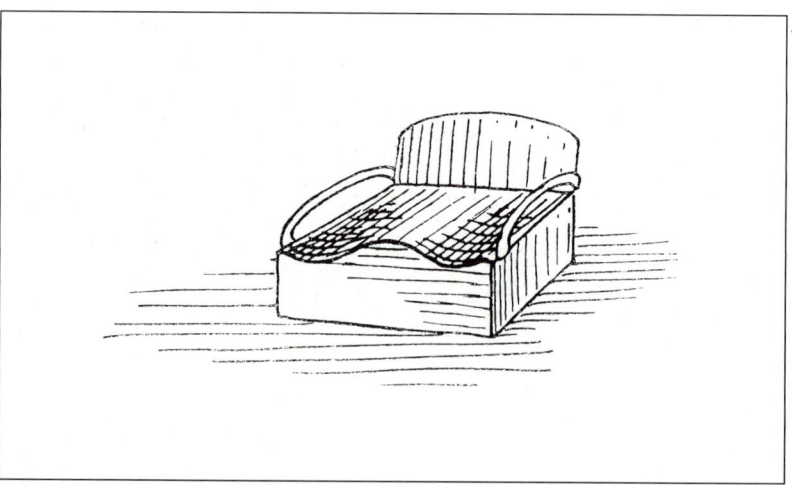

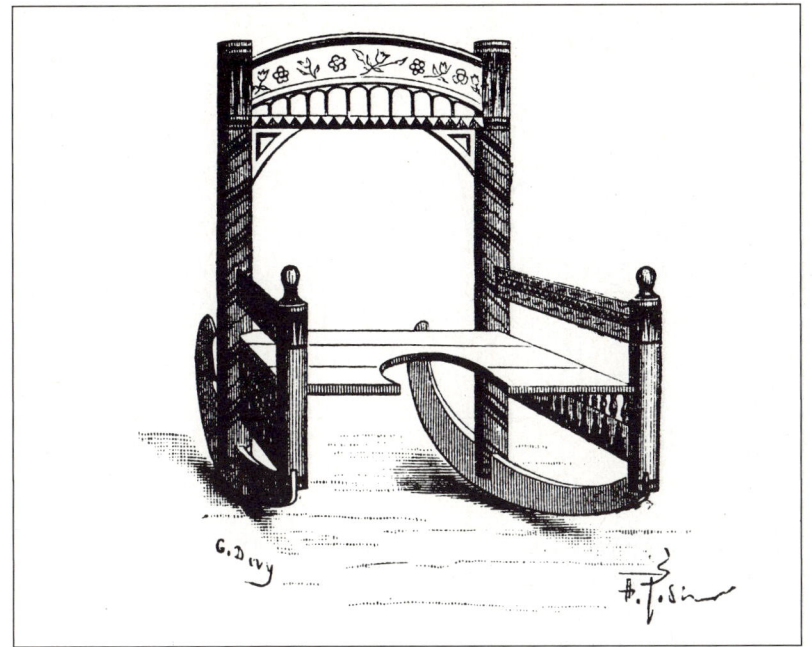

Abb. 54
Schaukelgebärstuhl aus Syrien (19. Jahrhundert)

Über die Verwendung des Gebärstuhls in Europa nach dem Niedergang des römischen Reiches und durch das Mittelalter hindurch ist nur sehr wenig bekannt. Es ist möglich, daß durch den Kontakt mit dem arabischen Kulturkreis und mit dem Orient der Gebärstuhl auf Umwegen wieder in Europa eingeführt wurde.

Die Erfindung der Buchdruckerkunst (um 1450) brachte auch auf dem Gebiete der Medizin und der Geburtshilfe einen großen Wandel mit sich. Von da an finden sich Beschreibungen des Gebärstuhls in sämtlichen geburtshilflichen Schriften. Ihre Autoren hoben stets die Nützlichkeit des Gebärstuhls hervor; es scheint, daß in jener Zeit die Geburt ohne Gebärstuhl als regelwidrig galt. Vor der neuerlichen Verbreitung des Gebärstuhls wurde in Europa in den früher beschriebenen Stellungen geboren.

Während der Gebärstuhl, gefördert von den geburtshilflichen Schriften, seinen Weg von Italien aus *(Savonarola)* in andere Länder Europas nahm, wurde er bis zu seinem Verschwinden im 19. Jahrhundert ständig verändert und verbessert (Abb. 55–58). Wir finden in den Schriften Beschreibungen von Gebärstühlen, die sich nach den Anweisungen von *Hippokrates* und *Soran* richteten. Das erste, 1513 in deutscher Sprache geschriebene, gedruckte Hebammenbuch von *Eucharius Roesslin* (45) enthielt eine schöne Abbildung eines Gebärstuhls. Die Nachfrage nach diesem

Die Verbreitung und Entwicklung des Gebärstuhls in Europa

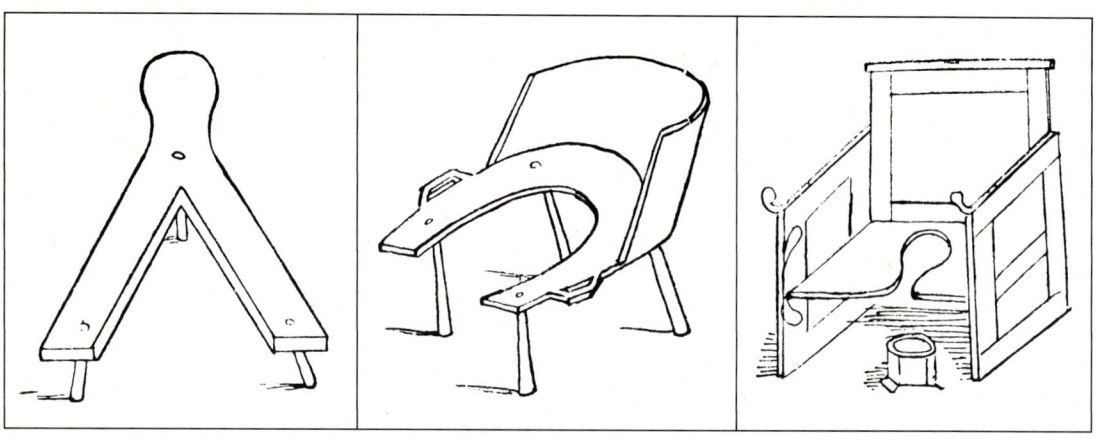

55—57

Buch war übrigens sehr groß; es erlebte bis ins 17. Jahrhundert hinein mehrere Auflagen und wurde in viele Sprachen übersetzt. Dazu schreibt *Stucky* (56): »*Damit war aber auch für die Verbreitung des sogar bildlich dargestellten Gebärstuhls bis in die abgelegendste Gegend gesorgt und es lässt sich denken, dass vielerorts, wo zuvor natürlichere Entbindungssitten herrschten, diese durch den Gebärstuhl verdrängt wurden und in Vergessenheit gerieten.*« Hier stehen wir mittendrin in der Problematik der optimalen Gebärhaltung (Abb. 59).

Befassen wir uns mit den funktionellen Eigenschaften des Gebärstuhls, wie er zu *Roesslins* Zeiten und nachher, also etwa im 16. und 17. Jahrhundert, aussah. Der vierbeinige Stuhl hatte einen ovalen Sitz mit einem halbrunden Ausschnitt. Am Sitz waren zwei feste Griffe angebracht. Der Stuhl hatte zudem eine leicht nach hinten geneigte, unbewegliche Rückenlehne und war etwa 40 cm hoch. Die Frau saß während der Geburt aufrecht im Stuhl und wurde von hinten von einer Helferin gestützt. Hebamme und Geburtshelfer verrichteten ihre Arbeit auf einem kleinen Schemel zu Füßen der Gebärenden. Da damals das Schamgefühl ausgeprägt war, wurde zwischen die Gebärende und dem auf einem Schemel vor ihr sitzenden Geburtshelfer ein Tuch gespannt.

In einem anderen berühmten Hebammenbuch, dem des Zürcher Chirurgen und Hebammenlehrers *Jacob Rueff* (oder *Ruoff*) aus dem Jahre 1554, findet sich eine Modifikation des Stuhls von *Roesslin*. *Rueffs* Stuhl besaß einen vom Sitzbrett bis zum Boden reichenden Vorhang, der die Blöße der Frau bedecken und sie zusätzlich warm halten sollte.

Diese beiden Gebärstuhltypen blieben bis zum Ende des 17. Jahrhunderts in Gebrauch. Der starre Gebärstuhl wurde dann ersetzt durch ein Modell mit Handgriffen und beweglicher Rückenlehne, die den Frauen ein Aus-

58

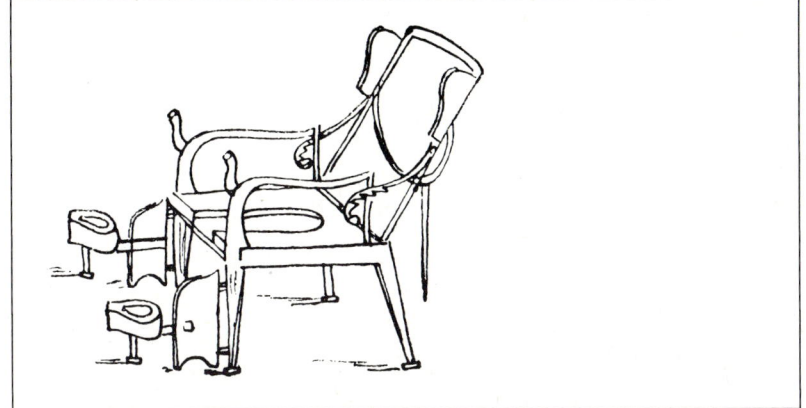

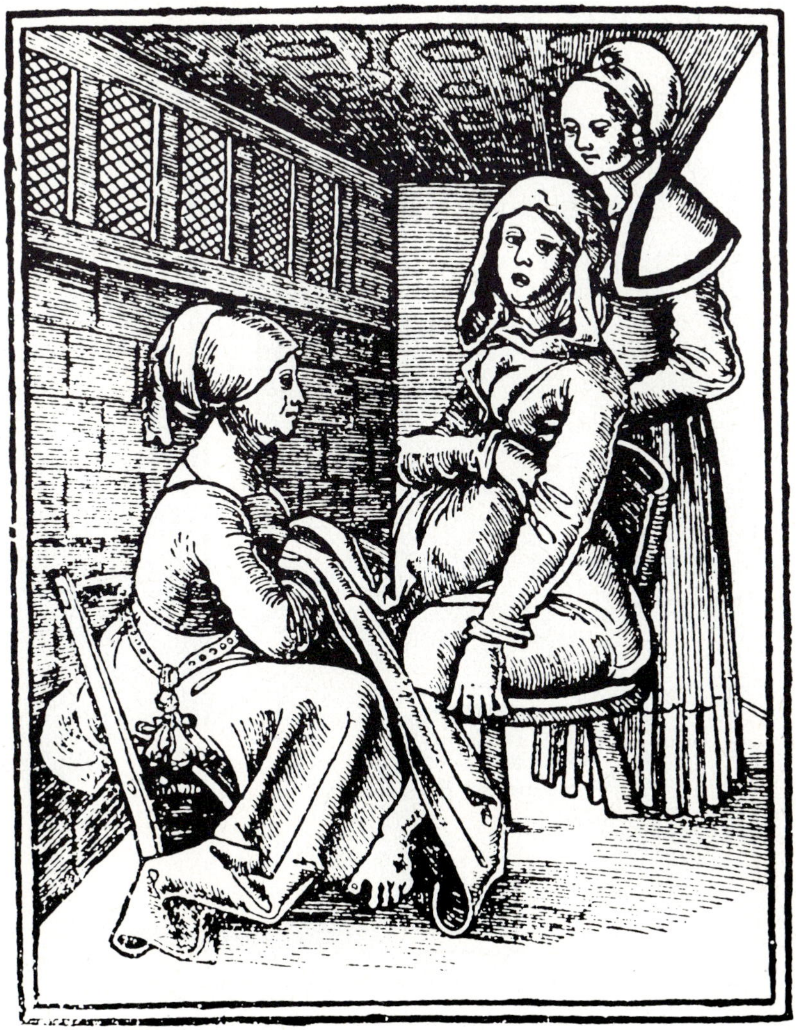

Abb. 55—58
*Entwicklung des Gebär-
stuhls: Savonarola 1547,
Eucharius Rhodius 1544,
Deventer 1701, Stein 1805*

Abb. 59
*Die im 16. Jahrhundert in
Europa gebräuchliche
Entbindung im Gebärstuhl.
Die Hebamme leitet die
Geburt »blind«, das heißt
mit den Händen unter dem
Rock der Gebärenden*

59

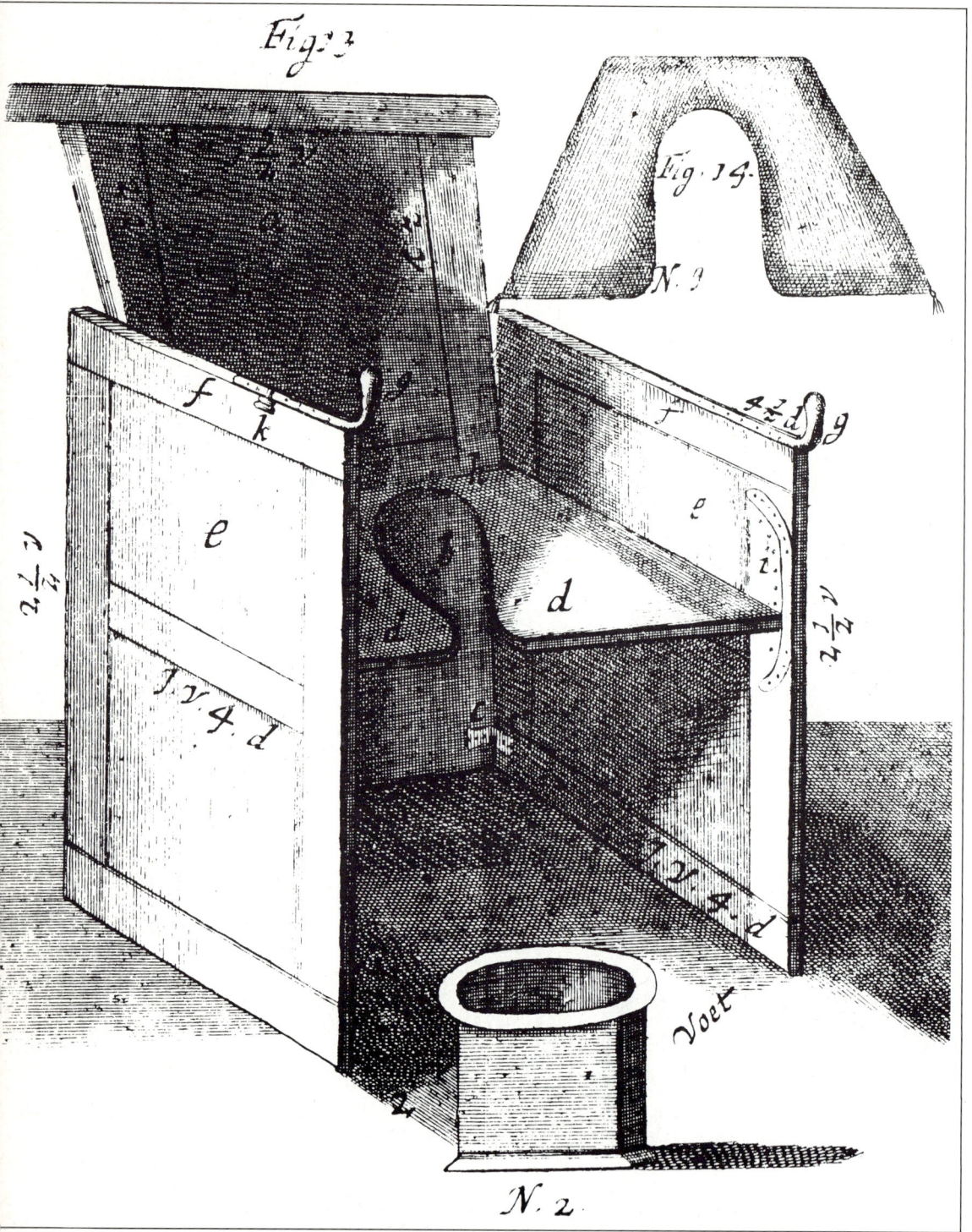

ruhen ermöglichte (Abb. 60). Bekannt ist der vom holländischen Arzt *Hendrik van Deventer* (1651–1724) entworfene Stuhl. Er besaß eine bewegliche Rückenlehne und Handgriffe, dazu gehörten aber erstmals zwei Fußschemel. Der Stuhl, einschließlich der Seitenwände, bestand ganz aus Holz und hatte ein thronartiges Aussehen.

61

Abb. 60 (Seite 112)
Gebärstuhl von Christoph Völler, Chirurg, 17. Jahrhundert. Dargestellt und beschrieben in seinem Lehrbuch »Neueröffnete Hebammenschule«. Der Stuhl weist bereits eine bewegliche Rückenlehne und Handgriffe auf

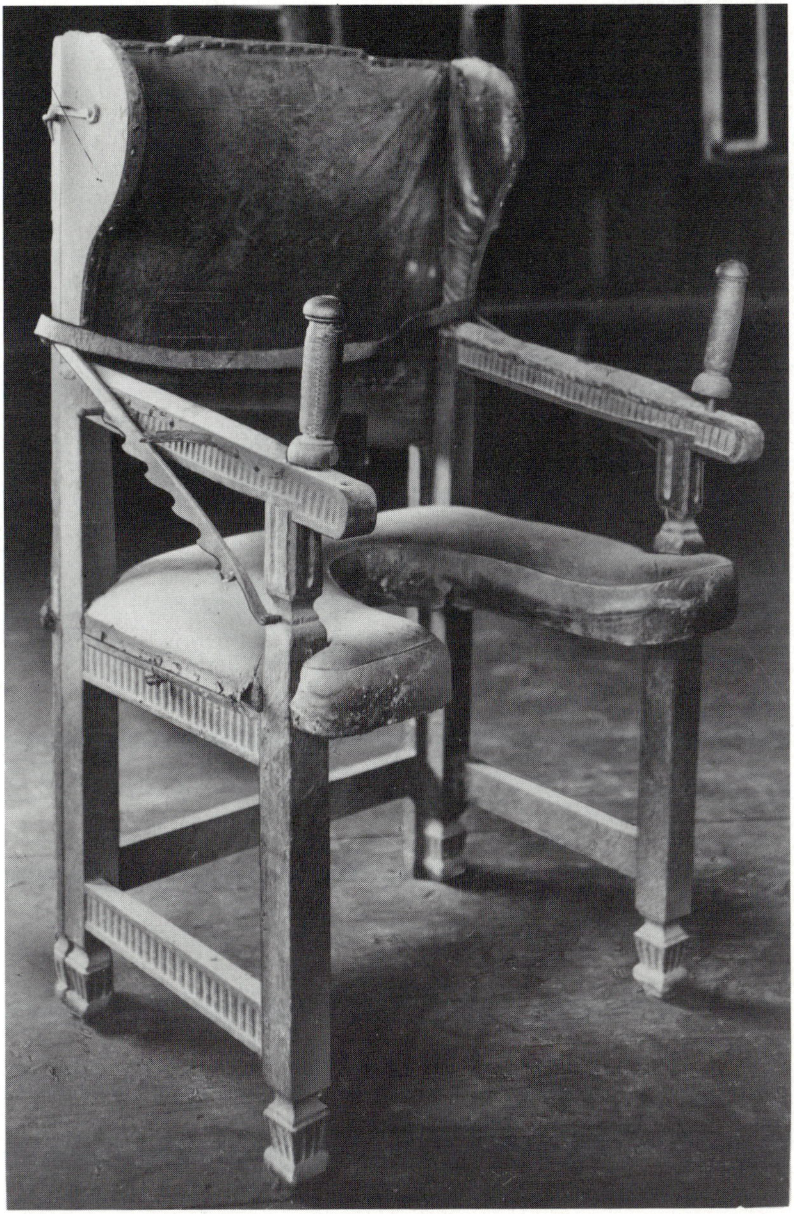

Abb. 61
Guterhaltener gepolsteter Gebärstuhl, Deutschland, 15./16. Jahrhundert

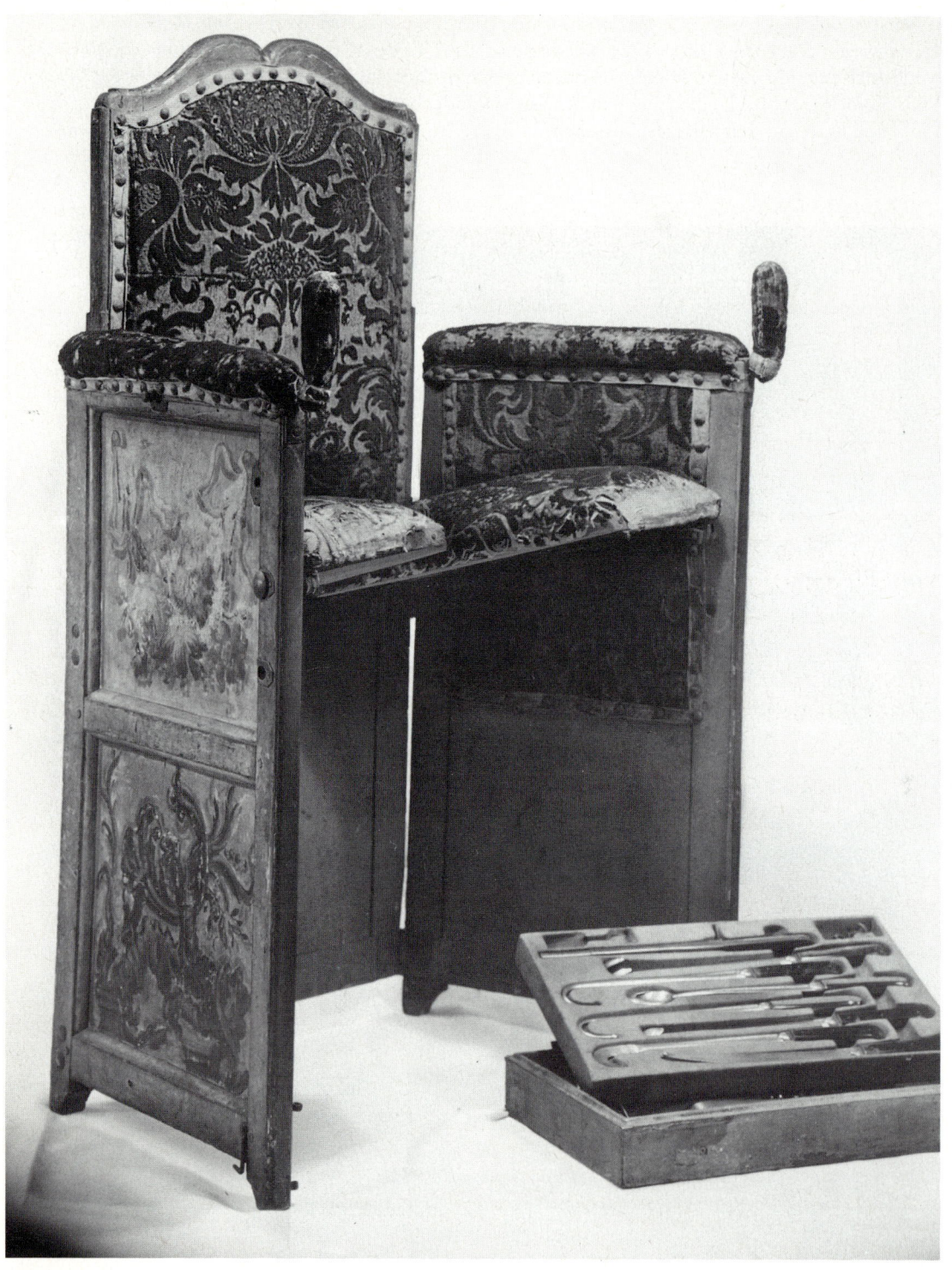

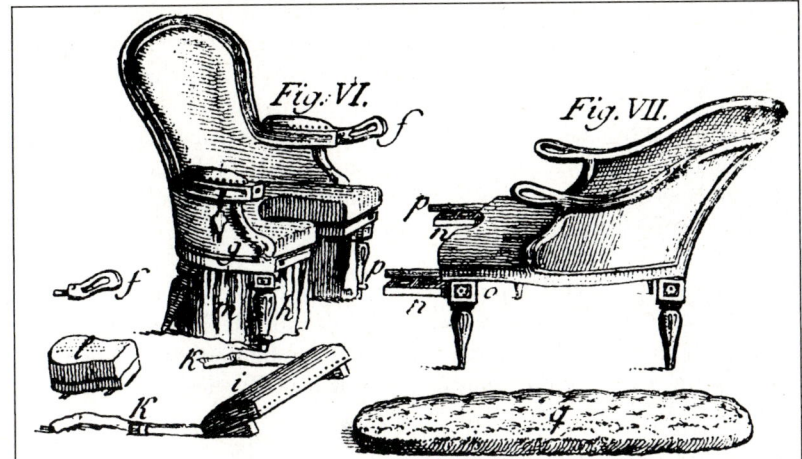

63

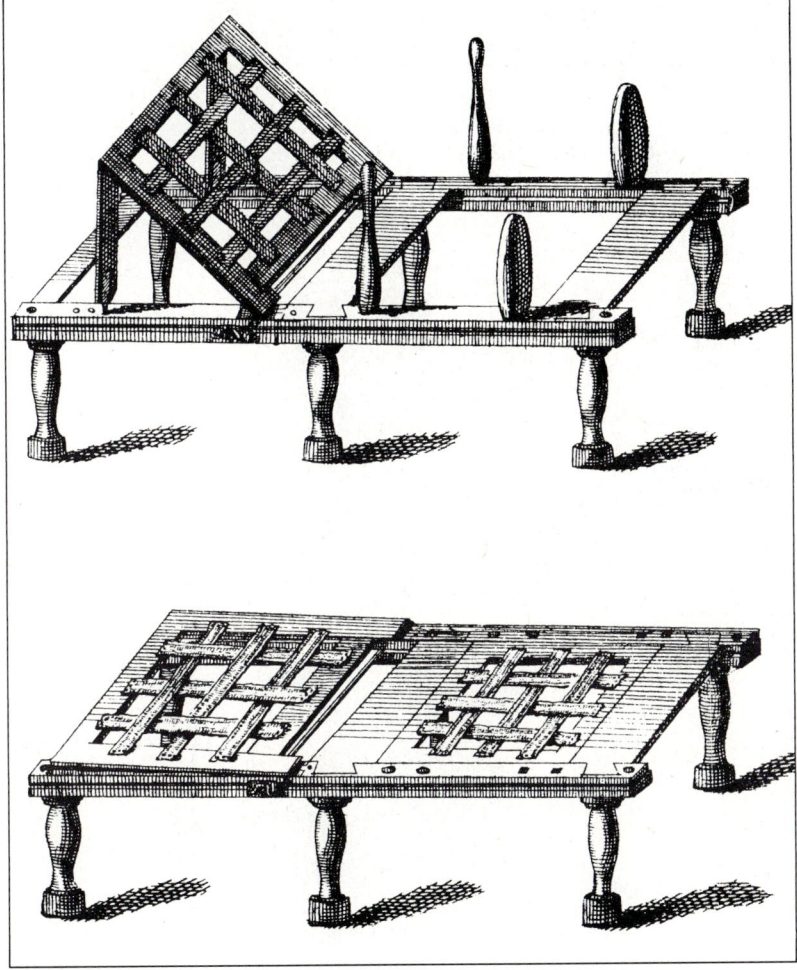

64

Abb. 62 (Seite 114)
*Zusammenklappbarer,
transportabler, gepolsteter
Gebärstuhl, 18. Jahrhundert; rechts unten ein
Besteckkasten mit geburtshilflichen Instrumenten*

Abb. 63
*Zweiteiliger Gebärstuhl,
18. Jahrhundert,
F. Herbinaux. Der Fauteuil
diente für normale Geburten, der andere Teil —
demi-lit genannt — wurde
bei Wendungen oder bei
Zangengeburten benützt*

Abb. 64
*Gebärstuhl in einfacher
Holzkonstruktion, 18. Jahrhundert, Erfinder J. F.
Henckel, Geburtshelfer und
Direktor der Hebammenschule an der Berliner
Charité. Der Gebärstuhl
war in der Mitte beweglich
und wies Stützen für die
Füße sowie Handgriffe auf.
Das Becken der Frau kam
auf ein hartes Kissen zu
liegen*

Zu jener Zeit fand die Geburt im eigenen Hause statt. Die meisten Familien besaßen einen eigenen Gebärstuhl, der sozusagen zum Heiratsgut der Frau gehörte. Je nach sozialem Status war es ein einfacher Holzstuhl (Abb. 61), oder aber er war verziert und mit Malereien geschmückt, sogar gepolstert und mit Samt bezogen (Abb. 62). Oft paßte man den Stuhl der herrschenden Stilepoche an (Abb. 63). Später wurde auch das Gebärstuhlbett den Brautleuten zur Anschaffung empfohlen (»in Zwetschgen- oder Mahagoniholz«).

Natürlich gab es auch Frauen, die sich keinen eigenen Gebärstuhl oder kein eigenes Gebärbett leisten konnten, so daß die Hebamme zur Geburt ihren Stuhl mitbringen mußte. Oft besaß auch die Gemeinde einen Gebärstuhl, der zur Entbindung ausgeliehen wurde. Zu diesem Zweck wur-

Abb. 65

Gebärstuhl aus der ersten Hälfte des 18. Jahrhunderts, verwendet von der berühmten Hebamme Justine Siegemund

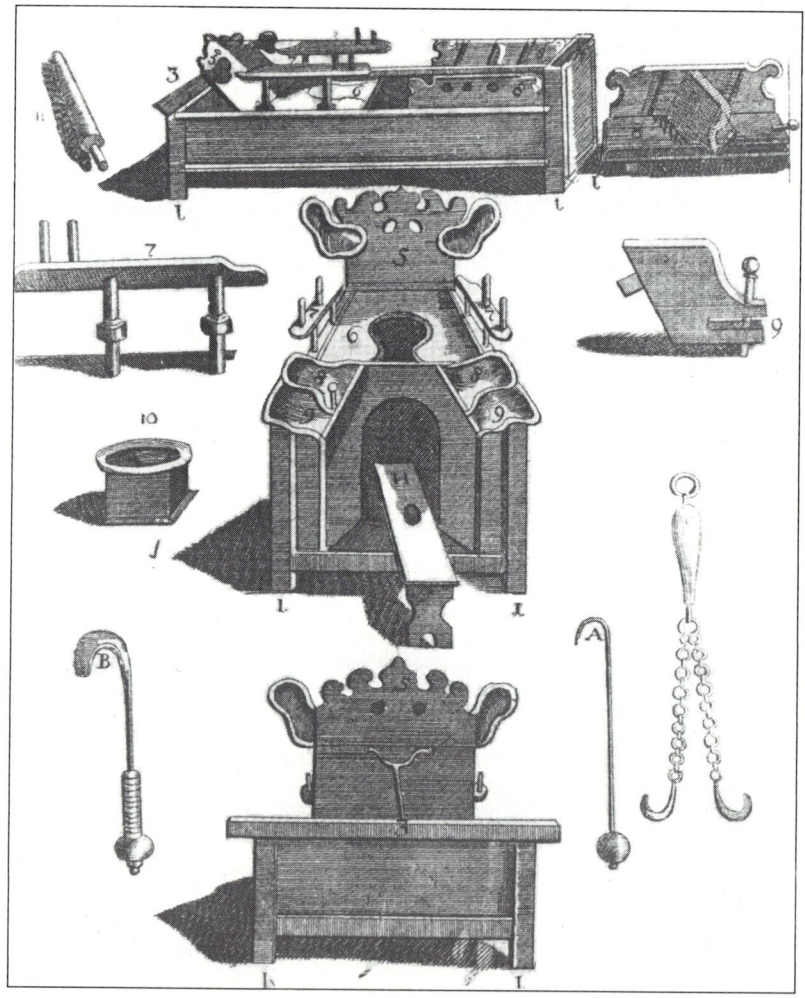

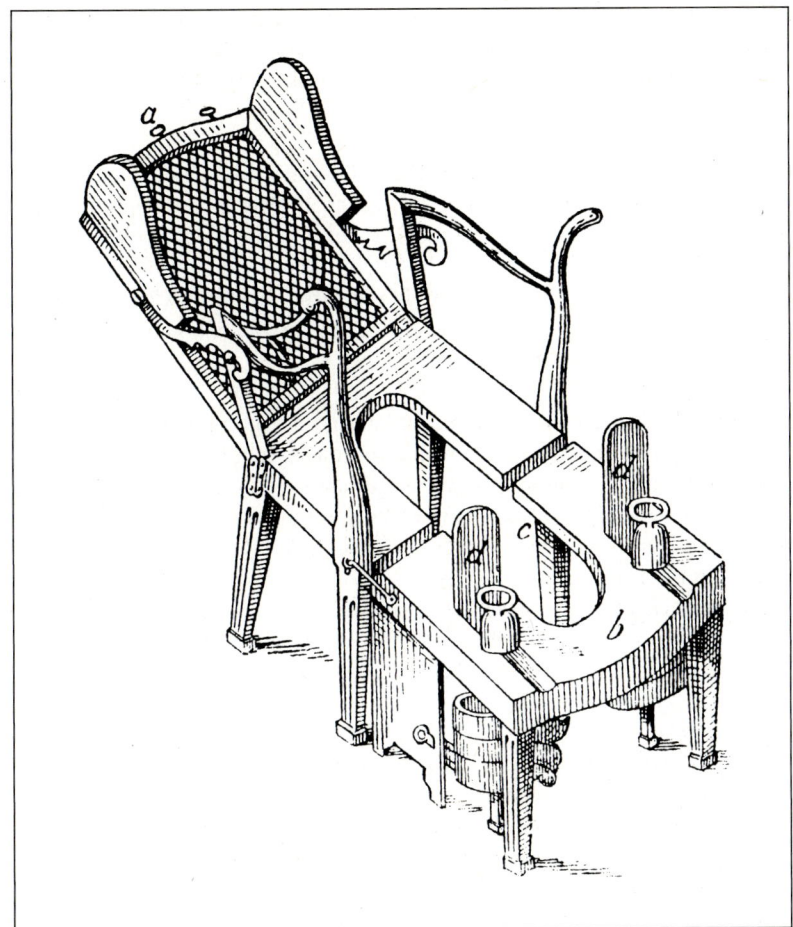

Abb. 66
Verstellbarer Gebärstuhl aus dem Jahre 1772, konstruiert von Georg Wilhelm Stein, Professor für Geburtshilfe in Marburg

den Gebärstühle gebaut, die zusammenklappbar waren und unauffällig transportiert werden konnten (Abb. 64). Einen solchen Stuhl konstruierte zum Beispiel *F. B. Osiander* in Göttingen (1792−1822), der damalige Leiter der Universitäts-Frauenklinik. Das Modell eines zusammenlegbaren Stuhls, der sich in einem Koffer oder in einem Rucksack tragen ließ, befindet sich in der Sammlung des medizin-historischen Instituts der Universität Zürich. Es sei hier jedoch eine treffende Bemerkung von *Stucky* zitiert (56): »*Dass allerdings der Geburtshelfer einer in ihren Wehen liegenden Gebärenden nicht gerade Zuversicht und Vertrauen einflösste, wenn er den in seine Teile zerlegten Gebärstuhl zu montieren hatte, ist begreiflich*« (Abb. 65).

Die bekanntesten Stühle zu jener Zeit waren die von *W. Stein* (1772) und von *J. C. Stark* (1787). Der Gebärstuhl von *Stein* (Abb. 66) wies eine Verlängerung auf, die es erlaubte, eine liegende Position einzunehmen; so konnte sich die Gebärende zwischen den Wehen ausruhen. Diese Kombination darf wohl als Vorgängerin des sogenannten »Gebärstuhlbetts« angesehen werden, das anfangs des 19. Jahrhunderts in Deutschland üblich wurde.

Es ist zu beachten, daß die französische Geburtshilfe den Gebärstuhl damals längst aufgegeben hatte und die Frauen im Bett gebären ließ. Es dürfte ihr Einfluß gewesen sein, der zur Entwicklung des Gebärstuhlbetts beitrug. So wurde auch versucht, ein gewöhnliches Bett durch Anbringen von Sitzbrett, verstellbarer Lehne, Handgriffen und Fußstützen in einen Gebärstuhl umzuwandeln – Bestrebungen also, die sich heute wiederholen!

Wie wichtig den damaligen Geburtshelfern die Lagerung der Gebärenden war, zeigt der Umstand, daß beispielsweise sehr schöne Empire- und Biedermeierbetten zu diesem Zweck umgestaltet wurden. Die bekanntesten Gebärstuhl-»Designer« waren zu dieser Zeit *Schmitson* in Jena und *E. von Siebold* in Berlin. Die Unmöglichkeit jedoch, solche Möbel zu transportieren und der hohe Preis verhinderten ihre Verbreitung. *E. von Siebold* selber verzichtete in späteren Jahren auf den Gebrauch seines Gebärstuhlbetts und wurde eifriger Verfechter der Entbindung im Bett, wobei er allerdings ein spezielles Geburtskissen (Abb. 67) benützte (54).

Es sei hier noch auf eine ganz besondere Konstruktion hingewiesen, auf das Gebärstuhlbett des Dr. *B. C. Faust* aus Brückleburg (um 1810). *Faust* darf wohl als einer der ersten deutschen Ärzte gelten, der von *Rousseaus* »Zurück zur Natur« beeinflußt worden war (wir kommen später auf den Einfluß der Lehre *Rousseaus* auf die französische Geburtshilfe zurück). *Faust* konstruierte ein Gebärbett, das – nach *Stucky* – jeden aktiven geburtshilflichen Eingriff des Geburtshelfers oder der Hebamme zu verhindern suchte. Die Bestrebung *Fausts* zeigt, daß zu dieser Zeit (Ende 18., Beginn 19. Jahrhundert) in der Geburtshilfe nicht mehr viel der Natur überlassen wurde und daß man eingriff, wo man konnte. Das *Faust*sche Gebärbett wollte aber nicht nur der Mutter die Geburt erleichtern, sondern fiel auch durch seine Einstellung zum Kind auf. So schreibt *Faust*, daß das neue Bett der »grässlichen Geburtszange« und dem »abscheulichen Haken« die Herrschaft nehmen und die Frauen wieder zum natürlichen Gebären anhalten sollte. Auch den Neugeborenen soll mit der Konstruktion der Eintritt in die Welt erleichtert werden, da sie nicht in die Hände der Hebamme, sondern in eine ausgepolsterte, vorgewärmte Höhle gelangen, wo sie sich von den Strapazen der Geburt »gemächlich erholen« können. Das war ein wahrhaft neuer, zu dieser Zeit revolutionärer Gedanke, der sich mit den Bestrebungen der modernen Perinatologie vergleichen läßt.

Um 1810 erschien *Schregers* Schrift (50). Sie zählt etwa 60 Gebärstühle bzw. Gebärstuhlbetten verschiedener Erfinder auf. (An geburtshilflichen

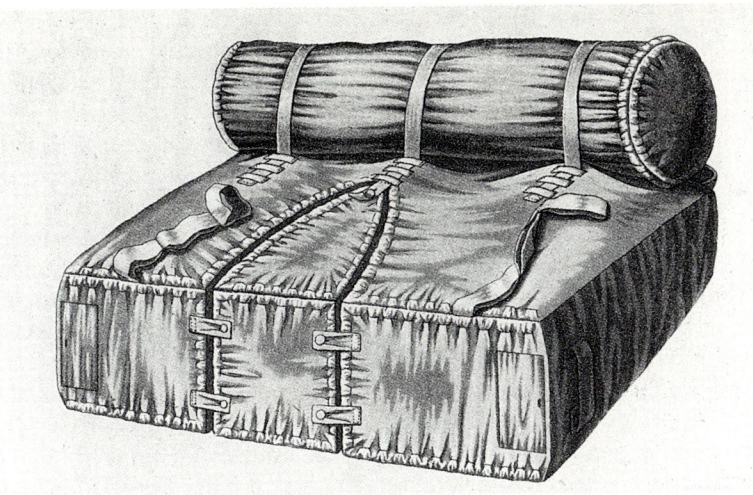

Abb. 67
Gebärkissen nach E. von Siebold, 1818

Instrumenten wie Hebel zählte man 27, dazu kamen 11 Beckenmesser und 31 Haken verschiedenster Ausführungen. Zangen, das Hauptrequisit des Geburtshelfers im 18. Jahrhundert, existierten nach *Stucky* in 68 Variationen.)

Die große Zahl verschiedener Gebärstühle, Gebärstuhlbetten und das *Siebold*sche Gebärkissen, die alle um die Mitte des 19. Jahrhunderts in Deutschland existierten, zeigen, daß es zum guten Ruf eines Geburtshelfers zu gehören schien, einen eigenen Gebärstuhl erfunden zu haben und ihn auch zum Verkauf anzupreisen. Obwohl immer noch die einfachen Stühle des 15. und 16. Jahrhunderts wie auch die technisch verbesserten des 17. und 18. in Gebrauch waren, begannen einige der Modelle eher komplizierten Maschinen zu gleichen, in denen die Frau keine Möglichkeit hatte, ihre eigene, ihr angenehme Stellung einzunehmen. Einige der Stühle waren auch zu kompliziert, um von der Hebamme bedient zu werden. Man kann sich vorstellen, daß schon der Anblick des mit Rädern, Federn und Rollen versehenen Stuhls eine gebärende Frau in Panik versetzen konnte.

Älteren und neueren Schriften über die Geburtshilfe ist zu entnehmen, daß das Verschwinden des Gebärstuhls in Europa dem Einfluß der französischen Geburtshilfe zuzuschreiben ist, vor allem dem Geburtshelfer *Mauriceau* (1637–1709). Er zog die Geburt im Bett aus folgenden Gründen vor: *»Pour éviter l'incommodité et l'embarras de les y transporter aprês«* (55). Es war also die Bequemlichkeit des Arztes, der es vermeiden

Das Verschwinden des Gebärstuhls in Europa

119

wollte, die Frau nach der Geburt vom Gebärstuhl ins Bett tragen zu müssen. Diese Bemühung um die gebärende Frau war aber bereits in der Antike üblich und wurde zum Beispiel von *Soran* eingehend beschrieben.

Anfang des 18. Jahrhunderts vollzog sich in der französischen Geburtshilfe — medizingeschichtlich gesehen — ein bedeutender Umschwung: der Übergang von der weiblichen auf die männliche bzw. ärztliche Geburtshilfe. Wie wir wissen, lag die Geburtshilfe früher, wie auch heute noch in vielen Kulturkreisen, ganz in den Händen von Frauen. Mit dem Aufkommen der Schulmedizin, durch das erweiterte Wissen über Anatomie und Physiologie und durch die klinische Erfahrung wurde die Geburtshilfe zu einem Spezialgebiet. Die in Frankreich und Deutschland gegründeten Gebärkliniken wurden von Männern geführt. Hier hatten die Studierenden der Medizin Zutritt; wie wir wissen, war lange Zeit das Medizinstudium den Frauen nicht zugänglich. Infolge der vernachlässigten Fachausbildung der Hebammen konnten diese mit der Entwicklung der Geburtshilfe nicht Schritt halten. Die berufliche Qualität der Hebammen wurde angezweifelt, und so verdrängte man sie aus der wichtigen Aufgabe, die sie in der praktischen Geburtshilfe erfüllten; in ländlichen Gegenden Europas, wo Hebammen stets noch als Vertreterinnen der volkstümlichen Geburtshilfe ihre Positionen innehatten, war das erst viel später der Fall.

Wir möchten bemerken, daß nach dem zweiten Weltkrieg die volkstümliche Geburtshilfe in ganz Europa zu existieren aufhörte. Mit ihrem Verschwinden nahmen Spitalgeburten zu, und der soziale und berufliche Status der Hebammen veränderte sich. Man darf annehmen, daß durch diese Änderungen im Laufe der Zeit wertvolles Wissen aus der praktischen Erfahrung der Hebammentätigkeit verloren ging. Dies wirkte sich auch auf die vertikale Gebärhaltung in ihren verschiedenen Variationen und auf den Gebrauch des Gebärstuhls aus. Zudem wurde von den Ärzten die liegende Stellung für die ständig zunehmenden geburtshilflichen Eingriffe bevorzugt.

Das Verschwinden des Gebärstuhls in Frankreich um die Mitte des 18. Jahrhunderts wurde aber auch stark beeinflußt durch Geist und Philosophie von *J. J. Rousseau* (1712—1778) mit seiner Einsicht der »Rückkehr zur Natur«. Seine Philosophie machte auch vor der Geburtshilfe nicht halt, und man gestand der Frau »das Recht auf eine natürliche Geburt« zu. Mit der Frage, wie weit man aber in dieser Hinsicht der »Natur« wirklich entgegengekommen ist, werden wir uns noch zu befassen haben.

Nachdem also die Geburt im herkömmlichen Gebärstuhl — dem »chaise obstétricale« — abgeschafft wurde, ging man dazu über, in einem speziell dafür eingerichteten Bett zu gebären. Das in verschiedenen Variationen hergerichtete Bett — der Oberkörper wurde zum Beispiel durch Kissen etwas erhöht — ging als »lit de misère« in die Geschichte der französischen

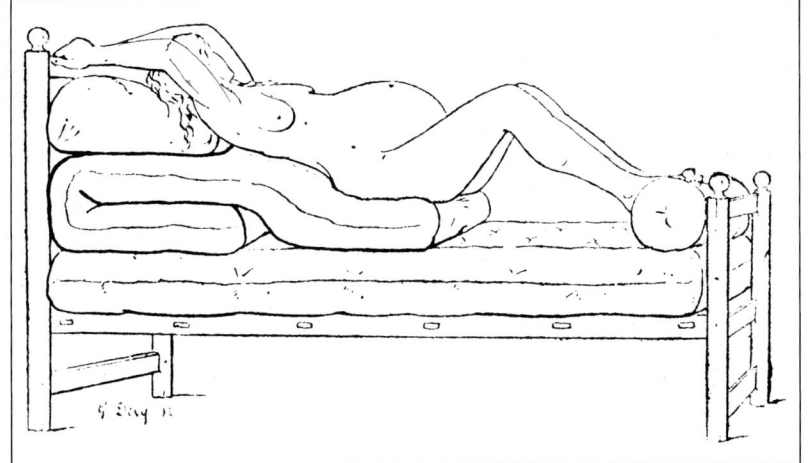

Abb. 68
*»Lit de misère moderne«.
Eingeführt in Frankreich
im 18. Jahrhundert von
Mauriceau. Im 19. Jahrhundert wird die liegende
Geburt in der Schulmedizin
überall gebräuchlich. Der
Gebärstuhl wird zum historischen Requisit in Museen*

Geburtshilfe ein (Abb. 68). Der französische Geburtshelfer *Baudeloque* weist auf das »lit de misère« hin, das gegenüber allen Stühlen unbestreitbare Vorteile aufweise, da es der Gebärenden eine bequeme Lage und dem Geburtshelfer die Möglichkeit gebe, jeglichen Eingriff gut und ohne Behinderung vorzunehmen.

In England wurde 1751, nach der Abschaffung des Gebärstuhls, vom Geburtshelfer *Burton* die Seitenlage eingeführt, mehr aus puritanischen, denn aus geburtshilflichen Erwägungen. Der Rücken der Gebärenden sollte nämlich dem Geburtshelfer zugewendet werden, um ihr Schamgefühl zu respektieren. Diese Lage wird in der Literatur als »englische Seitenlage« bezeichnet. 1773 befürwortete ein anderer Geburtshelfer, *White*, die Gebärlage auf der linken Seite. Seine Idee war, damit eine Erschlaffung der Bauchmuskeln zu bewirken. Man lagerte die Frau am Rande des Bettes, zwischen die Knie wurde ihr ein dickes Kissen geschoben, um die Spreizung der Beine zu erleichtern. Einen Vorteil sah man vor allem in der besseren Überwachung des Dammes sowie in der Verringerung der Gefahr eines Dammrisses. *Playfair* gibt schriftliche Anweisungen zum Dammschutz und zur Anwendung der Zange in der Seitenlage. Im übrigen zeigen die schriftlichen Zeugnisse, daß die »englische Lage« hauptsächlich bei primiparae angewendet wurde, insbesondere beim Durchtreten des Kopfes. Multiparae wurden meistens in Rückenlage entbunden. *Depaul* allerdings kritisiert die Seitenlage und sieht in ihr vom geburtshilflichen Standpunkt keine Vorteile. Sie scheint ihm unbequem, und außerdem sei die Frau nicht in der Lage, in dieser Position ihre volle Kraft auszunützen. Dennoch verbreitete sich die Anwendung der Seitenlage im ganzen britischen Imperium, dazu in Deutschland, Österreich und der Schweiz. In der heutigen Geburtshilfe ist sie zum Teil immer noch gebräuchlich, aus Tradition, oder auch um Haltungs- und Einstellungskorrekturen zu erzielen.

Während die französische Geburtshilfe den Gebärstuhl um die Mitte des 18. Jahrhunderts gänzlich verließ, bemühte sich die deutsche Geburtshilfe noch hundert Jahre länger um diesen und versuchte, ihn durch ständige Verbesserungen weiter zu verwenden. Es wurden Modelle entwickelt, die zahlreiche funktionelle Verbesserungen aufwiesen und der Frau auch eine liegende Haltung erlaubten (Abb. 69). Die Gegner des Gebärstuhls wiesen insbesondere darauf hin, daß es falsch sei, der Gebärenden in der Eröffnungsphase eine bestimmte Lage aufzuzwingen. Das deutet darauf hin, daß die Anweisungen der Ärzte aus der Antike, was den Zeitpunkt der Benutzung des Gebärstuhls betrifft, nicht befolgt wurden. Die Frau wurde zu früh auf den Gebärstuhl gebracht, das heißt vor der vollständigen Eröffnung des Muttermundes.

Zu Beginn des 19. Jahrhunderts kam dann auch in Deutschland die zentrale Stellung des Gebärstuhls ins Wanken. Zum Zeitpunkt seines Verschwindens existierten in Deutschland etwa 60 verschiedene Modelle – vom einfachen Holzstuhl bis zur komplizierten technischen Gebärmaschine. Man begann aber, an den alten Überlieferungen zu zweifeln: da war einmal der Einfluß der sich in einer Blütezeit befindlichen französischen Geburtshilfe, da waren die im vorhergehenden Jahrhundert in Deutschland entstandenen Gebäranstalten (Straßburg 1782, Göttingen und Berlin 1751, Wien 1752, Würzburg 1799), und da waren die dort tätigen, fortschrittlichen, oft in Frankreich ausgebildeten Geburtshelfer.

Unter den Gegnern der Gebärstühle nahm die Wiener Schule die wichtigste Stellung ein. Alle ihre Lehrer waren vehemente Verfechter der Entbindung im Bett oder im Querbett. Dazu schreibt *Stucky: »Lukas Boer (1789–1822, Leiter der Wiener Gebäranstalt) kommt eigentlich das grösste Verdienst in der Verbannung des Gebärstuhls aus Gebärstuben und Gebäranstalten zu.«* *Lukas Boer* wird im übrigen als der bedeutendste Reformator der deutschen Geburtshilfe betrachtet; die »natürliche« Geburtshilfe war sein Hauptanliegen. Wie *Stucky* bemerkt, hatte von den damals bekannten Geburtshelfern bis dahin niemand so energisch und zielbewußt den Geburtsvorgang den Naturkräften überlassen wollen. Diese Geisteshaltung brachte ihn auch in schärfsten Gegensatz zu *F. B. Osiander* in Göttingen, der in seiner »Entbindungskunst« selbst die aktivsten Tendenzen der französischen Geburtshilfe übertraf; er war ein ausgesprochener operativer Geburtshelfer. Auf 1 000 Geburten verzeichnete *Boer* fünf, *Osiander* 400 Zangengeburten! (56).

Osiander benützte für die Entbindung ein Stuhlbett und hielt die Entbindung der Frau im Bett für unbequem; für *Boer* war die natürlichste Entbindungsart die Seitenlage. Dazu schrieb er: »*Die natürlichste Entbindungsart ist, dass die Gebärenden vollkommen zur linken Seite liegen, den Hintern gegen den Rand des Bettes gekehrt und die Knie gegen den Bauch gezogen.*« Wie man sieht, interessierte die Gebärhaltung den Geburtshelfer sehr und gab Anlaß zu Diskussionen und zu fanatischen polemischen

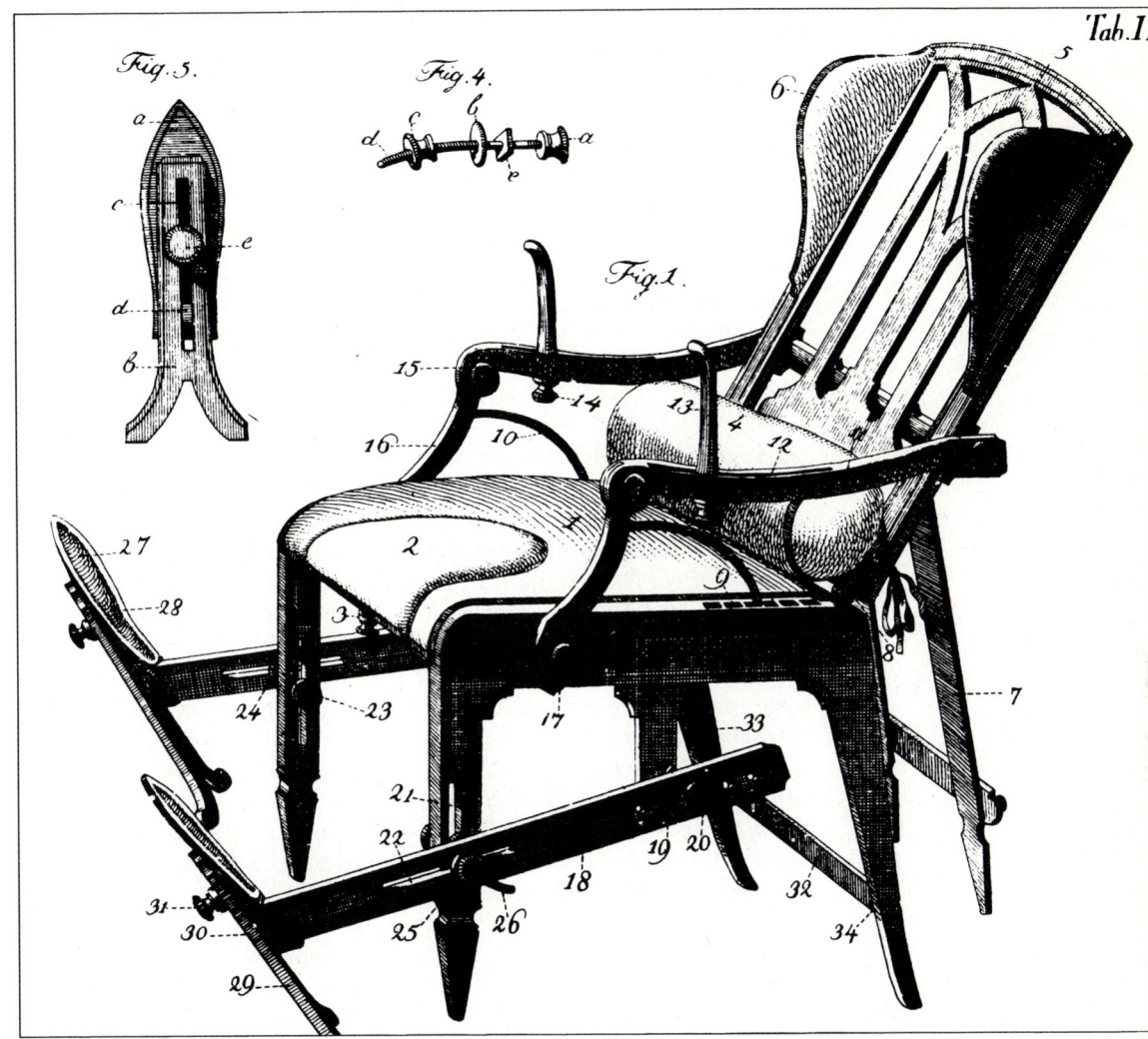

Tab. II

Abb. 69 *Gebärstuhl aus dem letzten Jahrzehnt des 18. Jahrhunderts. Holzkonstruktion mit zahlreichen technischen Verbesserungen, erfunden von Anton Schmidtmüller (1776–1809), Professor für Geburtshilfe. Der Stuhl wurde vom Erfinder in der Zeitschrift »Vervollkommnung der Entbindungskunst« als absolute Neuheit zum Gebrauch empfohlen*

Schriften, vor allem wider den Gebärstuhl. In den Gebäranstalten, wo man diesen noch verwendete, wurde aus ihm immer mehr ein Operationsstuhl bzw. -tisch.

In den vierziger Jahren des letzten Jahrhunderts wurde der Gebärstuhl nur noch vereinzelt gebraucht, insbesondere auf speziellen Wunsch von Frauen, die noch an eine Entbindung im Stuhl gewöhnt waren. Dazu schrieb *Spiegelberg*, ein Geburtshelfer in Göttingen, im Jahre 1858: »*Das gewöhnliche Bett ist entschieden das beste Geburtslager und allen künstlichen Vorrichtungen, besonders den Gebärstühlen, vorzuziehen.*« Letztere seien übrigens längst als unnütz aus der Mode gekommen und nur noch in den Händen veralteter Hebammen und Accoucheure in Gebrauch. Für den angehenden Arzt sei es wichtig, daß er jede Hilfeleistung mit so wenigen Apparaten als möglich verrichten könne.

Die Entbindung im Bett hat sich alsdann überall durchgesetzt, zum Teil unter Verwendung des von *Siebold* entworfenen Gebärkissens, welches das Herrichten des Geburtslagers erleichterte. In den geburtshilflichen Werken der fünfziger- und sechziger Jahre des letzten Jahrhunderts wird der Gebärstuhl nur noch als historisches Requisit der Geburtshilfe erwähnt. Einzig *Credé* verwendete den Gebärstuhl noch zur geburtshiflichen Demonstration der »natürlichen Geburt« vor Studenten im Hörsaal. Aber auch von diesem Platz wurde der Gebärstuhl durch das Querbett verdrängt.

So ausgezeichnet die von uns öfters zitierte geschichtliche Abhandlung von *Stucky* auch ist, so unterläßt es der Autor leider, die gegen Ende des 19. Jahrhunderts einsetzende Tendenz zur Wiedereinführung des Gebärstuhls zu erwähnen. 1898 zum Beispiel setzte sich der bekannte Geburtshelfer *Ahlfeld* in Marburg für die erneute Verwendung des Gebärstuhls ein, rund 50 Jahre also nach seinem »endgültigen« Verschwinden. Er empfahl ihn für komplizierte Situationen unter der Geburt wie auch zur Abkürzung der Austreibungsphase und argumentierte dabei wie folgt: *»Die Anwendung eines Gebärstuhls ist angezeigt, wenn der Kopf den Beckenboden erreicht hat und die lange Dauer der Geburt oder die Ermüdung der Gebärenden eine Abkürzung dieser Austreibungsphase wünschenswert machen − Verhältnisse, die den Arzt häufig kurzerhand zur Zange greifen lassen«* (1). *Ahlfeld* beobachtete unter anderem auch, daß der kindliche Kopf bei vertikaler Stellung der Gebärenden in der Wehenpause nicht wieder zurückrutscht.

Aber *Ahlfeld* war nicht der erste Verfechter einer Wiedereinführung des Gebärstuhls. Bereits 1882 hatte sich nämlich *Engelmann* (10) dafür ausgesprochen, wie ganz allgemein für die halbsitzende Stellung bei der Geburt: *»Trotz Einflusses der Zivilisation vermieden die Gebärenden der unwissenden, aber gut beobachtenden Naturvölker − Neger und Indianer − die ›modische‹ Rückenlage und bestätigten damit, dass die Rückenlage die Geburt aufhält und der leichten, sicheren und schnellen Entbindung zuwiderläuft. Die Rückenlage ist nicht allein die naturwidrigste, unphysiologischste: sie beraubt die Frau vor allem anderen der Vorteile, welche die Schwerkraft als Hilfsmittel zur Austreibung des Kindes uns bietet, sie vernichtet die Wirkung der Bauchmuskeln, indem sie die Austreibung fast allein den der Hilfe beraubten und ermüdeten Uterusmuskeln überlässt. Anatomisch, theoretisch und praktisch sind die geneigten Lagen die der Gebärenden am meisten zusagenden Stellungen: dafür stellt die Ethnologie unwiderlegbare Beweise. Wir müssen auf die halbsitzende Stellung zurückgreifen und uns fragen, ob wir den Gebärstuhl wieder einführen sollen oder nicht.«*

Bevor wir uns den Bemühungen um die Wiedereinführung der vertikalen Gebärhaltung bzw. des Gebärstuhls in der Geburtshilfe des 20. Jahrhunderts zuwenden, sei nochmals auf einige Gründe seines Verschwindens hingewiesen. Für einige dieser Gründe können wir heute größtes Verständnis aufbringen, bei anderen wieder kann man geteilter Meinung sein; verschiedene der vorgebrachten Argumente müssen aber als falsch angesehen werden.

Dies alles möge uns zu Reflexionen zwingen hinsichtlich heutiger Erkenntnisse in der Geburtshilfe.

○ Man sah ein, daß die Geburt ein natürlicher Vorgang und die psychische Einstellung der Gebärenden zu ihr von großer Wichtigkeit sei. Man wollte die Frau vor Angst, unnatürlichen Anstrengungen und vor technischen Einrichtungen verschonen. Unter den »unnatürlichen Anstrengungen« verstand man etwa das Ziehen und Festhalten an Handgriffen und dergleichen oder das Abstützen bzw. Abstoßen der Beine.

○ Die Erkenntnisse über die Asepsis und das Puerperalfieber in der Mitte des 19. Jahrhunderts brachten den schlecht zu reinigenden hölzernen Gebärstuhl seiner Ansteckungsgefahr wegen endgültig zum Verschwinden.

○ Man war überzeugt, daß die aufrechte Körperhaltung zahlreiche Gefahren mit sich brachte. Es sei vor allem der zu starke Drang zum vorzeitigen Pressen bei nicht eröffnetem Muttermund hervorgehoben, was zu schlechter Verarbeitung der Wehen, zur raschen Ermüdung und Verzögerung der Geburt führte. Schon die Ärzte der Antike hatten ja davor gewarnt, die Frau vor der vollständigen Eröffnung auf den Gebärstuhl zu bringen *(Soran)*.

○ Man nahm an, daß die sitzende Haltung im Gebärstuhl während der Austreibungsphase einen zu raschen Durchtritt des Kopfes bewirke, die Gefahr des Dammrisses erhöht werde und ein wirksamer Dammschutz nicht möglich war. Gleichzeitig sah man bei zu rascher Geburt die Gefahren des Zuges an der Nabelschnur und hieraus resultierender Komplikationen (Inversio uteri, Ruptur der Nabelschnur, unvollständiger Abriß der Plazenta).

○ Die Geburt im Bett läßt sich für den Geburtshelfer leichter leiten als die auf dem Gebärstuhl. Man konnte auch durch Lagerung der Gebärenden die Lage des Fetus günstig beeinflussen. Ein weiteres Argument: das »Besteigen« des Gebärstuhls zur Austreibungsperiode wurde überflüssig.

○ Man nahm an, daß Körperachse und Führungslinie des Beckens während der Austreibungsphase auch ohne Höherstellen der Gebärenden, das heißt nur durch Anziehen der Beine in Übereinstimmung zu bringen sind.

Abb. 70
Geburt in Rückenlage.
Ausschnitt aus dem Film
»Psychologische Geburts-
erleichterung – Wesen und
Ziel der Readschen Methode«

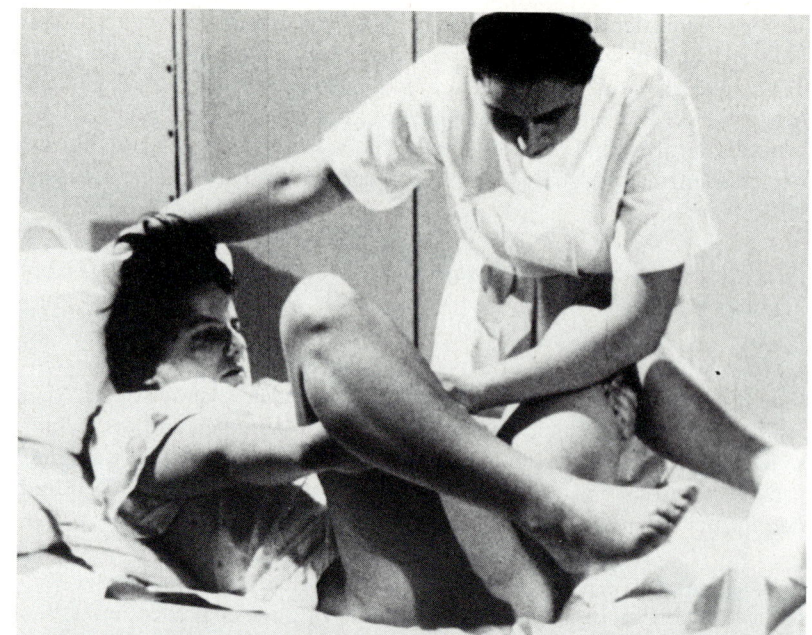

Abb. 71 und 72
Geburt im Querbett

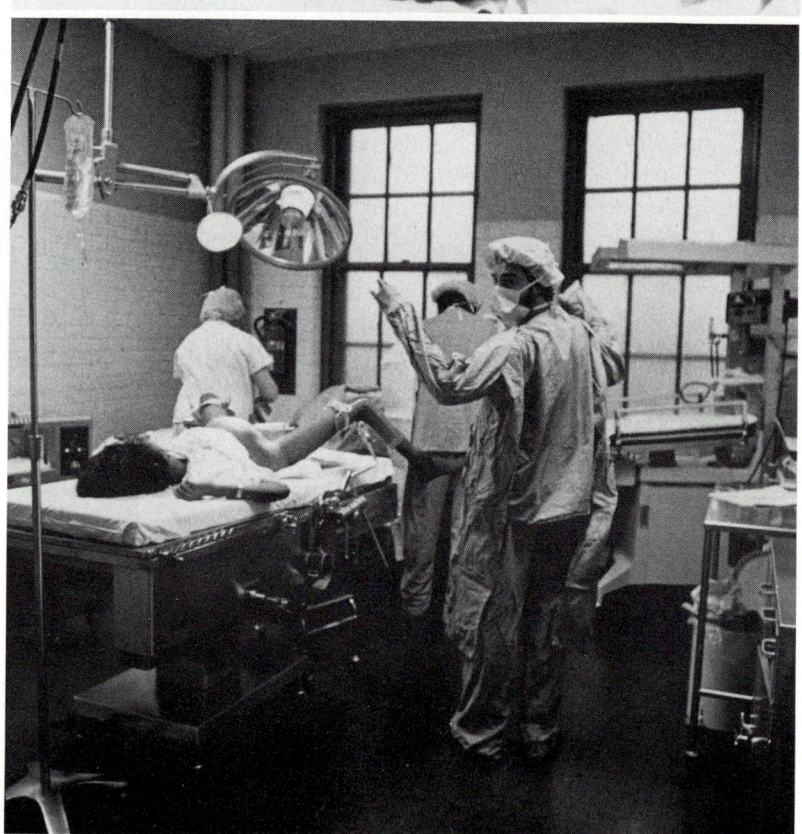

○ Nachdem im 19. Jahrhundert Physiologie und Mechanik des Geburtsvorgangs wissenschaftlich erforscht worden waren, glaubte man an die folgende Erkenntnis: der Schwerkraft kommt bei der Geburt keine fördernde Wirkung zu.

Soweit einige Gründe für das Verschwinden des Gebärstuhls. Er wurde im Spital durch das gewöhnliche Bett (Abb. 70) oder das später entwickelte Querbett (Abb. 71 und 72) ersetzt. Die Rückenlage bei der Geburt wurde üblich. Man hatte also mit der Abschaffung des Gebärstuhls auch die Vorteile vergessen, die die vertikale Haltung der Gebärenden bringt.

72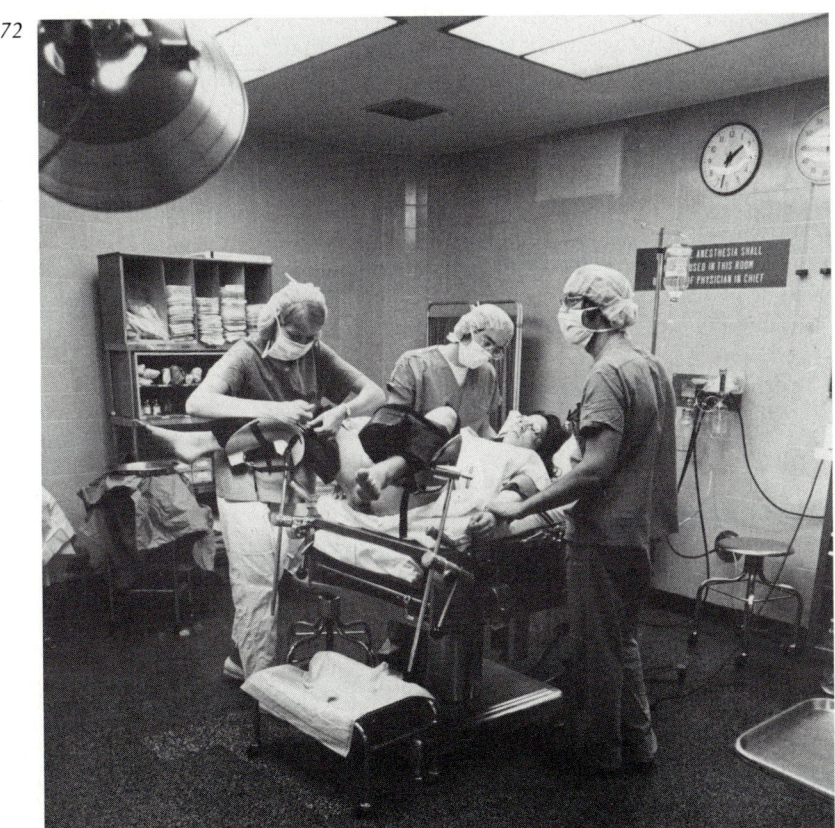

Daß sich die horizontale Lage so lange zu halten vermochte – rund 200 Jahre lang – und sich eine Änderung erst in unseren Tagen anbahnt, ist mehreren Gründen zuzuschreiben (Abb. 73–75):

○ Eine stetige Erweiterung der geburtshilflichen Eingriffe, welche auf die liegende Position der Frau ausgerichtet sind.

○ Bessere Überwachung des Dammes.

○ Bessere Überwachung der Herztöne des Kindes.

○ Nach Ansicht der Geburtshelfer ist in Rückenlage die Leitung und die Führung der Gebärenden, bei zunehmender Anwendung von Sedativa und Analgetika sowie allgemeiner und lokaler Anästhesie, wesentlich leichter.

○ Die liegende Position läßt sofortige geburtshilfliche Eingriffe und Operationen zu.

○ Erleichterung von geburtshilflicher Arbeit von Arzt und Hebamme.

○ Weniger überzeugend ist die Behauptung von der vermehrten Sicherheit bezüglich Hygiene in Rückenlage der Gebärenden.

Renaissance des Gebärstuhls

Gegen Ende des 19. Jahrhunderts setzten sich *Engelmann* und *Ahlfeld* für die vertikale Haltung bei der Geburt und für die Wiederverwendung des Gebärstuhls ein. Die geschilderten Gründe verhinderten dies jedoch vorerst. Erst um 1950 begann die Diskussion darüber erneut; sie hat seit etwa 1970 internationalen Umfang angenommen. Einige Geburtshelfer haben entscheidend zur Neuentwicklung und Verbreitung eines modernen Gebärstuhls beigetragen und damit einen dritten Zyklus in seiner Geschichte eingeleitet (30–32): *Perrusi* (Argentinien); *Caldeyros-Barcia* (Uruguay); *Paciornik* (Brasilien); *Ehrström* (Schweden); *Geiger, Manstein, Keller* (Deutschland), *Valenti* (Italien).

In einigen Ländern Europas, in den Vereinigten Staaten und in anderen außereuropäischen Ländern sind derzeit zwei moderne, voneinander sehr verschiedene Gebärstühle in Gebrauch: ein schwedisches Kombinationsentbindungsbett (Abb. 76), dessen Konstruktion auch liegende Positionen ermöglicht und dadurch in allen Phasen der Geburt verwendet werden kann, und ein amerikanisches Modell der Firma »*Century*« (Abb. 77 und 78). Dieses Modell ist der erste, in unserem Jahrhundert neu entwickelte Stuhl, der in seiner Konstruktion an die früheren Gebärstühle erinnert und wie diese ausschließlich für die Verwendung in der Austreibungsphase bestimmt ist. Er besteht aus einer starren Kunststoffschale, die eine sitzende Position mit leicht abduzierten Oberschenkeln erzwingt. Im Bereich der Schamgegend der Sitzenden befindet sich in der

73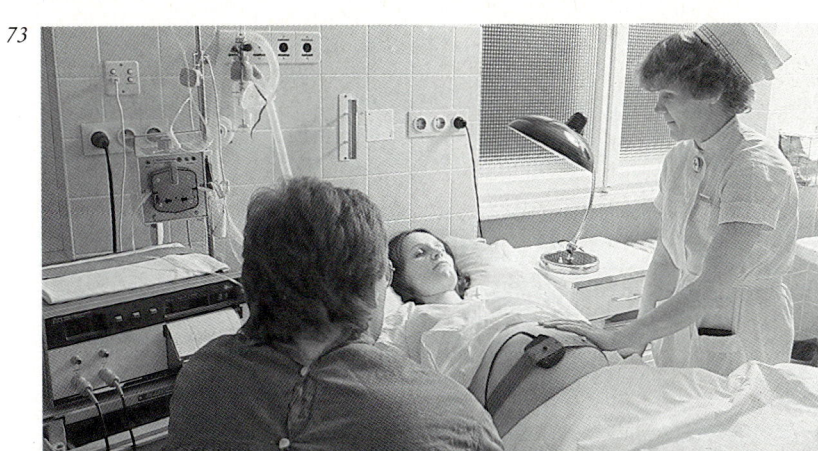

74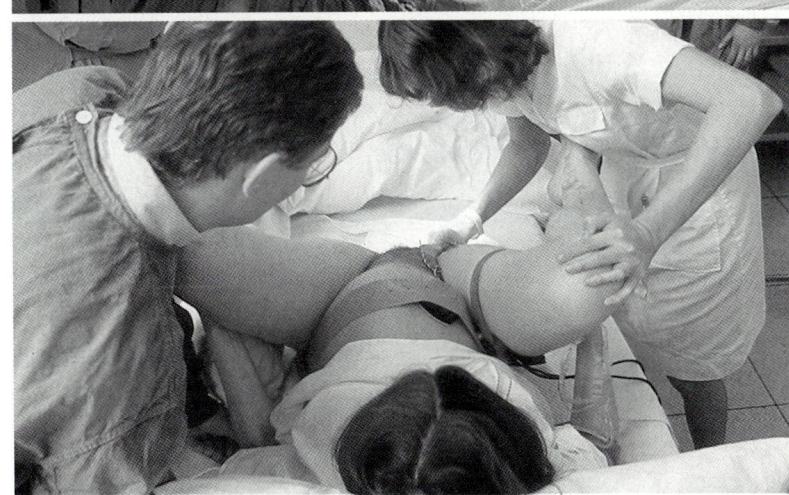

75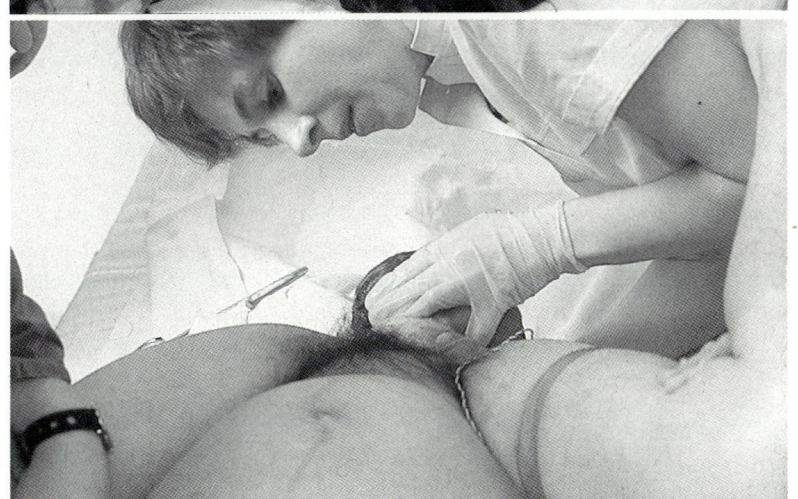

Abb. 73
Der Gebärsaal

Abb. 74
Die Austreibungsphase aus der Sicht der Frau

Abb. 75
Die Entwicklung des Kindes

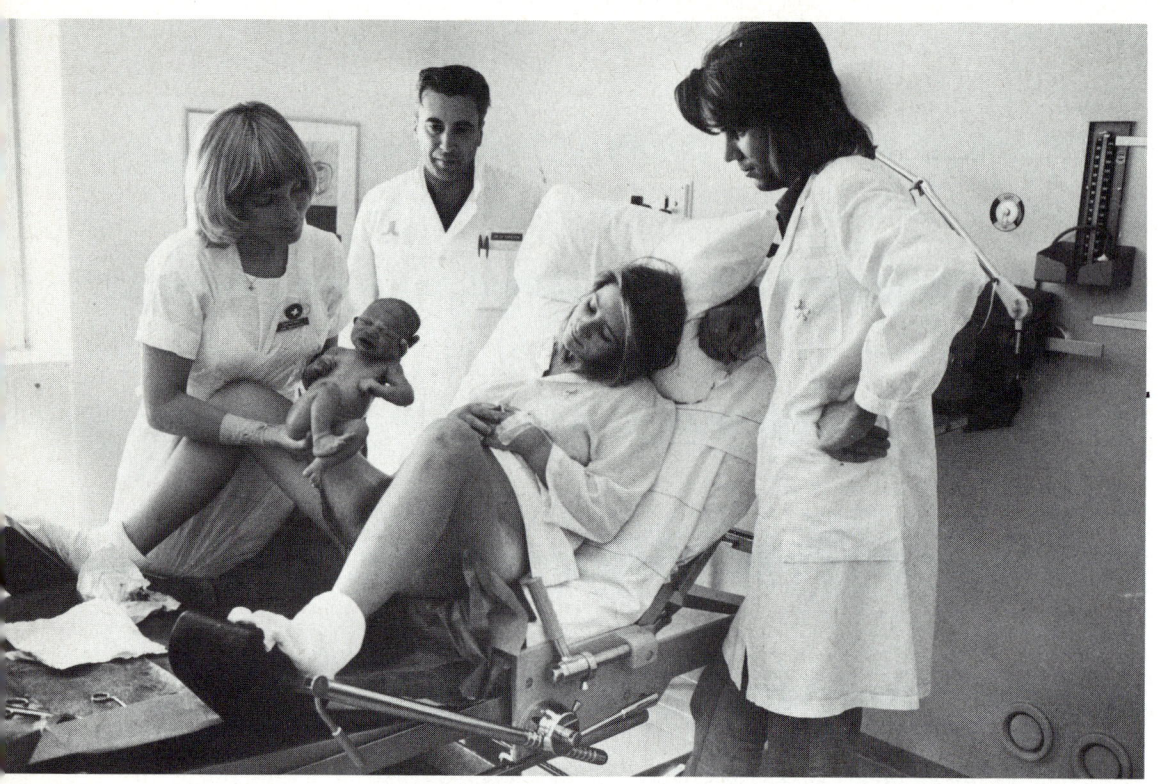

Abb. 76
*Sitzende Geburt im
modernen Kombinations-
entbindungsbett
(Modell LIC), 1973*

Sitzfläche – wie bei den Vorbildern aus der Antike – eine Aussparung. Der Stuhl ist zudem stufenlos und elektrisch um eine in der Gegend des Sakrums der sitzenden Gebärenden befindliche Achse von der vertikalen Sitzposition in eine horizontale Lage verstellbar. Fußstützen und Handgriffe zum Festhalten beim Pressen ergänzen die Ausstattung.

Die Tab. 1 und 2 (Seiten 132 und 133) zeigen, wie viele dieser Stühle zu Beginn des Jahres 1983 in verschiedenen Kliniken Europas, der USA und anderer außereuropäischer Länder in Verwendung standen.

Wissenschaftlich begründete Erfahrungen mit diesen heutigen Gebärstühlen liegen erst bruchstückhaft vor. *Schurz*, *Concin* und *Kobermann* (Landeskrankenhaus Feldkirch, Vorarlberg) haben über ihre Erfahrungen mit dem *Century*-Gebärstuhl berichtet (52). 116 Frauen, die schon einmal spontan geboren hatten, erhielten in der Klinik die Möglichkeit, auf eigenen Wunsch hin in diesem Stuhl zu gebären. Durch Standardinterviews wurde geprüft, wie die Gebärende die sitzende Gebärhaltung bewertete. Mit einer Auswahl subjektiver und objektiver Parameter wurde dann versucht, ein quantifizierbares Urteil des geburtshilflichen Teams zu erhalten. Der wenigen befragten Frauen wegen wirkt die Statistik allerdings nicht ganz überzeugend.

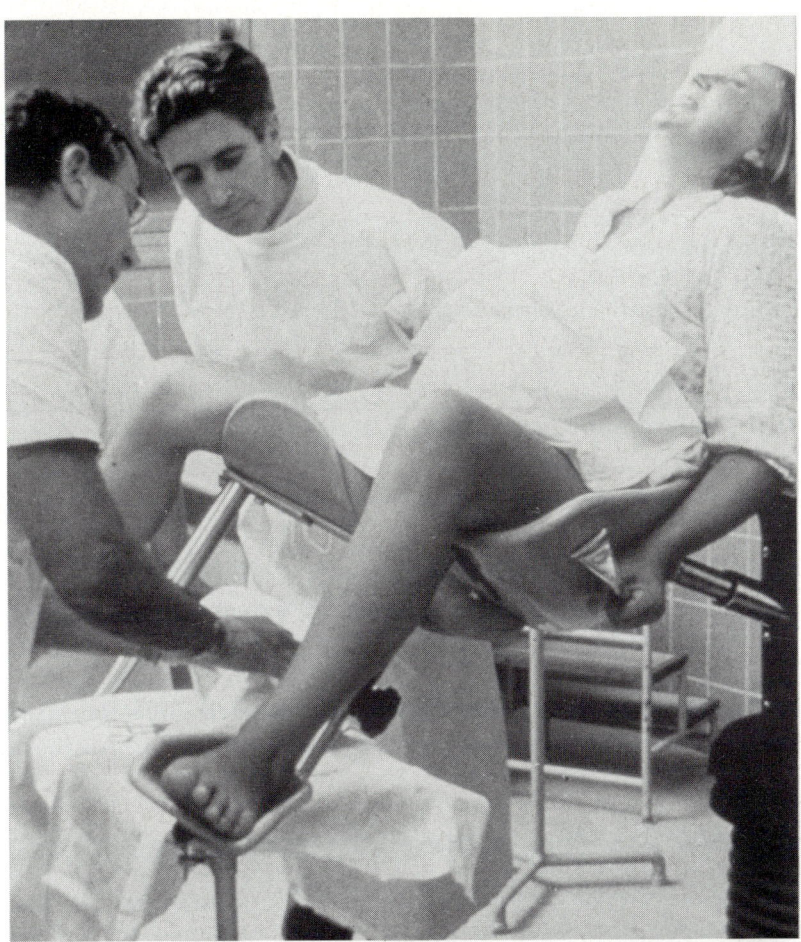

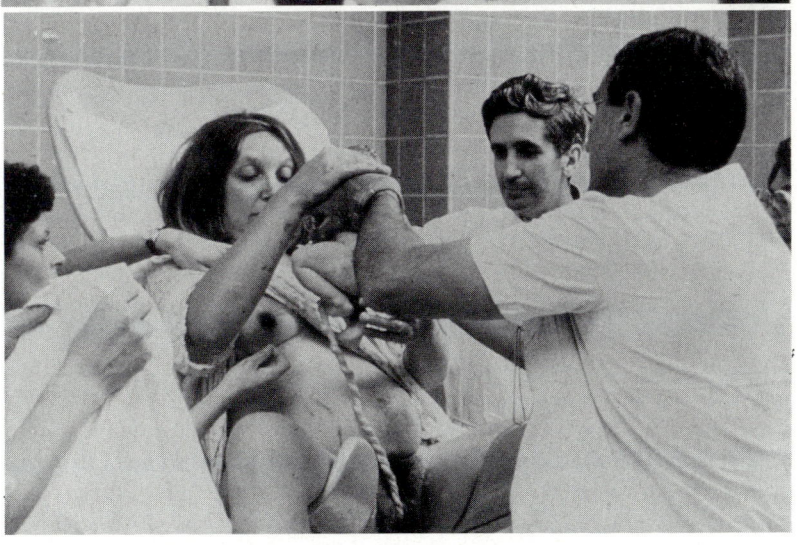

Tab. 1

*Das schwedische Kombi-
nationsentbindungsbett
»Licnatus«. Es ist zu
beachten, daß das Entbin-
dungsbett nicht überall für
die sitzende Geburt
eingesetzt wird; Beispiel:
Schweden)*

	Stühle n
Europa	653
USA	85
Lateinamerika	11
Asien und Pazifik	7
Mittlerer Osten und Afrika	31
Gesamt	787

Neben diesem Bericht orientiert eine ausführliche persönliche Mitteilung von Dr. med. *D. Schumacher*, Chefarzt am Städtischen Krankenhaus von Herbolzheim (Bundesrepublik Deutschland) über Erfahrungen mit demselben Entbindungsstuhl (51). Seit 1981 hatten an seiner Klinik 500 Frauen auf dem *Century*-Gebärstuhl entbunden. Die Erfahrungen von *Schumacher* sind nicht als eigentliche wissenschaftliche Untersuchung anzusehen, doch ermöglichen sie wertvolle Vergleiche mit der Arbeit aus Feldkirch. Wir zitieren auszugsweise aus dem Brief von *Schumacher*:

»Vorauszuschicken ist, daß wir praktisch alle Patientinnen elektronisch überwachen. Ich glaube nicht, daß wir in der heutigen Zeit mit dem erhöhten Sicherheitsbedürfnis auf dieses Monitoring verzichten können. Um aber die Patientinnen nicht an ein Gerät über Stunden anbinden zu müssen, haben wir zwei Telemetriesysteme angeschafft, die es erlauben, daß die Patientinnen sich frei bewegen können.
Meines Erachtens ist es auch wichtig, daß gerade in der Eröffnungsperiode wechselnde Positionen eingenommen werden können, und zwar immer so, wie es der Patientin angenehm ist. Sie kann sich also in ihrem Zimmer aufhalten, sie kann in einem Sessel sitzen, sie kann sich ins Bett legen; dann empfehlen wir die wechselnde Seitenlage, und sie kann auch mit ihrem Partner auf dem Gang oder, im Sommer, auf der Freiterrasse spazieren gehen.
Meines Erachtens bringt nur die Kombination dieser wechselnden Positionen mit der Entbindung auf dem Gebärstuhl in der Austreibungsperiode eine Verkürzung der Geburtsdauer um ca. 1 bis 2 Stunden.
Die Schmerzempfindung der Wehentätigkeit wird eindeutig subjektiv geringer angegeben gegenüber der liegenden Position. Eine Objektivierung dieses Eindruckes ist natürlich äußerst schwierig. Alle Mehrgebärenden, die bei vorherigen Geburten in herkömmlicher Weise entbunden wurden, haben wir befragt, ob sie wieder auf einem Stuhl oder lieber im Bett entbinden möchten, und über 90% hatten sich für den Stuhl entschieden.

	Stühle n
Europa	94
USA	450
Lateinamerika	44
Asien und Pazifik	83
Mittlerer Osten und Afrika	13
Gesamt	684

Tab. 2
Der amerikanische Ent-bindungsstuhl »Century«

Ob die Episiotomiefrequenz durch den Entbindungsstuhl geringer wurde, kann ich nicht sicher beurteilen, da wir in den letzten zwei Jahren kein Vergleichskollektiv hatten und vorher die Hebammen und Ärzte nicht so sehr darauf ausgerichtet waren, möglicherweise auch ohne Episiotomie zu entbinden. Wir versuchen heute primär immer, wenn möglich ohne Dammschnitt auszukommen. Größere wissenschaftliche Untersuchungen haben bereits gezeigt, daß der Neugeborenenzustand unmittelbar post partum (>fetal outcome<) bei Entbindungen in sitzender Position eher besser war als bei Entbindungen im Liegen«.

Die nun folgende Diskussion stützt sich auf die Publikation von *Schurz* u. Mitarb. (52) und auf die Mitteilung von *Schumacher* (51). Es sei nochmals betont, daß man von einer endgültigen Stellungnahme noch weit entfernt ist.

Wenn wir zuerst über die subjektive Beurteilung durch die Gebärenden berichten, so sei vorausgeschickt, daß den meisten Frauen diese »neue« Methode aus den Laienmedien bekannt war. Wie *Schurz* u. Mitarb. berichten, lehnten es trotz Motivation und Probesitzen in der Eröffnungs-phase etwa ein Viertel der befragten Frauen ab, das Gerät zu benützen. Der Stuhl schien ihnen keinen Vorteil zu bringen und wurde als unbequem betrachtet.

Drei Viertel der befragten Frauen, die den Gebärstuhl benutzten, waren allerdings von dieser Entbindungsart begeistert.

Aufgrund der Protokolle ergaben sich positive und negative Aspekte bezüglich der Entbindung im Gebärstuhl. Als positiv darf gelten, daß 42% der befragten Frauen, die sitzend geboren haben, wesentlich geringere Rücken- und Kreuzschmerzen hatten als vorher im Liegen im Bett. Von 90% der Gebärenden wurde die bessere Kooperation bei der sitzenden Geburt hervorgehoben.

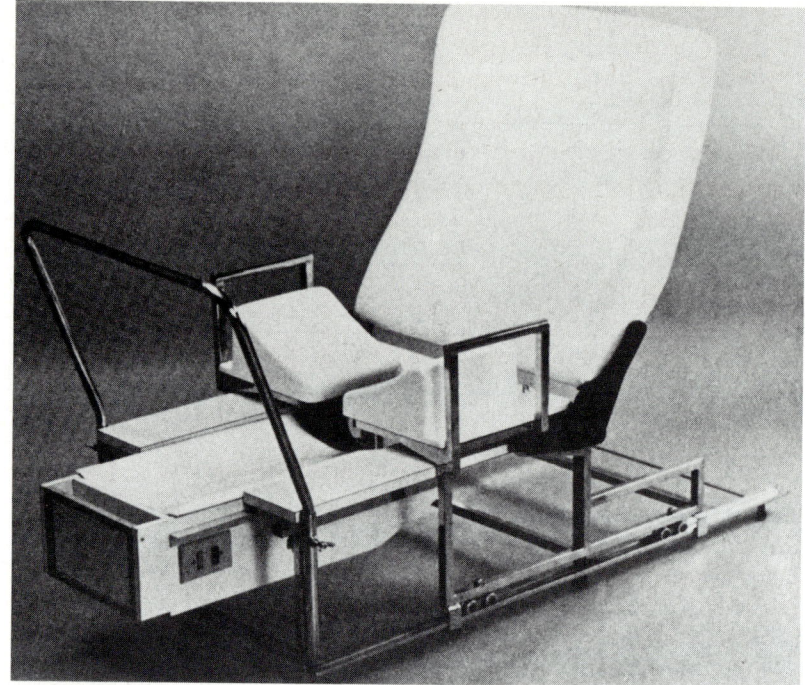

Abb. 79
Der Gebärstuhl von Dr. M. Paciornik. Dieser Stuhl erlaubt der Frau verschiedene Stellungen: liegend, halbsitzend, kauernd, kniend, sowie eine Lagerung für geburtshilfliche Eingriffe

Abb. 80
Konstruktionsdetails des Stuhls von Paciornik

1, 2
Stangen zum Ziehen und Stützen für die Hände

3
Stützpunkt für die Füße in kauernder Stellung

4
Bewegliche Rückenlehne

5
Beweglicher Sitz für die Entspannung in den Wehenpausen

6
Aussparung mit Auffanggefäß für abgehendes Fruchtwasser, Blut usw.

7
Regulierbare Schublade

8
Aufnahmefläche für das Neugeborene

9
Beweglicher Spiegel

10
Stützpunkt für die Füße in halbsitzender Stellung

11
Der Stuhl kann auf die Körpergröße der Frau durch regulierbare Schienen auf Rollen eingestellt werden

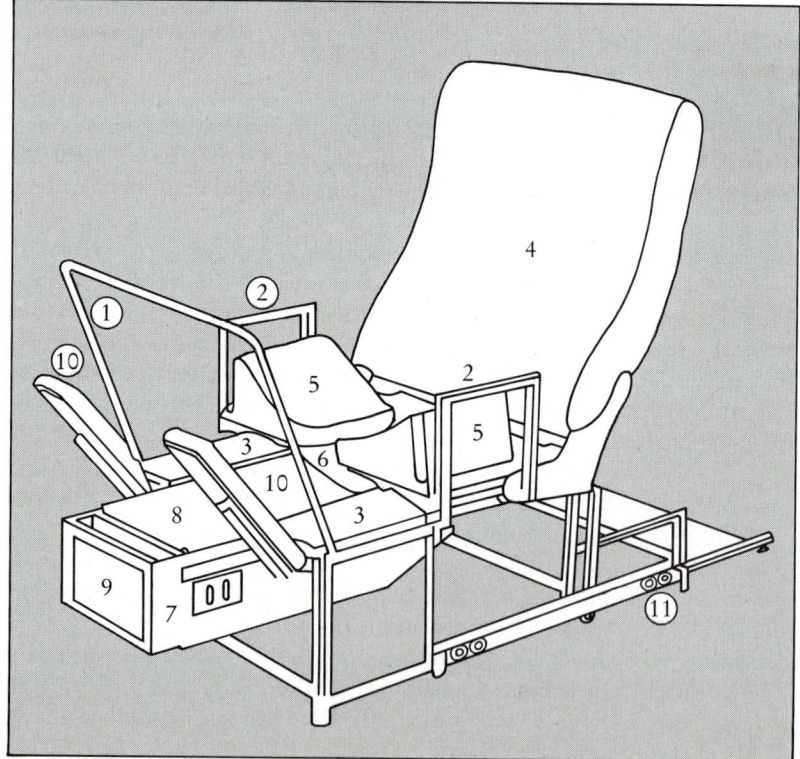

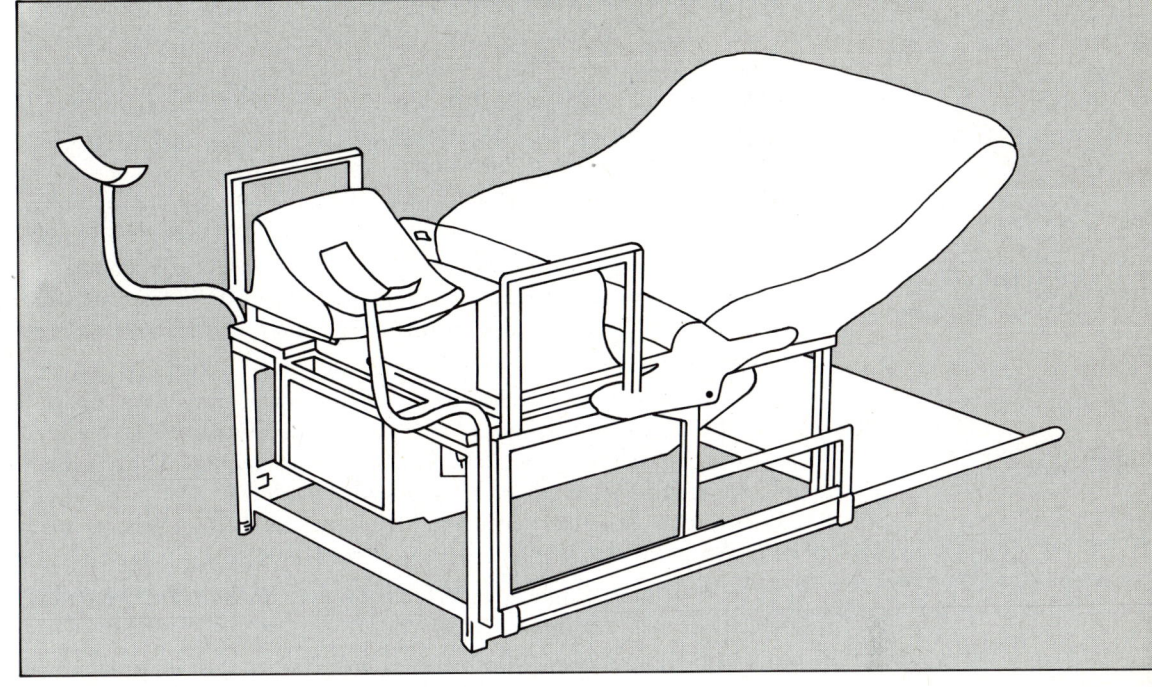

Schurz u. Mitarb. heben hervor, daß es schwieriger sei, den Dammschutz auszuführen, auch sei die Naht von Episiotomien und Dammrissen unter den Gesichtspunkten der Asepsis erschwert. Der Blutverlust aus der Episiotomie wurde für deutlich größer gehalten, doch wird andererseits die Episiotomiefrequenz als eindeutig geringer angegeben. Von acht Frauen wurde eine zuvor nicht erwartete Vakuumextraktion vom Beckenausgang als erschwert und das Sitzen dabei als ungünstig angesehen, so daß man sie schließlich in Rückenlage brachte.

Solche eher negativen Erscheinungen wurden jedoch von *Schumacher* nicht beobachtet. So betrachtete er den Dammschutz nicht als erschwert, und die Naht von Episiotomien und Dammrissen schienen ihm im Gebärstuhl sogar leichter zu sein. Der Blutverlust aus der Episiotomie wurde nicht als wesentlich größer eingeschätzt. Die Asepsis beim Nähen wird gewährleistet durch das Unterlegen von zwei sterilen Tüchern nach der Entbindung. Operative Entbindungen im Stuhl waren ohne Schwierigkeiten möglich und wurden niemals als erschwert betrachtet. Die Frauen mußten in der Klinik *Schumacher*s nicht ein einziges Mal zuvor aus dem Stuhl in das normale Entbindungsbett transportiert werden. Chefarzt *Schumacher* und sein Oberarzt sind daher der Ansicht, daß es auch Assistenzärzten unter richtiger Anleitung möglich sein müßte, in diesem Stuhl operative Entbindungen vorzunehmen.

Beide Teams, von *Schurz* und von *Schumacher,* sind der Ansicht, daß die Applikation von Wehenmitteln und anderen Medikamenten im Dauer-

Abb. 81
Stuhl von Paciornik, eingestellt für die liegende Geburt oder geburtshilfliche Eingriffe

tropf auf dem *Century*-Stuhl technisch etwas schwieriger sei. Bei notwendig werdenden Narkosen wurde, insbesondere vom Anästhesisten, die fehlenden Armstützen bemängelt. Eine diesbezügliche Verbesserung wurde von *Schumacher* bei der *Hanse-Medizin-Technik* bereits angeregt. Im allgemeinen wurde die Handhabung des Stuhls von Ärzten und Hebammen als sehr vorteilhaft bezeichnet.

Der Stuhl wurde von den Gebärenden selten als unbequem empfunden. Freilich können vor allem bei adipösen Frauen leicht Ödeme im Bereich des Gesäßes und der Vulva auftreten. *Schumacher* macht aber darauf aufmerksam, daß in seiner Klinik in diesen Fällen ein Bettuch straff unter dem Gesäß der Gebärenden gespannt wurde, um so die Auflagefläche zu vergrößern.

Der Stuhl wird in der Herbolzheimer Klinik nicht nur in der Austreibungsphase, sondern zeitweise auch in der Eröffnungsphase benützt, wenn die Frau sehr erschöpft ist und sich ausruhen möchte. Durch Unterpolsterung mit Kissen wird der Gebärenden das Sitzen zwecks Erholung bequem gemacht. Der Verfasserin scheint diese Idee außerordentlich wertvoll zu sein.

Die Überwachung durch externe Transducer ist auch im Stuhl möglich, doch wurde meistens intern überwacht.

Abschließend bezeichnet *Schumacher* seine Erfahrungen im großen und ganzen als sehr positiv; vor allem die Gebärenden — um die es letztlich geht — waren mit der sitzenden Geburt im *Century*-Stuhl sehr zufrieden. Er glaubt daher, den Gebärstuhl weiterhin mit Erfolg anwenden zu können, ist allerdings der Ansicht, daß noch objektive Parameter erarbeitet werden müssen, so daß die subjektiv empfundenen Vorteile auch wissenschaftlichen Überprüfungen standhalten können.

Weitere Gesichtspunkte bezüglich der Sitzhaltung, der Verkürzung der Austreibungsphase, der Episiotomiefrequenz, der Verbesserung der pathologischen Parameter oder sogar deren geringeres Auftreten — Fragen dieser Art können heute nach Ansicht der Verfasserin noch nicht beantwortet werden. Dazu sind weitere Untersuchungen nötig.

Von *Schurz* u. Mitarb. wird der größere Arbeitsaufwand rund um die Geburt hervorgehoben. Eine Kompensation des Zeitaufwands dürfte sicher in der immer perfekteren technischen und medizinischen Ausstattung der Geburtshilfe zu finden sein (Elektronik, Einwegmaterial und ähnliches). Auch mehr Erfahrung und Routine mit der vertikalen Gebärhaltung dürfte den Zeitaufwand vermindern.

Alles in allem brachte die bisherige Prüfung des Gebärstuhls auf seine Brauchbarkeit und Sicherheit hin doch eine sehr positive Beurteilung. Daß sich die meisten Frauen sogar begeistert über die Geburt im Gebärstuhl äußerten, ist ein bedeutendes Argument für die vertikale Gebärhaltung. Auch die geburtshilflichen Teams waren nach Abschluß der Prüfung vom Vorteil der Sitzposition für die Gebärende überzeugt und fanden sie, in der Austreibungsphase, der horizontalen Position überlegen.

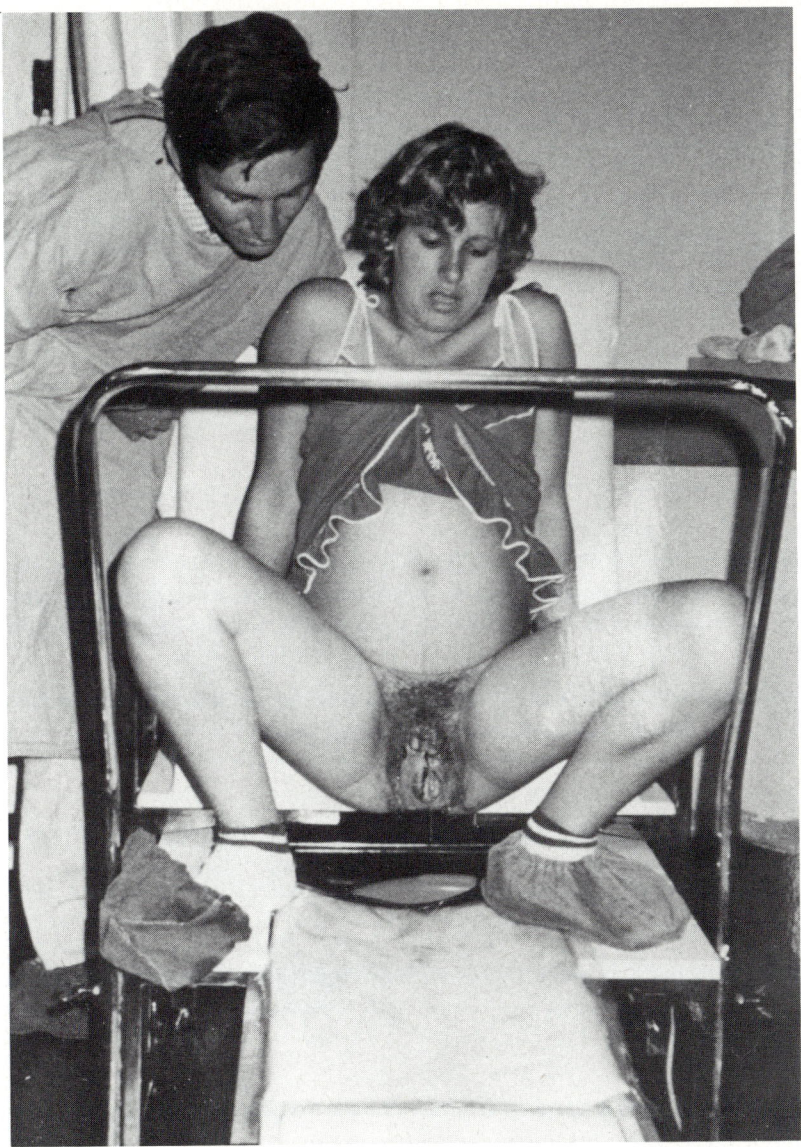

Abb. 82—84
(s. auch Seiten 138 und 139)
*Die Geburt in kauernder
Stellung im Gebärstuhl von
Paciornik*

Im Hinblick auf die Wiedereinführung der vertikalen Gebärhaltung und in Anbetracht unserer hochentwickelten elektronischen Technik dürfte eine optimale Lösung der Probleme — geburtshilflicher, medizinischer, perinatologischer und technischer Art — nur eine Frage der Zeit, des Interesses und des Einsatzes der geburtshilflichen Teams sein. Dazu müssen die Gebärstühle weiter entwickelt werden, um ein bestmögliches Resultat zu erzielen. Die Stühle müssen den medizinisch-geburtshilflichen Bedürfnissen entsprechen und sowohl ergometrische als auch sensomotori-

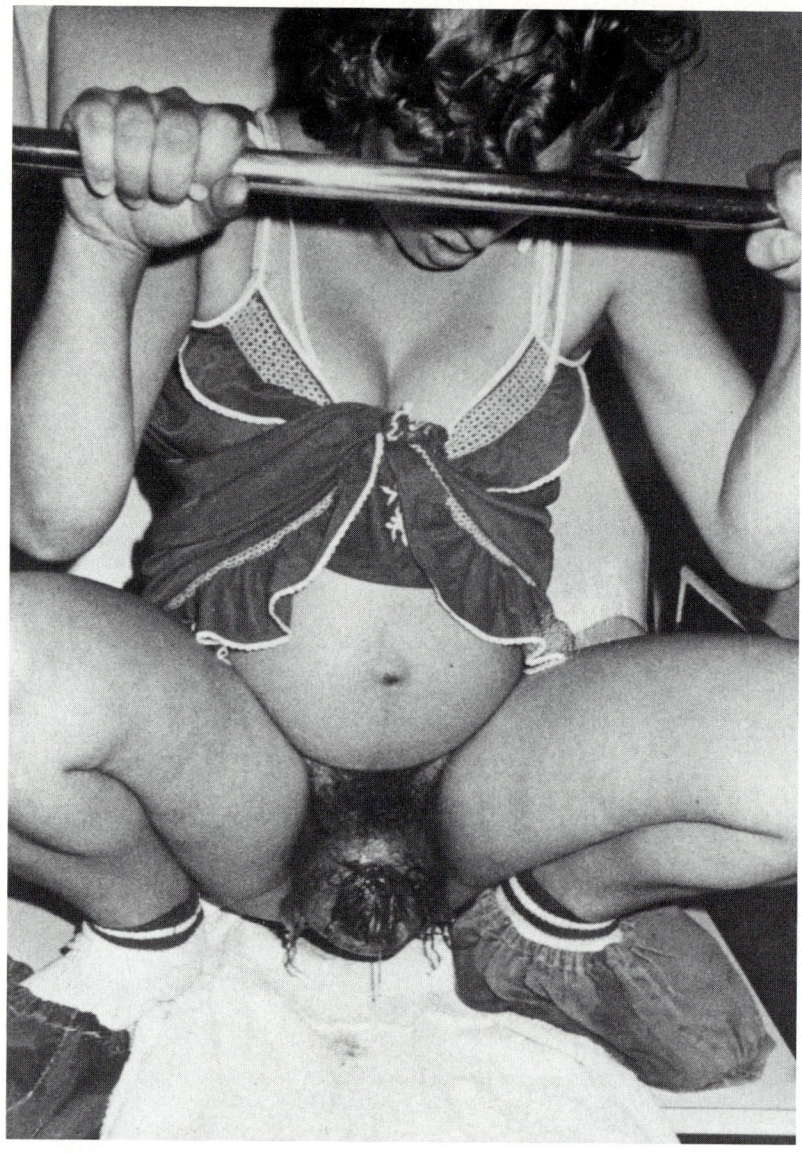

sche Erfordernisse erfüllen. Sie müssen so konzipiert sein, daß eine bequeme Sitzposition — auch für die Eröffnungsphase — sowie sämtliche Zwischenpositionen zwischen Sitzen und Liegen möglich sind (Abb. 79—81).

Durch Verstellbarkeit des Stuhls sollten aber auch andere uns bekannte Gebärhaltungen wie die kauernde oder kniende ermöglicht werden. Schließlich sollte auf Komfort, Hygiene und Ästhetik Rücksicht genommen werden.

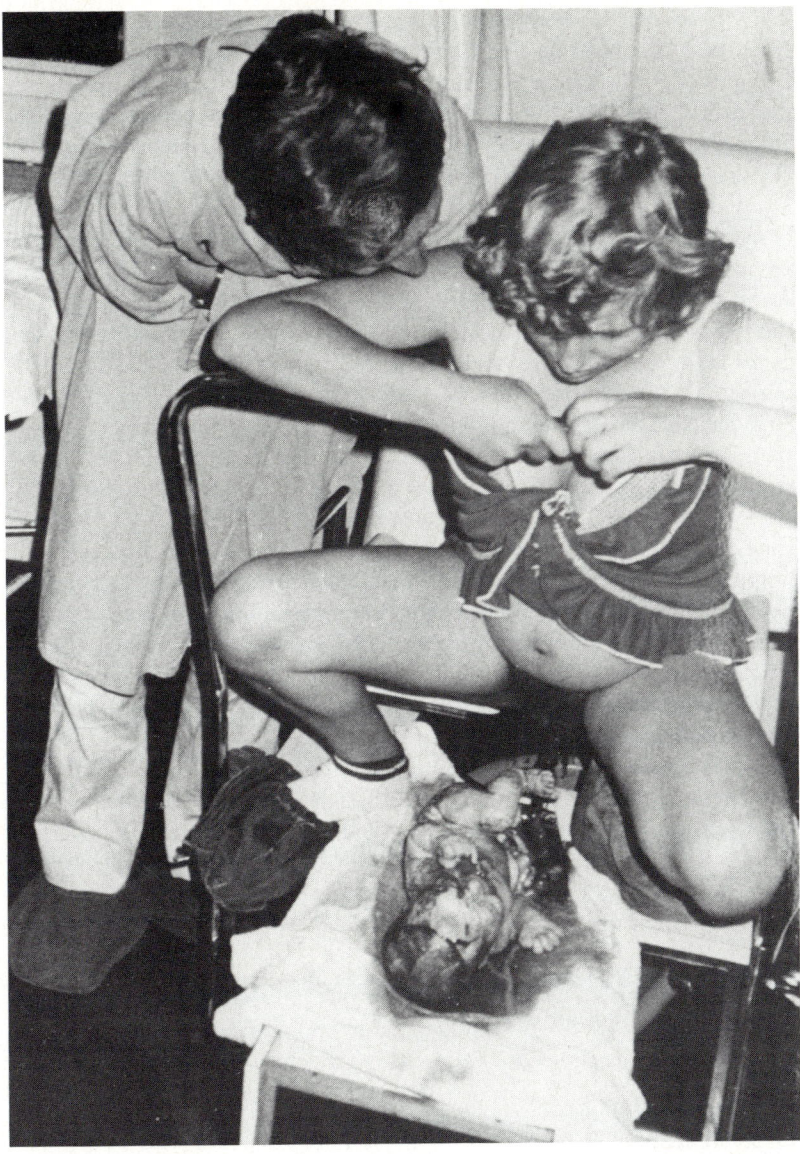

Unser Interesse gilt, das sei hervorgehoben, nicht ausschließlich der Geburt im Gebärstuhl, sondern auch anderen möglichen Körperstellungen der Gebärenden (Abb. 82–84).

Im nächsten Abschnitt werden die neuesten Erkenntnisse und Ergebnisse über den Einfluß der Körperhaltung auf verschiedene Faktoren des Geburtsvorgangs diskutiert. In ihrer Gesamtheit können sie die Wiedereinführung der vertikalen Gebärhaltung entscheidend beeinflussen.

Wir wissen, daß es beim Menschen infolge des aufrechten Ganges zu einer relativen Verengung des Beckeneinganges und zu einer Hypertrophie der Beckenbodenmuskulatur kommt. Hieraus resultiert ein komplizierter Geburtsmechanismus, der als solcher schon eine vermehrte Schmerzauslösung impliziert. Der elastische Beckenboden ist von der Natur geradezu zur Insuffizienz prädestiniert: so muß er eine konträre Doppelfunktion gewährleisten, einmal nämlich die elastische Festigkeit besitzen als Abschluß des Bauchraums nach unten, zum anderen die notwendige Nachgiebigkeit seiner einzelnen Partien unter der Geburt (48).
Aufgrund eingehenden Studiums der Gebärstellungen und Körperhaltungen in der traditionellen Geburtshilfe verschiedener Völker darf angenommen werden, daß verschiedene Gründe die Frauen dazu veranlaßten, eine geburtsfördernde und -erleichternde Haltung einzunehmen. Aus der Analyse der Stellungen ergibt sich, daß damit einerseits die Entspannung der Oberschenkelmuskulatur sowie des Beckenbodens angestrebt wurde, andererseits wollte man die Synergie der Muskelgruppen, deren Einsatz bei der Geburt notwendig ist, unterstützen.
Eine normale Geburt vorausgesetzt können demnach verschiedene Stellungen und Lagen der Gebärenden helfen, den muskulären Abwehrreflex, der als Reaktion auf den Wehenschmerz in Erscheinung tritt, herabzusetzen. Die Entspannung der Adduktoren und des Beckenbodens können dem Kind den Austritt wesentlich erleichtern. In den verschiedenen Stellungen wird durch Lordoseausgleich die Becken- und Wirbelsäulestellung verändert und in einheitliche Funktion gebracht.
Die mütterliche Lendenwirbelsäule und das Becken bilden einen gestreckten »Geburtskanal«. Die Bedeutung der Kyphosierung liegt vor allem darin, daß der Verlauf der Geburtsachse verbessert und das Tiefertreten des Kopfes erleichtert wird.

Die Körperhaltung bewirkt des weiteren:

○ eine bessere Anpassung der kindlichen Längsachse an die des Geburtskanals;

○ eine günstigere Akkomodation des vorangehenden Teiles im Beckeneingang;

○ ein Stehenbleiben des Kopfes in der Wehenpause.

Die Beweglichkeit des Beckenringes – Iliosakralgelenke und Symphyse – nach kaudal und kranial erlauben eine Erweiterung des Beckeneinganges um 0,5 cm und des Beckenausganges um 1,5 cm (9). Verschiedene Stellungen aus der traditionellen Geburtshilfe bezwecken diese Weitstellung des Beckens. Beim Kauern, Knien oder Sitzen im Gebärstuhl wird durch die physiologisch richtige Beinhaltung die Schamfuge durch die Mitarbeit der Adduktoren maximal auseinandergehalten. Es ergibt sich eine wesentlich geringere und leichtere Drehung des kindlichen Kopfes um die Symphyse.

An dieser Stelle seien die erleichternden, physiotherapeutischen Lagerungen und Körperstellungen erwähnt: halbsitzende Stellungen mit unterstützten Knien; abgestützte Seitenlage; dann stehende Stellungen; Schneidersitz; Reit- und Kutschersitz; Knieellenbogenlage; schließlich kauernde Stellungen.

Diese Stellungen haben in der Schwangerschaft und während der Geburt folgende Ziele: Ausgleichen der Lordose der Lendenwirbelsäule, insbesondere bei chronischer und akuter Lumbalgie – Herabsetzen der reflektorischen muskulären Spasmen der lumbalen Muskeln, der Beckenbodenmuskulatur und der Adduktoren.

Die reflexhemmenden Stellungen (der Begriff wird hier wie in der Neurologie verwendet) bewirken eine Tonusverminderung der Muskulatur. Durch die Dehnung der betreffenden Muskeln wird der Tonus herabgesetzt und daher die Schmerzempfindlichkeit verringert.

Es sei hier noch auf die besondere Wirkung der Knieellenbogenlage oder der Fersensitz-Ellenbogenlage hingewiesen. Infolge der Stellung des Beckens, der Dehnung der pelviotrochateren Muskeln und der intraabdominellen Drucksteigerung nimmt man an, daß dadurch das Tiefertreten des Kopfes erleichtert wird. Beeindruckend ist die Wirkung dieser Stellung bei noch nicht vollständig eröffnetem Muttermund (hartnäckiger Saum). Aufgrund ihrer Erfahrung wird diese Stellung von einigen Hebammen konsequent angewendet. Erwähnenswert ist auch die Verwendung der Knieellenbogenlage bei Beckenendlage des Kindes als »geburtshilfliche Therapie« sub partu in der traditionellen Geburtshilfe eines asiatischen Landes.

Nach *Martius* (35) wird die Wehenwirksamkeit im Verlauf der Eröffnungsphase in erster Linie von der Fähigkeit der Gebärenden zur muskulären Entspannung bestimmt. Gelingt es, diese Fähigkeit durch eine entsprechende Lagerung vom Wehenbeginn an zu erreichen, so wird der Retraktion und Dilatation im Bereich der Zervix ein Minimum an Widerstand gesetzt.

Erfahrungsgemäß können die Bewegungsmöglichkeiten (Mobilität) der Gebärenden und die ihr zusagenden Körperstellungen und Lagen zu einer besseren Tonusregulation der gesamten Skelettmuskulatur führen und dadurch die wünschenswerte Anpassung an den Geburtsvorgang erleichtern. Da der Grundtonus der Atemmuskeln in die Regulation der gesamten Skelettmuskulatur eingeschaltet ist, können sich Änderungen und Disregulationen des Muskeltonus auch auf den Atemvorgang übertragen.

Die Beziehung der Körperhaltung zur Aktivität der Bauchmuskeln, der Entwicklung eines intraabdominellen Druckes bzw. der Bauchpresse

In der Rückenlage, der bevorzugten Position für volle Entspannung, benötigt die Schwerkraft keine muskuläre Gegenwirkung, und die auftretenden Mechanismen sind rein passiv. Von *Basmajian* (4) und anderen aufgenommene Elektromyogramme zeigen, daß in der Rückenlage von der Bauchmuskulatur keine neuromuskulären Aktivitäten ausgehen. Es fehlt auch die nötige Voraussetzung für eine motorische Leistung, nämlich die Bereitstellung eines Muskeltonus. Dagegen zeigen Elektromyogramme, daß sich der Muskeltonus in aufrechter Haltung erhöht. Eine weitere Tonuserhöhung findet statt durch die Flektion der Hüft- und Kniegelenke, insbesondere durch festes Abstützen der Füße. Die Rückenmuskeln werden beim Aufrechtsitzen und im Stehen aktiviert.

Neurophysiologen heben die Wichtigkeit der Bauchmuskeln in der Entwicklung eines positiven intraabdominellen Drucks hervor, der für die Stabilisierung des Beckens und des Rumpfes von größter Wichtigkeit ist. Es können dadurch nachteiligen Verschleißerscheinungen am Stütz- und Halteapparat wie auch Kreuzschmerzen nach der Geburt vorgebeugt werden *(Baastrup*sches Syndrom). Die wünschenswerte gleichzeitige maximale Entspannung der spinalen Muskulatur erfolgt beim Sitzen durch korrektes Abstützen der thorakalen und lumbalen Wirbelsäulenabschnitte, das heißt der physiologischen Krümmung der Wirbelsäule, was auch Überlastungen an der gesamten Wirbelstruktur verhindern hilft.

Floyd und *Silver* fanden Unterschiede der Kontraktibilität zwischen der rechten und der linken Seite der Bauchmuskeln (4). Sie schreiben dies einer grundlegenden funktionellen Asymmetrie zu.

Die angeführten funktionell-biomechanischen Betrachtungen können zu einem erweiterten Verständnis der vertikalen Gebärhaltung führen. In unserem Zusammenhang sollen sie insbesondere auf die Problematik der Aktivierung der Bauchpresse bzw. den Aufbau eines wirksamen intraabdominellen Druckes in der Austreibungsphase hinweisen.

Früheren Autoren wie *Ahlfeld* (1) ging es bei der Wiedereinführung der vertikalen Stellung vor allem um die Funktion der Bauchpresse, der man eine bedeutende Rolle als geburtserleichternder und -verkürzender Faktor in der Austreibungsphase zumaß. In der modernen Literatur der Geburtshilfe wird wohl die Aufgabe der Bauchpresse erwähnt, doch wird im allgemeinen nicht darauf hingewiesen, wie sie aktiviert und verstärkt werden kann. Auf die Praxis bezogen heißt dies, daß eine Annäherung des Beckens an die Rippen die Leistungsfähigkeit der Bauchpresse und der beteiligten Muskeln erhöht, wie es bei den Rumpfpreßbewegungen in der vertikalen Gebärhaltung zutrifft. Zahlreiche Beobachtungen zeigen, daß die Frau während der Austreibungsphase kauernde, »zusammengekrümmte« Stellungen sucht, die die Bauchpresse funktionell verstärken (wie dies auch beim Defäkationsvorgang in sitzender Stellung geschieht) und sich dabei um Stützpunkte bemüht, um den Rumpf zu fixieren.

Es darf hier auf die Definition der Bauchpresse, wie sie in älteren Lehrbüchern zu finden ist, aufmerksam gemacht werden: die Kontraktion der gesamten Muskulatur, die eine wesentliche Verkleinerung des Bauchhöhlenraums zustande bringt. Dabei sind direkt beteiligt das Zwerchfell, die Bauchmuskulatur, insbesondere der M. transversus abdominis und der Iliopsoas, indirekt alle Muskeln, die zur muskulären Stabilisation beitragen.

In der Geburtshilfe ist es seit Jahrhunderten üblich, die Bauchpresse durch die Atmung zu unterstützen, das heißt Luft einzuatmen, anzuhalten und zu pressen. Hierzu einige Hinweise aus elektromyographischen Untersuchungen bei normalen Personen über die Kontraktibilität der Bauchmuskulatur bzw. über die Bauchpresse. Versuchspersonen wurden aufgefordert, in liegender und sitzender Körperstellung, mit Anhalten der Luft, nach unten zu pressen. Es wurde festgestellt, daß der Grad der Kontraktion der M. obliques externus und internus proportional war zum Kraftaufwand, daß der Rectus abdominis im Gegensatz dazu praktisch keine Aktivität zeigte (4).

Versuchen wir, dies auf die muskulär-funktionellen Gegebenheiten in der Schwangerschaft bzw. während der Geburt zu übertragen. Wir wissen, daß die Gravidität zu einer ständig zunehmenden Ausdehnung der Bauchmuskulatur führt, insbesondere des M. rectus abdominis. Der Verlust an Kraftleistung der Bauchmuskulatur kann nach *Niethard* (39) nur durch den intraabdominellen Druck während der Gravidität aufgefangen werden. Der Aufbau eines solchen wirksamen Drucks kann während der Austreibungsphase auch durch die Atmung bzw. die exspiratorische Atembewegung verstärkt werden im Hinblick auf die respiratorische Funktion der Bauchmuskeln. Bekanntlich wird in den vertikalen Positionen durch Anspannen der Bauchmuskeln während der Ausatmung der intraabdominelle Druck erhöht und das Zwerchfell exspiratorisch in den Brustraum vorgeschoben.

Die abdominellen Muskeln sind die wichtigsten Exspirationsmuskeln des Menschen. Die M. obliquii und der M. transversus abdominis sind dabei von viel größerer Bedeutung als der Rectus abdominis. Kräftige Kontraktionen entstehen bei allen willkürlichen exspiratorischen Manövern wie Husten, Schreien, Singen oder Blasen. Bei forcierter Ausatmung fanden die Untersuchenden die gleichen Werte wie beim Pressen, das heißt es wurden Aktivitäten in den Obliquii aufgezeichnet, der Rectus blieb passiv. *Campbell* zeigte weiter, daß bei maximaler willkürlicher Exspiration die Bauchmuskeln kontrahierten, und zwar in gleichem Maße, wie es gegen das Ende einer maximalen willkürlichen Inspiration beobachtet wird (4).

In der vertikalen Position könnte also versucht werden, das traditionelle Pressen in der Austreibungsphase zu verändern. Das übliche Pressen mit der Aufforderung zur tiefen Einatmung und zum Anhalten der Luft, mit seiner Beteiligung vieler Atemmuskeln, scheint uns nämlich einen zu großen Kraftaufwand im Vergleich zum geringen Nutzen zu erfordern. Die Aufforderung zur tiefen Inspiration ist ein Störfaktor im Atemmechanismus und sollte daher unterlassen werden.

Die wissenschaftlichen Erkenntnisse über die Atmung, die Aktivierung der Bauchmuskulatur bzw. der Bauchpresse, sowie den Aufbau eines intraabdominellen Drucks veranlassen uns zu folgendem Vorschlag:

Beibehaltung der Ein- und Ausatembewegungen während der Preßwehe, also ohne Anhalten der Luft. Zu Beginn des Pressens eine willkürliche Exspiration mit Lippenbremse (Exspirationsbremse), das heißt nicht forciertes Blasen durch die Lippen.

Die Exspirationsbremse führt zu einer nachfolgenden verstärkten reflektorischen Einatmung.

Diese Technik befähigt zu größerer Ausdauer: die Atemwege werden möglichst lange weit gehalten. Der exspiratorische Druckabfall im gesamten Tracheobronchialsystem wird dadurch gleichmäßiger, so daß die Luft ungehindert ausströmen und mehr Luft eingeatmet werden kann. Die Ausatmung wird besser koordiniert, die Lungenanteile entleeren sich homogener und synchron, so daß allgemein eine bessere Lungenbelüftung und ein besserer Gasaustausch zustande kommt.

Die Hippokratiker ließen, um die Bauchpresse in Tätigkeit zu setzen, in eine Flasche blasen oder bei zugeklemmter Nase ausatmen. Im Film »Die Geburt im Knien bei den Zulu« (57) erfolgt das Ausstoßen der Plazenta ebenfalls durch Blasen in eine Flasche.

Über die geschilderte Art des Pressens liegen bereits viele Erfahrungen aus der Praxis vor. Laut den von der Verfasserin eingeholten Geburtsprotokollen (s. Seiten 171–184) waren es etwa die Hälfte der 230 befragten Frauen, welche die Preßtechnik in vertikaler Haltung anwendeten, während die anderen die Preßwehen unter den üblichen Anweisungen der Hebammen verarbeiteten. Die Frauen, die »in eigener Regie« pressen konnten, fanden die zur Preßwehe synchron ausgeübte Atmung weniger anstrengend und trotzdem wirksam; insbesondere wurde dies so beurteilt von Zweitgebärenden oder von Frauen, welche beide Methoden versuchten. Oft wurde aber die von uns vorgeschlagenen Methode von der Hebamme nicht befürwortet. Es zeigte sich jedoch, daß durch die vorgeschlagene Methode dem oft beobachteten, nach kranial aufsteigenden Druck (das Pressen in Hals und Kopf) immer vorgebeugt werden konnte.

Es sei hier auch auf den Mechanismus beim Pressen mit verschlossener Glottis hingewiesen, analog dem sogenannten Valsalvaversuch.

»Zu Beginn des Pressens steigt der Blutdruck, da die intrathorakale Druckzunahme den Aortendruck steigert; dann kommt es zum Druckabfall, da der hohe intrathorakale Druck den venösen Rückstrom verhindert und das Herz-Minuten-Volumen abnimmt. Die Verminderung von arteriellem Druck und Pulsdruck hemmt die Baroreceptoren und es folgen Tachykardie sowie Zunahme des peripheren Widerstandes. Nach Öffnung der Glottis und Normalisierung des intrathorakalen Drucks nimmt das Herz-Minuten-Volumen wieder zu, doch besteht noch Constriction der peripheren Gefässe, so dass der Blutdruck über den Normalwert ansteigt; dadurch werden die Baroreceptoren stimuliert und es kommt zu Bradykardie und Blutdruckabfall zur Norm« (13).

Über die spontane Art des Pressens liegt eine Arbeit von *Caldeyro-Barcia* (6) vor. Bei den Untersuchungen wurden die Frauen angehalten, die Preßphase bzw. die Wehen spontan zu verarbeiten. Der Zeitpunkt zum Pressen — bei normalen Geburten — sowie die Anzahl der zu verarbeitenden Preßimpulse pro Kontraktion, schließlich Dauer und Dosierung des Krafteinsatzes wurden von der Gebärenden selbst reguliert. Sie erhielten keine Anweisungen bezüglich Anhalten der Atmung und langdauerndem Pressen.

Das sogenannte spontane Pressen dauerte durchschnittlich 5 Sekunden zu Beginn der Anstrengung. Das durchschnittliche Intervall zwischen den spontanen Preßimpulsen — während einer Kontraktion — wurde mit 2 Sekunden angegeben. Diese Zeit benützt die Gebärende, um weiterzuatmen. Die Dauer des spontanen Pressens ist laut *Caldeyro-Barcia* viel kürzer als die Dauer des »diktierten« Pressens, welche meistens länger als 10 Sekunden mißt.

Bekanntlich treten die Wehen, sobald die Austreibungsphase begonnen hat, alle 2−3 Minuten mit einer Dauer von jeweils 60−70 Sekunden auf und mit einer Amplitude von ca. 120 mmHg. Die Dauer dieser Anstrengung beim Pressen verursacht bei der Mutter eine Apnoe; je länger daher die Dauer, um so stärker der Abfall des PO_2 und die Erhöhung des PCO_2 im mütterlichen arteriellen Blut. Die Folgen dieser Streßsituation der Gebärenden, besonders in Rückenlage, und die mögliche Auswirkung auf den fetalen Zustand sollten Gegenstand weiterer wissenschaftlicher Untersuchungen sein.

Im Zusammenhang mit der vertikalen Körperhaltung sei auf die eher unbekannten, aber uns wichtig scheinenden sensomotorischen Aspekte hingewiesen. Diese wurden von der Verfasserin erstmals 1981 dargestellt (29).

Beim Geburtsvorgang ist Haltung und Bewegung wie bei jeder motorischen Leistung eng koordiniert, und beides wird durch Sinnesmeldungen kontrolliert und gesteuert. *Hess* (21) bezeichnet die Haltung als »*Handlungsbereitschaft und Ausgangsstellung für aktive Bewegungen des wachen Organismus*«. Die Grundhaltung ist bei jedem Bewegungsablauf von entscheidender Bedeutung. Mit ihrer Muskeltonisierung ist sie notwendiger Unterbau und »*aktive Stabilisierung eines dynamischen Gleichgewichts*«. Die Stützinnervation ist nach *Hess* eine notwendige Vorbedingung jeder Bewegung, geht ihr voran und bleibt mit ihr bis zum Abschluß koordiniert. Anders ausgedrückt: die Stützmotorik ist für die Gesamtheit der Bewegungsabläufe eine unabdingbare Voraussetzung.

Es scheint uns wichtig, Geburtsvorgang und Verhalten der gebärenden Frau wie andere sensomotorische Leistungen zu betrachten. Dann wird nämlich klar, daß bei der heute üblichen passiven Gebärhaltung in Rückenlage die aktive Steuerung und Kontrolle des Bewegungsvorgangs beeinträchtigt werden. Passives Liegen ist keine echte sensomotorische Haltung; die aktive Haltung ist vielmehr dadurch gekennzeichnet, daß der Kopf nach oben und die Augen nach vorne blickend gerichtet sind. Durch diese Kopfhaltung wird auch der vom Labyrinth beeinflußte Streckmuskeltonus verstärkt. Der Mensch verliert in Rückenlage den Muskeltonus der aufrechten Haltung; er wird passiver und hilfloser. Vereinfacht ausgedrückt brauchen die normalen Bewegungskoordinationen die aufrechte Körperhaltung und einen Grundtonus der Muskulatur. Auch beim Geburtsvorgang kann die aktive Austreibungsperiode durch Kopfanheben der liegenden Kreißenden verstärkt werden, obwohl die Wehentätigkeit

Der Einfluß der Körperhaltung auf die Sensomotorik

des Uterus und seiner glatten Muskulatur von der zentral gesteuerten Skelettmuskelaktion sehr verschieden ist.

Von Siebold schrieb 1845 (55): »*Die einfachen Hülfen, welche gewiss als die ältesten dem gebärenden Weibe und ihrer Leibesfrucht erzeigt wurden, beschränken sich zuvörderst auf eine der Gebärenden gegebene Lage, welche ihr Halt- und Stützpunkte während der Geburtsschmerzen selbst gewähren kann. Zu einem bequemen Lager fordert die Natur selbst auf, indem das Weib während der Geburtsschmerzen einen festen Punkt sucht, gegen welchen es sich anstemmen kann.*«

Es wäre wichtig, zu wissen, welche Rolle Trieb- und Instinkthandlungen beim Geburtsgeschehen spielen. Im Gegensatz zu Reflexen, die nur durch äußere Sinnesreize ausgelöst werden, entstehen biologisch bedeutsame Instinktbewegungen nach *Lorenz* (33) triebartig »spontan« im Organismus selber nach Bedürfnissen oder hormonellen Aktivierungen. Triebe, Instinkte und Willensentschlüsse können allgemein als innere Bewegungsmotivationen zusammengefaßt werden, die auch, wie der Geburtsvorgang, hormonell angeregt und sekundär auf äußere Ziele gerichtet sein können. *Henatsch* bezeichnet sie als »Selbstbewegungen« (14). Dieser Begriff umfaßt neben einigen unwillkürlichen Koordinationen auch die Willkürbewegungen. In der Verhaltensforschung ist willkürliches, automatisches und reflektorisches Handeln nicht schematisch zu trennen. *Jung* (18) drückt dies wie folgt aus: »*Bei der psychologischen und biologischen Betrachtung der Motorik muss man auch Zweck und Sinn des Handelns berücksichtigen und mit Trieb und Wille auch das Bewusstsein. Dies gilt auch für den Geburtsvorgang.*«

Der argentinische Geburtshelfer *Perrusi* (Buenos Aires) ist bereits 1950 verschiedenen Fragen zur Klärung der physiologischsten Gebärhaltung nachgegangen. Anhand einer achtjährigen, gemeinsam mit Anatomen, Röntgenologen, Physiologen und Ethnologen durchgeführten Studie über den Geburtsmechanismus bei vertikaler Haltung wurde die Schlußfolgerung gezogen, daß die damals (und jetzt noch) übliche liegende Stellung der Gebärenden »*die normale funktionelle Dynamik umstosse, die jeglichen physiologischen Vorgang sonst harmonisiert*« (15).

Zur Erklärung der Wahl einer optimalen Gebärhaltung darf angenommen werden, daß neben Tradition und Erziehung (Vorbild) sicher das intuitive, triebhafte Verhalten der Gebärenden eine wichtige Rolle spielt. Bekannt ist, daß bei einem überraschenden Eintritt einer Geburt die Frau automatisch und instinktiv eine Hockstellung einnimmt. Ethnologen haben nachgewiesen, daß in 62 von 76 außereuropäischen Ländern die aufrechte Position bei der Geburt, das heißt sitzend, hockend oder stehend, eingenommen wird. Zwei Drittel der Menschheit bedient sich somit der vertikalen Position (3). Auch wenn ein bestimmtes Muster bei der Einnahme der Gebärhaltung festzustellen ist, ist es doch interessant zu erkennen, daß die Gebärende diejenigen Körperhaltungen frei wählt, die ihr in der jeweiligen Phase der Geburt am angenehmsten sind und die sie, damit auch das Kind und den Geburtsvorgang, am wenigsten belasten.

Wie bereits erwähnt, können in der Verhaltensforschung intentionales, automatisches und reflektorisches Handeln nicht scharf getrennt werden. Gemäß *Jung* (14) sieht *W. R. Hess* im psychisch subjektiven Erlebnisablauf und in der physiologisch objektiven, neuronalen Organisation den Ausdruck der gleichen biologischen Ordnung, die jeweils zielgerichtet, erfolgsbezogen und geregelt ist. Da bei vielen Völkern, welche vertikale Stellungen bei der Geburt einnehmen und sich der Motorik frei bedienen, der Geburtsablauf weitgehend ungestört von äußeren Einflüssen abläuft, dürfte diese Synthese über die Motorik und ihrer vitalen und psychischen Motivationen vielleicht in bezug gesetzt werden zur Wahl der Körperstellung bei der Geburt.

Wir wissen, daß es dem Menschen nur in aufrechter Haltung möglich ist, sich mit Hilfe optischer, akustischer, taktiler und anderer Sinneswahrnehmungen von seinem Körper aus zu orientieren. Wird beispielsweise während der Geburt die liegende Körperstellung eingenommen, so besteht eine größere Unsicherheit und eine geringere Handlungsfreiheit — im Gegensatz zur aufrechten Haltung, in der die Frau gut und ausdauernd mithelfen kann. Zudem kann die Mutter ihr Kind im Augenblick der Geburt sehen und beobachten, was alles mit ihm geschieht.

In aufrechter Haltung findet also der Mutter-Kind-Kontakt augenblicklich und auf sehr viel intensivere Art und Weise statt als bei der Geburt in Rückenlage. Befindet sich das Kind in den Armen einer sitzenden Mutter, kommt das frühzeitige Stillen »von selbst«, wie wir es aus Beispielen verschiedener Ethnien her kennen. Tatsächlich darf man das Verhalten von Mutter und Kind in der perinatalen Phase, das erste Stillen, als Ergebnis der Koordinierung von sehr komplizierten Verhaltensmustern betrachten, die zugleich die Mutter und das Kind betreffen. Man nimmt zudem an, daß die aufrechte Haltung bei der Geburt und die dabei funktionierenden Mechanismen, auch bezüglich des ersten Stillens, eine Möglichkeit bedeutet, Komplikationen bei der Ausstoßung der Nachgeburt zu verhindern (40).

Die Wirkung der Körperstellung und der Motorik auf die psychosomatischen Faktoren und den Schmerz

Das Geburtserlebnis wird weitgehend von äußeren Bedingungen in der Geburtshilfe und im Gebärsaal beeinflußt. Dazu schreiben *Hertz* und *Molinski* (20): »*Die Geburtshilfe richtete sich ursprünglich an der Geburtsmechanik aus, wurde dann mit der Ausrichtung auf die natürliche Geburt stärker psychologisch und präventiv orientiert und betont heute Monitor und Anästhesiologie. Das Erleben der Gebärenden ist davon mitgeprägt, dass sie von derartigen vorgegebenen Bedingungen abhängig ist, aber keinen Einfluss darauf nehmen kann. Andererseits stellen die normalen psychischen Veränderungen unter der Geburt einen weitgehend autonomen Prozess dar. Die verstärkte Spannung der letzten Schwangerschaftswochen kulminiert mit Wehenbeginn im Einsetzen der Eröffnungs-*

periode. Das Gefühl ist davon beherrscht, dass es jetzt kein Ausweichen mehr gibt. Im Vordergrund steht ein dranghaftes Verhalten: die Tätigkeit des Gebärens fängt mit getriebener Erregung und vermehrter Motorik an.«

Weiter schreiben die beiden Autoren, die normale Psychologie und damit auch die Physiologie des Gebärens sei durch die Gleichzeitigkeit von austreibenden und aktiv zurückhaltenden Impulsen gekennzeichnet, welche in einem dynamischen Gleichgewicht stehen. Die Frau muß das Geburtsobjekt in schwerer Arbeit und ungeachtet ihrer Schmerzen herauspressen (20):

»Der Einsatz von Kraft und Arbeit entgegen einem Widerstand geht mit einem gewissen aggressiven Affekt einher, den man als ärgerlich getönte Arbeitsstimmung bezeichnen kann. Die genaue sprachliche Erfassung des Affekts ist dadurch erschwert, dass das Wort Aggressivität leicht den Beigeschmack von Destruktion hat, während die Affektlage der gesunden Gebärenden ganz im Gegenteil durch eine konstruktive Stimmung gekennzeichnet ist. Ärger unter der Geburt, der massvoll bleibt, ist also als eine physiologische Erscheinung aufzufassen und fördert den Geburtsverlauf.
Die Tätigkeit des Gebärens erfordert umgekehrt aber auch die Fähigkeit, den Willen des Ichs zurücktreten und die Autonomie des Naturvorgangs gewähren lassen zu können. Bei aller Arbeitsstimmung muss die Gebärende gleichzeitig auch den Fortschritt der Wehen und der Gebärphysiologie in einer mehr passiven Einstellung geschehen lassen können. Freilich ist eine solche Hingabe in Wirklichkeit eine aktive psychische Leistung und nicht reine Passivität. Die Frau muss die psychologische Leistung vollbringen, aktive und passive Impulse gleichzeitig gewähren zu lassen und in einem ausgewogenen Gleichgewicht halten zu können.«

Bei der Einführung der kardiotokographischen Überwachung wurde die Möglichkeit zu wehengerechtem Verhalten eingeschränkt. Erst die Überwachung mittels Telemetrie kommt vermehrt dem Wunsch nach Bewegungsfreiheit entgegen. Die Störung und Verhinderung sinnvoller motorischer Abläufe während der Geburtsarbeit bedeutet erwiesenermaßen eine erhebliche psychische Belastung und kann dadurch zu einer Erhöhung der Geburtsschmerzen beitragen. Zwischen dem Verhalten und der Analgesie entstehen sich günstig auswirkende Wechselbeziehungen. Diszipliniertes Verhalten kann Analgesie bewirken, wenn auch nur durch die Möglichkeit, schmerzbefreiende Übungen durchzuführen. Die Mobilität der Frau und die ihr zusagenden Stellungen können zur wünschenswerten Schmerzerleichterung beitragen.
Darüber befragte Gebärende gaben an, die Wehen im Stehen bzw. im Sitzen weniger schmerzhaft zu empfinden. Die Kombination von Stehen, Gehen und Sitzen und das Einnehmen verschiedener Stellungen darf als physiologisches Verhalten während der Eröffnungswehen angesehen werden (s. »Auswertung von Geburtsberichten«, Seite 160).

Alle Autoren, die sich mit der Frage nach den Auswirkungen der Körperstellung auf die Geburt beschäftigen, bestätigen ihren günstigen Einfluß auf den Schmerz (6, 11, 15, 37). *Perrusi* stellt unter anderem fest, daß in der vertikalen Haltung der sakroposturale Kreuzbein-Rückenschmerz in der Eröffnungsperiode wesentlich nachläßt. Diese Erfahrung wurde von anderen Autoren und auch von der Verfasserin anhand von Geburtsberichten bestätigt.

Weiter beschreibt *Perrusi* die Wichtigkeit der möglichst langen Erhaltung der vorangehenden Fruchtsackblase zur reflexlosen Entfaltung des Halskanals, die nur durch die vertikale Entbindungsmethode einigermaßen gewährleistet werden könne. *Geiger* (15) wirft die Frage auf, ob auf diesem Prinzip die relative Schmerzlosigkeit und das Fehlen spastischer Hemmungsfaktoren beruhe, die er bei Gebärenden in sitzender Position beobachtete. Diese benötigten unter anderem weniger Spasmolytika. Eine analoge Beobachtung wird auch bei Anwendung anderer, sogenannter reflexhemmender Stellungen wie der kauernden Stellung oder der Knieellenbogenlage gemacht. In neuester Zeit wurde ein Teil dieser Fragen durch die Untersuchungen des schwedischen Geburtshelfers *Ehrström* geklärt; die Beobachtungen und Annahmen von *Perrusi* konnten bestätigt werden (29).

Verminderte Schmerzempfindungen und positive Äußerungen von Frauen, die sowohl sitzend wie auch liegend geboren haben, sollten uns unbedingt dazu führen, das subjektive Empfinden der Frauen ernst zu nehmen.

Wir sind nicht der Meinung, die Erhöhung oder Verminderung des Geburtsschmerzes sei nur dem Einfluß der Körperhaltung zuzuschreiben. Selbstverständlich wird er von vielen weiteren Ursachen psychologischer, physiologischer und pathologischer Art beeinflußt.

Die Wirkung der Körperstellung auf die Hämodynamik und die Sauerstoffversorgung des Kindes

Von größter Wichtigkeit dürften die beobachteten und vermuteten Vorteile der vertikalen Haltung für Mutter und Kind in bezug auf die Hämodynamik und den fetalen Zustand (Fetal Outcome) sein.

Die Rückenlage bei längerer CTG-Überwachung ist für viele Frauen ein schwerwiegendes Problem. In Rückenlage wird die Vena cava inferior durch den graviden Uterus gegen die Wirbelsäule gedrängt. Infolge der Krümmungen der Wirbelsäule, vor allem der Lendenwirbelsäule, wird der unterste Teil der Vena cava zur anfälligsten Stelle für den Druck des Uterus. Nach *Friedberg* kommt es manchmal zu einer beträchtlichen Verminderung des Blutdrucks bei Rückenlage der Schwangeren, die bis zu einem schweren Kreislaufkollaps führen kann, das heißt zum Vena-cava-Kompressionssyndrom (35).

Bei fast einem Drittel der Schwangeren kommt es in Rückenlage zu einem Abfall des systolischen Blutdrucks um etwa 30 mmHg mit einer Verminderung der Amplitude bei Zunahme der Herzfrequenz. Gleichzeitig wird auch die Harnausscheidung durch verminderte Nierendurchblutung um 50% reduziert. Dieses Absinken des systolischen Drucks ist wahrscheinlich die Folge einer mechanischen Einwirkung auf den venösen Rückfluß der Vena cava durch den graviden Uterus.

In der vertikalen Haltung verringert sich der Druck auf die Aorta und die Vena cava. Weitere mögliche Vorteile sind gemäß (26) ein verbessertes mütterliches Herzminuten- und Herzschlagvolumen, dadurch auch

○ eine bessere Uterusdurchblutung,

○ ein geringerer Druck auf die Plazenta,

○ ein geringerer Druck auf die venae uterinae.

Insgesamt resultiert eine geringere Gefahr der Asphyxie.

Im weiteren wird von verschiedenen Autoren ein günstiger Einfluß der vertikalen Haltung auf das »Fetal Outcome« betont, nämlich durch

○ eine Verhinderung des Vena-cava-Kompressionssyndroms,

○ ein größeres Blutangebot an das Kind,

○ eine höhere O_2-Sättigung des kindlichen Blutes.

Die Untersuchungsergebnisse weisen auch bessere 5-Minuten-Apgar-werte und bessere Blutgasanalysen der Kinder auf.

Atemform und Lungenfunktion

Durch die Atmung wird der Organismus mit Sauerstoff versorgt und das entstehende Kohlendioxid eliminiert. Die schwangere Frau muß zusätzlich den fetalen Organismus mit Sauerstoff versorgen. Die Effektivität des Gasaustausches wird von vier Teilprozessen bestimmt, die sich gegenseitig beeinflussen. Sie lassen sich in vereinfachter Darstellung als Ventilation, Perfusion, Diffusion und Distribution kennzeichnen (19).

Die Lungenfunktion ermöglicht die ausreichende Aufnahme von O_2 und die Abgabe von CO_2 entsprechend den jeweiligen Erfordernissen des Stoffwechsels des Organismus. Bei Steigerung des Stoffwechsels und des damit verbundenen O_2-Verbrauchs — beispielsweise im Verlauf der Schwangerschaft — kommt es zu spezifischen Änderungen der Lungenfunktion. Mit Fortschreiten der Schwangerschaft läßt sich ein zunehmender O_2-Verbrauch feststellen, der am Ende um etwa 20% höher ist als außerhalb der Schwangerschaft. Die Stoffwechselsteigerung ist bereits in der Frühgravidität zu beobachten, zu einem Zeitpunkt also, in dem die Größe der Frucht noch keinen O_2-Mehrbedarf erwarten läßt.

Dieser vermehrte Sauerstoffbedarf wird durch eine Steigerung der Ventilation gedeckt, was sich in einer Zunahme des Atemzugvolumens (bis zu 34%) bei nahezu unveränderter Atemfrequenz ausdrückt. Atemzugvolumen, Atemminutenvolumen und Atemwegwiderstand sind statistisch signifikant erhöht, während Totalkapazität, Residualvolumen, exspiratorisches Reservevolumen, Atemgrenzwert sowie Einsekunden-, funktionelle Residual- und Lungendiffusionskapazität erniedrigt sind (19).

Etwa 20% der schwangeren Frauen klagen im Verlauf der Gravidität über eine Ruhedyspnoe; 50% geben zeitweise eine Kurzatmigkeit bei körperlicher Belastung an. Bei schwangeren Frauen mit Dyspnoe sind die geschilderten Veränderungen der statischen und dynamischen Lungenfunktionsparameter noch wesentlich ausgeprägter. Besteht zudem eine eingeschränkte Lungenfunktion, wie zum Beispiel bei chronischer Bronchitis, Lungenemphysem, Asthma bronchiale und anderen Erkrankungen, so können bereits bei geringer Belastung Insuffizienzerscheinungen eintreten.

Bis vor wenigen Jahren wurden Untersuchungen der Lungenfunktion auf die Bestimmung der Ventilation in der Schwangerschaft und im Wochenbett beschränkt, wobei diese nur durch spirometrische Messungen erfaßt wurde. In den letzten 15 Jahren konnten mit Hilfe neuentwickelter Methoden, vor allem der Ganzkörperplethysmographie und der Pneumotachographie, weitere, für den Gasaustausch in der Lunge wesentliche Funktionsgrößen erfaßt werden.

Die meisten der bisher erwähnten Untersuchungen wurden in sitzender Körperhaltung durchgeführt. Über den Einfluß der Körperstellung auf die Lungenfunktion, insbesondere der Schwangeren, lagen nur wenige Arbeiten vor. Bei der eingeschränkten Lungenfunktion während der Schwangerschaft erschien der Verfasserin die Klärung weiterer pulmonaler Veränderungen durch den Wechsel der Körperhaltung von klinischer Bedeutung. Über neueste Untersuchungen s. »Der Einfluß der Körperhaltung auf die Lungenfunktion«, Seite 155.

Die Körperstellung und ihre Auswirkung auf die Atemform

Für das Herstellen intrapulmonaler Druckdifferenzen und für das Ein- und Ausströmen der Luft sind Atembewegungen nötig. Es sind Bewegungen des Bauches und der Rippen, doch ist nach neuerer anatomischer und physiologischer Erkenntnis das Zwerchfell immer mitbeteiligt. Wir beobachten, daß sich die Form der Atembewegungen bei Änderung der Körperstellung oder der Haltung entsprechend den funktionell-anatomischen Gegebenheiten verändert.

Faßt man Liegen, Sitzen und Stehen als Grundformen menschlichen Verhaltens auf, so lassen sich die Atemtypen folgendermaßen deuten: Die Atmung des ruhenden Menschen unterscheidet sich je nach der Art der Ruhehaltung. Größte Entspanntheit kommt der liegenden Körperhaltung zu. Sofern der liegende Mensch innerlich gelöst ist, schwingt die Atembewegung spielerisch locker; die Exkursionen von Thorax und Flanke treten dabei hinter denjenigen des Bauches zurück.

Anders verhält es sich in sitzender Haltung. Sitzt man nach vorne gebeugt oder nach hinten gelehnt, so ist die Atmung noch vorwiegend abdominell. Sitzt man dagegen mit ganz aufgerichtetem Oberkörper, so tritt die Bauchatembewegung hinter die Bewegung von Thorax und Flanke zurück. In der aufrechten Haltung erfolgt eine straffere Koordinierung aller

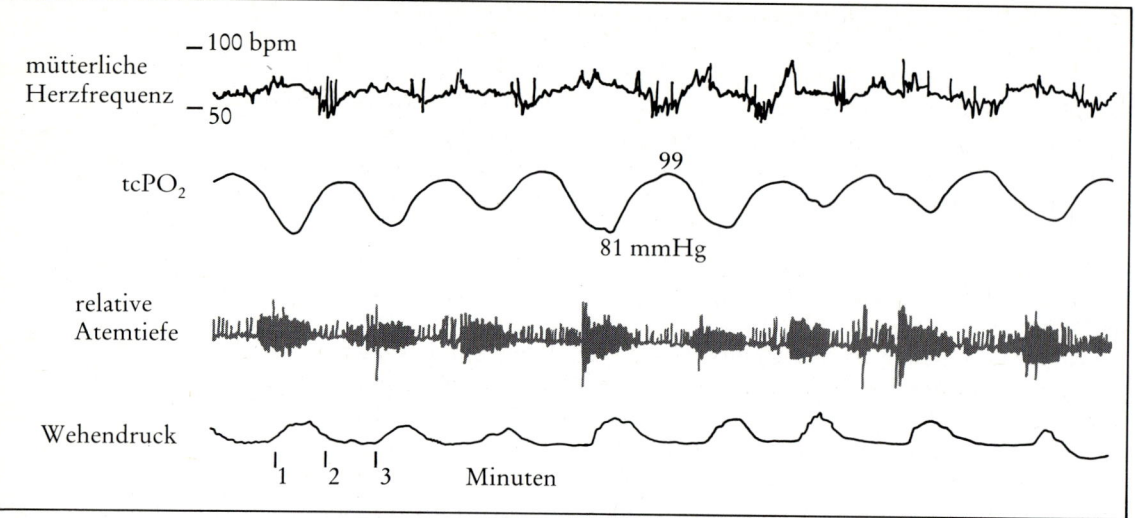

mütterliche Herzfrequenz — 100 bpm — 50

tcPO₂ 99 81 mmHg

relative Atemtiefe

Wehendruck

1 2 3 Minuten

Abb. 85

Ausschnitt aus einer kontinuierlichen Registrierung des mütterlichen $tcPO_2$, der mütterlichen Atemtiefe und -frequenz und der Wehentätigkeit während schmerzhafter Eröffnungswehen. Wehensynchrone PO_2-Fluktuationen sind deutlich erkennbar

Atembewegungsabschnitte im Sinne einer Vollatmung. Die Atemform in aufrechter Haltung entspricht der ihr zukommenden Bereitschaft zum Handeln und zur Aktivität (8).

Dank der Kenntnisse mechanischer Bedingungen in den verschiedenen Körperstellungen können wir beurteilen, welche Vorteile die Lageveränderungen mit sich bringen. Bekanntlich ist die horizontale Körperlage im Normalfall bei Nichtschwangeren die schlechteste Position bezüglich der Lungenreserven. Beim Sitzen und im Stehen verbessern sich die Lungenvolumina um etwa 10%, das heißt, Vitalkapazität und Atemreserven werden größer. Eine Verbesserung der Vitalkapazität gerade bei komprimierten Lungen durch ein hochgestelltes Zwerchfell bedeutet unter Umständen eine entscheidende Hilfe. Ferner ist auch das gesamte intrathorakale Gasvolumen im Stehen und Sitzen höher als im Liegen, was in praxi bedeutet, daß Alveolen, Bronchiolen und Bronchien weniger zum Kollaps neigen. Abdominelle Prozesse wie auch Schwangerschaften neigen aber besonders zu Atelektasen durch die verminderte Zwerchfellbeweglichkeit, wodurch wiederum eine Verminderung der Atemfunktion auftreten kann (24).

Von der Krankengymnastik her wissen wir, daß der Organismus stets bestrebt ist, erhöhte Atemarbeit zu mindern und der Patient immer Körperstellungen sucht, die ihn leichter atmen lassen. So wurden von Frauen auch während der Geburt Atemerleichterungen in verschiedenen Stellungen empfunden, besonders in der Knieellenbogenlage oder der Fersensitz-Ellenbogenlage, wie auch im Reit- und Kutschersitz.

In der Kopftieflage muß das erforderliche Atemminutenvolumen fast ausschließlich vom Zwerchfell geleistet werden, dessen Exkursionen sich voll auf die Verschiebung der Bauchorgane und damit auf die vordere Bauchwand übertragen. Bei der Zwerchfellkontraktion erhöht sich der intraabdominelle Druck.

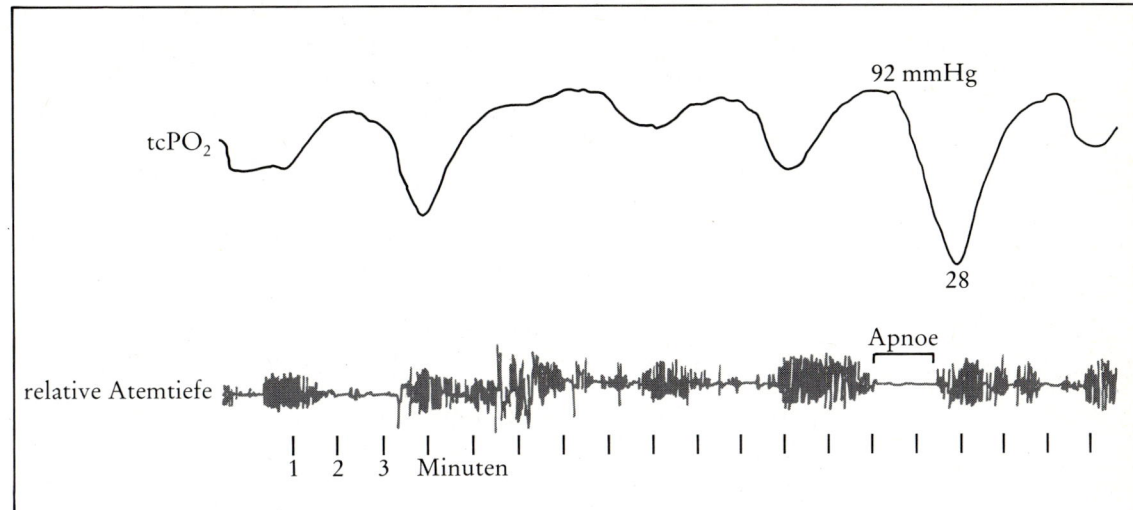

$tcPO_2$

92 mmHg

28

relative Atemtiefe

Apnoe

1 2 3 Minuten

Wird im Sitzen der Thorax vom Schultergürtelgewicht entlastet (durch Abstützen der Arme), so kommt die Atemhilfsmuskulatur besser zum Einsatz, das Zwerchfell arbeitet unter erleichterten Bedingungen; das heißt, zur Inspiration genügt eine mäßige Kraft, und die Bauchmuskulatur setzt sich unter erhöhten Ventilationsbedingungen ein. Sitzende Lagen wurden daher von den Frauen zum Teil bis zur vollständigen Eröffnung bevorzugt, da sie den Atemvorgang und den Entspannungsprozeß erleichterten.

Dem richtigen Verhalten in der Wehenpause wird große Bedeutung zugemessen. Da im Sitzen die Rippen aus ihrer Ausatemstellung heraus größere Bewegungsmöglichkeiten haben als im Liegen, werden die Atembewegungen auch in der Wehenpause erleichtert und sind besser imstande, das erforderliche Atemminutenvolumen zu leisten.

Aus der Perinatalmedizin liegen heute neue Meßergebnisse vor, das heißt kontinuierliche Registrierungen des fetalen und mütterlichen transkutanen PO_2 ($tcPO_2$). Sie geben uns im Zusammenhang mit der Wehentätigkeit Aufschluß über die positiven und negativen Auswirkungen der Atemform sub partu. Aus *Huch* (22) entnehmen wir wichtige Aspekte betreffend die mütterliche Atmung.

Wie erwähnt verändert sich die Atemform der schwangeren Frau deutlich. Bereits im ersten Schwangerschaftsdrittel kommt es zu einer progesteron-induzierten Hyperventilation, später zusätzlich zu Veränderungen der Atmung durch den hochstehenden Uterus.

Die Atembewegungen werden während der Geburt unter Einwirkung von Angst, Spannung und Schmerz, aber auch durch entsprechende Atemanweisungen, weiter vertieft. Bei einer bereits bestehenden Hypokapnie und Alkalose am Ende der Schwangerschaft vertiefen viele Frauen exzessiv mit der schmerzhaften Kontraktion die Hyperventilation, wie endexspiratorische CO_2-Bestimmungen gezeigt haben.

Abb. 86

Ausschnitt aus einer kontinuierlichen Aufzeichnung des mütterlichen tcPO$_2$ und der Atemtiefe. Eine fast 1½minütige Apnoe führt zum PO$_2$-Abfall in hypoxämische Bereiche (nach 22)

Eine kontinuierliche und die Atmung der Frau nicht beeinträchtigende PO_2-Meßtechnik zeigte viel größere PO_2-Fluktuationen, als vorher mit vereinzelten Blutgasanalysen gemessen werden konnten. Es haben sich fast unerwartet große PO_2-Schwankungen bei den meisten der überwachten Gebärenden beim Einsatz dieser Technik sub partu gezeigt.

Während der schmerzhaften Eröffnungswehen wurden der mütterliche $tcPO_2$, die mütterliche Atemtiefe und Atemfrequenz und die Wehentätigkeit kontinuierlich registriert (Abb. 85).

Dazu schreiben *R. und A. Huch:* »*Am Verhalten der Atemtiefe ist deutlich zu erkennen, dass die Frau frequenter und tiefer während der Kontraktionen und relativ flach in der Wehenpause atmet. Somit fällt und steigt der PO_2 wehensynchron. Überraschend war jedoch, dass viele Frauen, die sehr stark hyperventilieren (es wurden PCO_2-Werte während der Kontraktionen zwischen 12 und 15 mmHg [!] gemessen), in der nachfolgenden Wehenpause nicht nur hypoventilieren, wie es fast physiologisch ist nach starker CO_2-Abatmung, sondern lange Apnoephasen haben können, die oft die gesamte Wehenpause ausfüllen. Die Abbildung zeigt derartige Hypoventilations- und Apnoephasen in den Pausen zwischen zwei Kontraktionen (Abb. 86). Solche Atemunregelmäßigkeiten können durch aktive Anleitung zur Atmung in den Wehenpausen vermieden werden. Aus parallelen mütterlichen und fetalen $tcPO_2$-Registrierungen wissen wir, daß derart grosse PO_2-Abfälle bei der Mutter in der fetalen PO_2-Kurve reflektiert werden. Es ist nur eine Frage des initialen fetalen PO_2-Niveaus, ob derartige (vermeidbare) mütterliche Atempausen nachteilig für die fetale Situation sind oder nicht.*«

Auf den Geburtsvorgang bezogen heißt dies, daß während der Wehen auf eine bewußte Vertiefung der Atmung bzw. auf eine willkürliche Steigerung des Atemminutenvolumens verzichtet werden sollte. Dafür sind aber die Atembewegungen in der Wehenpause zu aktivieren, im Sinne einer bewußten Vergrößerung der costo-abdominalen bzw. diaphragmalen Atembewegungen. Bis jetzt wurden diese Erkenntnisse von keiner der geburtsvorbereitenden Methoden berücksichtigt. Diese Regulation – Verzicht auf willkürliche, vertiefte Atmung und auf die sogenannte Hechelatmung – könnte aber der Hyperventilation mit einer möglichen Apnoe in der Wehenpause begegnen.

Ein weiterer wichtiger Gesichtspunkt ist die Verminderung der funktionellen Residualkapazität in der liegenden Körperstellung, welche zu einer zusätzlichen Einschränkung der Atemreserven führt. Auch von daher können Atemunregelmäßigkeiten kurzfristig Blutgasschwankungen hervorrufen und einen steilen Abfall des mütterlichen arteriellen PO_2 bewirken. Wenn wir die ventilatorischen Reserven ausnützen wollen, müssen wir versuchen, durch Änderung der Körperstellung den Gasaustausch zu begünstigen (46).

Bekanntlich diktiert bei schwerer Belastung der Ventilationsbedarf die Atemform. Die Atmung wird bei anstrengender Willküraktion mit vermehrtem Sauerstoffbedarf aktiviert. Es ist also anzunehmen, daß der Organismus bei der Geburt in der Lage ist, das nötige Atemminutenvolumen sicherzustellen und daß sich die Atemform entsprechend den Bedürfnissen autonom reguliert. Voraussetzung dafür ist unseres Erachtens allerdings eine für die Gebärende günstige Körperstellung, welche den nachteiligen Veränderungen der pulmonalen Funktionen entgegenwirkt.

Am Departement für Frauenheilkunde der Universität Zürich (Direktor: Prof. Dr. *A. Huch*) wurden Untersuchungen über den Einfluß verschiedener Körperstellungen auf meßbare Lungenfunktionsgrößen durchgeführt und ihre Ergebnisse publiziert (49). Die Untersuchungen erfolgten an 15 gesunden Nichtraucherinnen mit Einlingsschwangerschaften zwischen der 36. und 40. Schwangerschaftswoche. Der Schwangerschaftsverlauf bis zu Untersuchungsbeginn war unauffällig; die Schwangeren fühlten sich subjektiv wohl.

Der Einfluß der Körperhaltung auf die Lungenfunktion

Die Messungen wurden unter Ruhebedingungen in der Lagesequenz »Sitzen − linke Seitenlage − Stehen − Rückenlage« durchgeführt. Nach 10 Minuten Adaptationszeit betrug die Untersuchungsdauer in jeder Körperhaltung 35 Minuten.

Gemessen wurden: Respirationsfrequenz, Atemzugvolumen, Atemminutenvolumen, Kohlendioxidelimination, Sauerstoffaufnahme, endexspiratorische CO_2-Konzentration. Der gemischt venöse PCO_2, der zur Bestimmung des Herzminutenvolumens nach dem indirekten *Fick*-Prinzip benötigt wird, wurde über das »rebreathing-Verfahren« bestimmt. An statischen Lungenvolumina wurden spirometrisch die Vitalkapazität, das exspiratorische und inspiratorische Reservevolumen sowie das Residualvolumen und die totale Lungenkapazität ermittelt. Funktionelle Residualkapazität bzw. intrathorakales Gasvolumen wurden mit der Heliumeinwaschmethode im geschlossenen System bestimmt, die Lungendiffusionskapazität mit CO über das »single-breath-Verfahren ($DLCO_{SB}$).

Die folgenden Ergebnisse werden teilweise aus der Arbeit von *Schneider* u. Mitarb. (49) zitiert. Was die für die statistische Beurteilung wichtigen Signifikanzniveaus betrifft, muß auf die Originalarbeit verwiesen werden.

Während die totale Lungenkapazität bei Änderung der Körperhaltung nahezu gleichblieb, kam es zu einer Verschiebung ihrer Subdivisionen. Die größten Unterschiede traten zwischen den beiden aufrechten und den beiden liegenden Körperhaltungen auf. Die Atemmittellage verschob sich im Liegen in den exspiratorischen Bereich. Infolgedessen nahm zum Beispiel beim Wechsel vom Sitzen zur Rückenlage das inspiratorische Reservevolumen von 1 900 ml auf 2 460 ml zu. Dagegen zeigte das exspiratorische Reservevolumen beim Vergleich dieser beiden Lagen mit einer Abnahme von 880 ml auf 330 ml oder 63 % die deutlichste Veränderung. Diese führte bei annähernd gleichbleibender Residualkapazität zu einer Verminderung der funktionellen Residualkapazität von 2 470 ml auf 1 820 ml oder um 26% (Abb. 87).

Auch bei den Vergleichen Sitzen/linke Seitenlage, Stehen/Rückenlage und Stehen/linke Seitenlage nahm die funktionelle Residualkapazität signifikant ab. Bei den Untersuchungen bewirkte die Einnahme der Rückenlage eine leichte, aber nicht signifikante Zunahme der Lungendiffusionskapazität um 3%. Im Einzelfall ist aber ein durchaus divergierendes Verhalten der DLCO bei Lagewechsel möglich.

Da die Diffusionskapazität vom Ausmaß der Lungenperfusion mit bestimmt wird, wurde zusätzlich das Herzminutenvolumen gemessen. Es zeigte sich eine durchschnittliche Abnahme beim Wechsel vom Sitzen zur Rückenlage von 5,4 l/Min. auf 4,7 l/Min.

Im Stehen wurde ein gegenüber allen Lagen deutlich erhöhtes Atemminutenvolumen festgestellt. So betrug der Unterschied zur sitzenden Position 2,25 l/Min. bzw. 17%. Hierfür ist in erster Linie die Zunahme des Atemzugvolumens auf 860 ml verantwortlich. Die Respirationsfrequenz nahm im Stehen nur geringfügig von 17 auf 18/Min. zu. Der Sauerstoffverbrauch war in dieser Lage um 24%, die CO_2-Elimination um 18% gesteigert.

Der $tcPO_2$ war im Stehen mit 86 Torr um 3−4 Torr höher als in den übrigen, hierin nicht differierenden Körperhaltungen. Die Untersuchungen konnten keinen signifikanten Unterschied des $tcPO_2$ zwischen der sitzenden und den liegenden Körperhaltungen nachweisen.

Wir stellen fest: die Verminderung der funktionellen Residualkapazität in liegenden Körperstellungen führt zu einer zusätzlichen Einschränkung der Atemreserven der schwangeren Frau. Im Vergleich zum Sitzen und Stehen kam es bei Spätschwangeren in Rücken- und linker Seitenlage zu einer deutlichen Abnahme der funktionellen Residualkapazität. Dies resultiert hauptsächlich aus der Abnahme des exspiratorischen Reservevolumens. In der Rückenlage war das Herzminutenvolumen eingeschränkt, es zeigte sich im Vergleich zu Nichtschwangeren keine signifikante Verbesserung der Lungendiffusionskapazität. Diese, als Maß für die Gasaustauschfähigkeit zwischen Alveolen und Blut, nimmt nach Untersuchungen bei Nichtschwangeren in Rückenlage um 15−20% zu. Dieser Zuwachs wird erklärt durch verbesserte Lungenperfusion infolge des in dieser Lage gesteigerten Herzminutenvolumens sowie durch eine gleichmäßigere Distribution.

Die von verschiedenen Untersuchern gefundene Einschränkung des Herzminutenvolumens bei Schwangeren kann durch eine partielle aortakavale Kompression erklärt und zur Interpretation der nicht gesteigerten DLCO herangezogen werden.

Die Untersuchung der Lungenfunktion im Stehen führte zu folgenden Ergebnissen: eine signifikante Zunahme des Atemzugvolumens, des Atemminutenvolumens, der Sauerstoffaufnahme und der Kohlendioxidelimination. Bei der Spätschwangeren führte das Stehen (ohne Entlastung durch Abstützen) zu einer erheblichen Steigerung der Atemarbeit. Die stehende Position ist für die Spätschwangere die energetisch aufwendigste

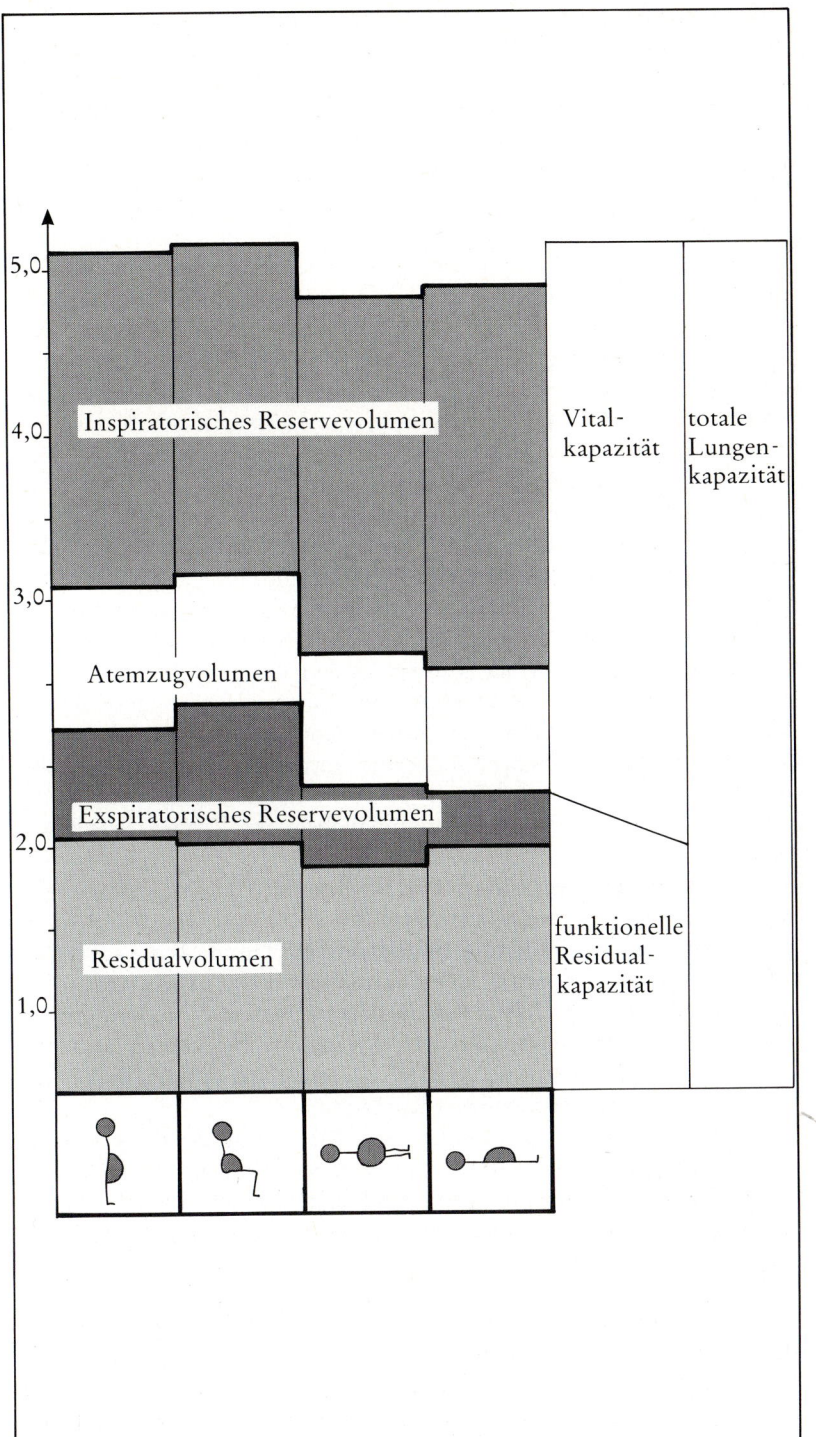

5,0

4,0

3,0

2,0

1,0

Inspiratorisches Reservevolumen

Atemzugvolumen

Exspiratorisches Reservevolumen

Residualvolumen

Vital-kapazität

totale Lungen-kapazität

funktionelle Residual-kapazität

Körperhaltung, was auf die statische Mehrarbeit zurückzuführen ist. Bei der Berechnung des kalorischen Äquivalents aus dem Sauerstoffverbrauch und dem respiratorischen Quotienten ergab sich beim Wechsel von der linken Seitenlage zum Stehen ein Mehrverbrauch von 800 kcal/d bzw. von 36%. Außerhalb der Schwangerschaft beträgt der Zuwachs des Grundumsatzes im Stehen lediglich 20%. Unter der Wehentätigkeit nimmt der Energiebedarf in der Eröffnungsphase um weitere 1 400 kcal/d zu.

Von klinischer Seite wird das Umherlaufen der Schwangeren in der Eröffnungsphase wegen der geburtsmechanischen Vorteile empfohlen. Der erhebliche energetische Mehrverbrauch sollte jedoch berücksichtigt werden. Die Überprüfung der Anwendung von verschiedenen Stellungen in der Eröffnungsphase ergab, daß mehrheitlich gegen Ende dieser Phase von den Gebärenden das Umhergehen, zum Teil auch das Stehen, vermieden wurden zu Gunsten einer anderen Körperhaltung, wie beispielsweise dem Sitzen und anderen vertikalen Stellungen.

Die in Rückenlage verminderte funktionelle Residualkapazität prädisponiert zu Blutgasschwankungen, hervorgerufen durch Atemunregelmäßigkeiten. *Bonica* zeigte, daß bei reduzierter funktioneller Residualkapazität schon eine wenige Sekunden dauernde Apnoe zu einem steilen Abfall des arteriellen PO_2 führen kann (49). Drastische Abfälle des arteriellen PO_2 haben nicht nur für die Mutter, sondern auch für das Kind Konsequenzen. Bei der Leitung von Spontangeburten, insbesondere bei Einnahme der Rückenlage, ist auf richtige Ateminstruktionen zu achten, da die schmerzbedingte Hyperventilation während der Wehe Apnoephasen nach sich zieht. Bei »fetal distress« sollte die Rückenlage ganz vermieden oder, wenn operativ notwendig, auf möglichst kurze Zeit beschränkt werden.

Wie bereits mehrfach erwähnt, führt die liegende Haltung zu verminderten Atemreserven der schwangeren Frau. *Schneider* u. Mitarb. (49) hingegen fanden bei ihren Patientinnen in sitzender Haltung keine zusätzliche Beeinträchtigung der pulmonalen Funktionen. Ihrer Ansicht nach sollten die beim Wechsel der Körperhaltung beobachteten Veränderungen der kardiopulmonalen Situation bei der Schwangeren, bei Komplikationen in der Schwangerschaft, vor allem aber bei der Geburtsleitung, in die klinische Überlegung einbezogen werden.

Die vorliegenden Untersuchungen über den Einfluß der Körperhaltung auf die Atemform und die Lungenfunktion sollten uns veranlassen, ihre Ergebnisse in Zusammenhang mit der Frage nach der optimalen Gebärhaltung zu bringen. Damit könnte eine Änderung der zurzeit noch üblichen Rückenlage bewirkt werden.

Die Wirkung der Körperstellung auf die Geburtsdauer

Die vermuteten Vorteile der aufrechten Gebärhaltung auf die Geburtsdauer wurden durch verschiedene Untersuchungen bestätigt; diese betrafen meßbare Erscheinungen wie die Dauer der Muttermunderöffnung oder den Höhenstand des Kopfes. Solche Erscheinungen stehen in Korrelation zur Geburtsdauer. Man darf daher annehmen, daß zum Beispiel die gemessenen positionsabhängigen Verkürzungen der Muttermunderöffnung auch eine Verkürzung der Geburtsdauer bedeuten.

Die meisten Studien und ihre statistische Auswertung beziehen sich zur Hauptsache auf die Eröffnungsphase. Verschiedene Untersuchungen zeigten, daß die sitzende, aber noch mehr die stehende Position die Eröffnungsphase beschleunigen und erleichtern.

Nach *Mendez-Bauer* (36) nimmt beim Wechsel aus liegender in sitzende und stehende Positionen die Wehenfrequenz zwar ab, die kontraktile Effizienz des Uterus jedoch verdoppelt sich. Der Lagewechsel erfolgte bei seinen Untersuchungen alle 30 Minuten. Dieser Vorteil optimierter Geburtsmechanik muß nicht mit einer höheren fetalen Komplikationsrate sub partu erkauft werden.

Die mittlere Dauer der Wehentätigkeit von einer Muttermundweite von 3 cm auf 10 cm betrug bei 20 Nulliparae 3 Stunden und 55 Minuten, bei 75% von ihnen war der Muttermund in weniger als 5 Stunden vollständig eröffnet.

Im Stehen erreichten die Wehen eine Intensität von 30 bis maximal 100 mmHg, im Liegen dagegen nur durchschnittlich 30 mmHg. Alle Gebärenden gaben außerdem an, die Wehen im Stehen oder Sitzen weniger schmerzhaft empfunden zu haben. Auch ein 30minütiger Positionenwechsel Liegen/Sitzen beschleunigte die Muttermunderöffnung bei Nulliparae durch den rein mechanischen Effekt des größeren kraniokaudalen Drucks, der die Weheneffizienz ansteigen ließ. Bei einigen Müttern, die während der Geburt in wechselnden Abständen Phasen in Rückenlage und Phasen in senkrechter Lage verbrachten, erweiterte sich der Muttermund nur bei senkrechter Lage (37).

Es gibt bereits (seit 1976) erste Versuche mit mobilen Tokographen, welche die während der Eröffnungsphase umherlaufende Mutter begleiten und sowohl fetale Herzaktion als auch Wehentätigkeit einwandfrei registrieren. Wir zitieren *Flynn* (11):

»Bei 30 Schwangeren (darunter 12 Risikoschwangerschaften) erfolgte ein telemetrisches CTG-Dauermonitoring in der Eröffnungsphase. Die Impulse der fetalen Skalpelektrode wurden über einen am Leib der Mutter befestigten Sender zum Empfänger im zentralen Kreissaalwachzimmer geleitet. Ausnahmslos wurden die Wehen im Stehen bzw. beim Umherlaufen weniger schmerzhaft empfunden, nur 8 Patientinnen benötigten Analgetika. Die durchschnittliche Dauer der Geburt betrug 5 Stunden, erst bei vollständig eröffnetem Muttermund musste wieder Bettruhe eingehalten werden. Das System funktionierte mit einwandfreier CTG-Registrierung bis zu einem Abstand von 200 m über drei Stationen hinweg; alle Schwangeren äusserten spontan Erleichterung darüber, nicht dauernd ans Bett bzw. an den Kreissaal ›gefesselt‹ zu sein. In 28 der 30 Fällen lief die Eröffnungsphase spontan, schnell und komplikationslos ab. Zweimal musste wegen protrahierter Eröffnungsphase per forceps entbunden werden.«

Die Wirkung der Schwerkraft des Uterusinhaltes auf die Muttermunderöffnung ist wohl der bedeutendste Einfluß der vertikalen Haltung. Diese Wirkung ist historisch längst erfaßt und beschrieben worden. Bei stehender und hockender Stellung nimmt der Geburtskanal vom Fundus
uteri bis zum Beckenboden einen fast lotrechten Verlauf, so daß die
Schwere der Frucht nicht nur wehenverstärkend wirkt, sondern auch die
Muttermunderöffnung fördert und erleichtert. Auch wird die Entwicklung des Kopfes um den Schambeinbogen herum und über den Damm begünstigt. Der Druck der Schwere von Frucht und Fruchtwasser (4−5 kg)
wirkt in der gleichen Richtung wie die uterinen Kontraktionen. Man
nimmt sogar an, daß die Schwerkraft sowohl in der Eröffnungs- als auch
in der Austreibungsphase annähernd der Kraft einer Vakuumextraktion
entspricht (26).

Nachteilige
Auswirkungen der
Rückenlage
Mögliche nachteilige Auswirkungen der Rückenlage zeigen wir an einem
Schema nach P. Dunn (7), modifiziert von der Autorin (Abb. 88).

Auswertung
von Geburtsberichten
Die Diskussion über das physiologisch richtige, wehengerechte Verhalten
der Frau während der Geburt veranlaßte uns zu einer Befragung einer
großen Anzahl von Gebärenden. Es interessierte uns insbesondere zu erfahren, welche Körperstellungen und Lagen in der Austreibungsphase bevorzugt wurden. Um die Beobachtungen und Erfahrungen der Frauen
schriftlich zu erfassen, wurden Geburtsberichte in Form ausführlicher
Antworten auf einen Fragebogen gesammelt.

Der Hintergrund zu diesem Projekt war das Studium der Geburtshilfe in
Ländern, in denen die Geburt weitgehend nach traditionellem Muster
verläuft. Da bei vielen solcher Völker die Frauen bereits als Mädchen bei
Geburten anwesend sind, ist ihnen der Geburtsvorgang vertraut, was
günstige Voraussetzungen für ihr eigenes Verhalten bei der Geburt
schafft. Die Frauen kennen sowohl das Ausmaß an psychischer und physischer Unterstützung der Gebärenden als Mittel zur Bekämpfung von
Angst und Schmerz, wie auch das Verhalten während der Wehen, insbesondere, was geburtserleichternde und geburtsfördernde Körperstellungen betrifft. Es liegen somit durch Beobachtungen angeeignete Verhal-
tensmuster vor, die von Gebärenden an andere Frauen vermittelt werden.
In der westlichen Geburtshilfe fehlen solche Informationen fast vollständig. Es war daher unser Anliegen, in einer gezielten Geburtsvorbereitung
schwangeren Frauen die geburtserleichternden Praktiken aus der traditionellen Geburtshilfe zu vermitteln.
In den Kursen wurden mit den Frauen die verschiedenen Stellungen −
stehende, sitzende, kauernde-hockende, kniende und liegende − geübt.
Auf die Bedeutung des Bewegens und Umhergehens in der Eröffnungsphase wie auch auf die vertikale Haltung in der Austreibungsphase wurde
hingewiesen und die Frauen dazu angeregt, die verschiedenen Stellungen
und Lagen bei der Geburt nach ihrer individuellen Entscheidung anzuwenden, sofern ihnen dazu die Möglichkeit geboten wird.

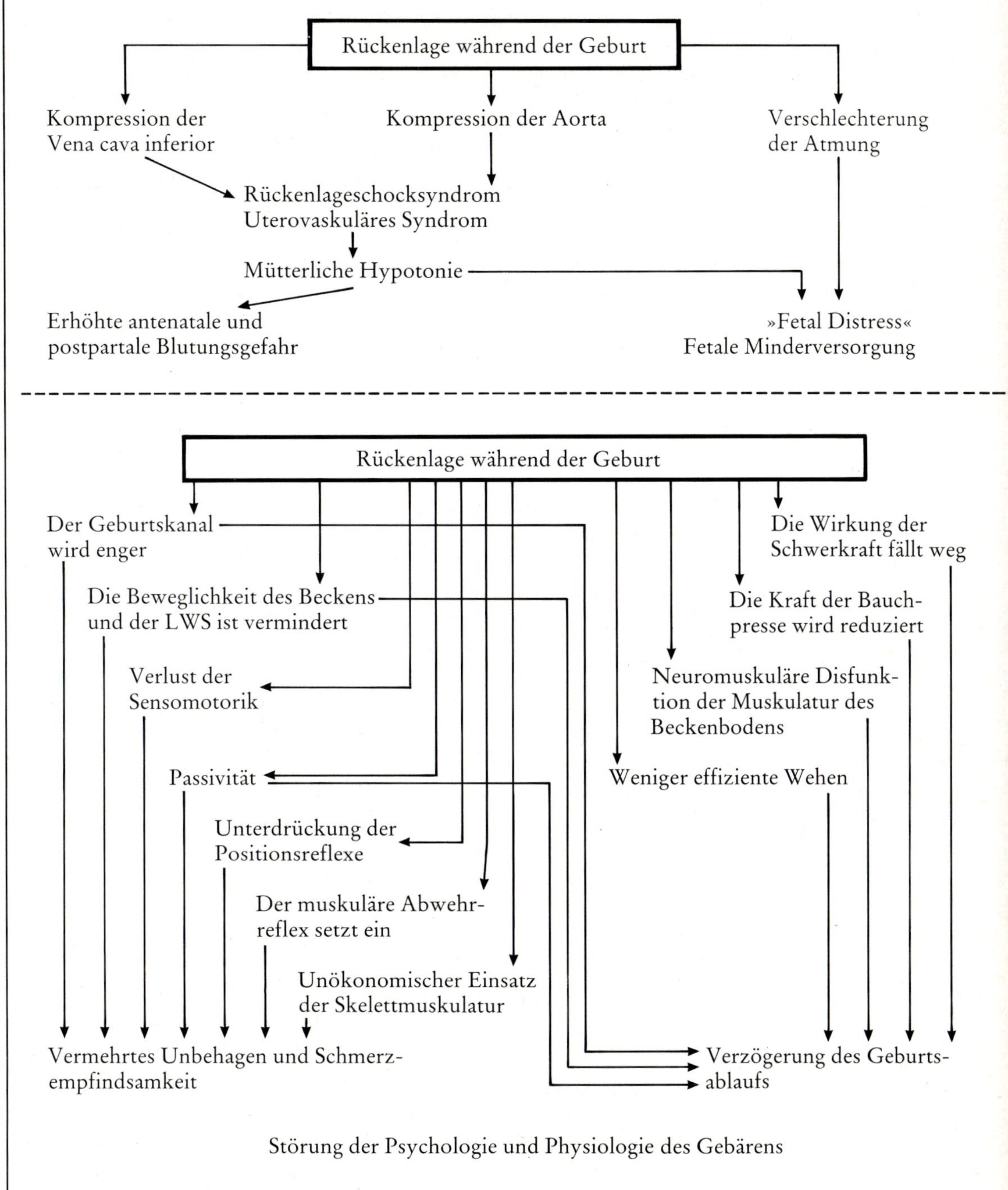

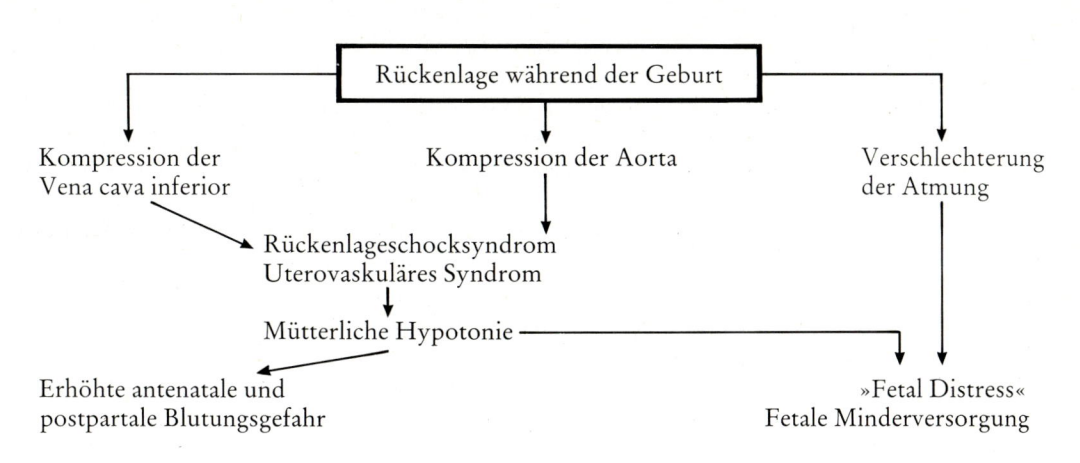

Rückenlage während der Geburt

Kompression der Vena cava inferior

Kompression der Aorta

Verschlechterung der Atmung

Rückenlageschocksyndrom
Uterovaskuläres Syndrom

Mütterliche Hypotonie

Erhöhte antenatale und postpartale Blutungsgefahr

»Fetal Distress«
Fetale Minderversorgung

Rückenlage während der Geburt

Der Geburtskanal wird enger

Die Wirkung der Schwerkraft fällt weg

Die Beweglichkeit des Beckens und der LWS ist vermindert

Die Kraft der Bauchpresse wird reduziert

Verlust der Sensomotorik

Neuromuskuläre Disfunktion der Muskulatur des Beckenbodens

Passivität

Weniger effiziente Wehen

Unterdrückung der Positionsreflexe

Der muskuläre Abwehrreflex setzt ein

Unökonomischer Einsatz der Skelettmuskulatur

Vermehrtes Unbehagen und Schmerzempfindsamkeit

Verzögerung des Geburtsablaufs

Störung der Psychologie und Physiologie des Gebärens

Abb. 88 *Mögliche Auswirkungen der Rückenlage während der Geburt*

Von den Primi- und Multiparae, die bei der Verfasserin in den Jahren 1978–1980 die Geburtsvorbereitung besuchten, liegen 230 Geburtsberichte vor. Es sei nochmals betont, daß das Verhalten der Frauen, wie es in den Geburtsberichten dokumentiert wird, den durchlaufenen Lernprozeß wiederspiegelt; dies ist bei der Auswertung zu berücksichtigen. Die Frauen wurden in einer mittelgroßen, nach modernen geburtshilflichen Gesichtspunkten geführten Frauenklinik in der Schweiz entbunden.

Der Fragebogen über Geburtsvorbereitung und Geburt enthielt unter anderen Fragen zu den folgenden Themen:

1. Bevorzugte Stellungen in der Eröffnungsphase
   A. Zu Hause
   B. In der Klinik, und zwar
   B1. mit Monitor
   B2. ohne Monitor.

Die CTG-Überwachung wurde ohne Telemetrie, meistens mittels externer Ableitung vorgenommen (1978–1980).

2. Die Wirkung der Stellungen und der Bewegung im allgemeinen
3. Die Wirkung der Atmung und der Entspannung
4. Die Wirksamkeit der Massage
5. Die Beurteilung der Gebärhaltung in der Austreibungsphase.

Die Ergebnisse zu Frage 1 A. zeigt Tab. 3.

Tab. 3
Bevorzugte Stellungen in der Eröffnungsphase (zu Hause). Wechsel der Stellung: 60 Frauen, Umhergehen während der Wehen: 35 Frauen

Stellung	Frauen, die diese Stellung zu Hause einnahmen n
Stehend	50
Kutschersitz	14
Reitsitz	43
Schneidersitz	25
Halbsitzend	0
Kauernd-hockend	17
Kniend, aufgestützt	20
Knieellenbogenlage	45
Seitenlage	12
Rückenlage	0
Gesamt	226

Tab. 4

Ermöglichte Stellungen
in der Klinik
mit oder ohne Monitor

	Stellung	Frauen n
mit Monitor	Liegend (170 Frauen)	
	Sitzend (40 Frauen)	
ohne Monitor	Stehend	26
	Kutschersitz	6
	Reitsitz	14
	Schneidersitz	12
	Halbsitzend	21
	Kauernd-hockend	7
	Kniend, aufgestützt	0
	Knieellenbogenlage	16
	Seitenlage	64
	Rückenlage	5
	Gesamt	171

Die Beantwortung der Frage nach der bevorzugten Stellung in der Eröffnungsphase weist eindeutig auf die Wahl einer vertikalen Stellung hin. Der größte Prozentsatz der Frauen entschied sich für eine sitzende Stellung, der zweitgrößte für eine kniende, insbesondere die Knieellenbogenlage. Diese Tatsachen hängen wahrscheinlich mit der Anwendungsmöglichkeit einer schmerzmildernden Massage zusammen, die eine Stellung dieser Art bedingt. An dritter Stelle steht eindeutig das Stehen, dann folgt die kauernde-hockende Stellung. Die Verarbeitung der Eröffnungswehen findet zu Hause offensichtlich am wenigsten in liegender Stellung statt. Von den befragten Frauen haben etwa ein Viertel zu Hause verschiedene Stellungen eingenommen, hingegen waren Umhergehen und Bewegen wenig beliebt. Diese Erfahrung wird von anderen Autoren bestätigt.

Zusammenfassend darf aus Tab. 3 der Schluß gezogen werden, daß keine eindeutige Bevorzugung einer der vertikalen Stellungen besteht, sondern die Verarbeitung der Eröffnungswehen sehr individuell von der Gebärenden gewählt wurde. Dies entspricht durchaus dem Verhalten, wie wir es aus der traditionellen Geburtshilfe her kennen: die Gebärende wählt frei diejenigen Körperhaltungen, die ihr in der jeweiligen Phase der Geburt am angenehmsten sind, die den Geburtsvorgang zu erleichtern vermögen und die Gebärende und damit auch den Fetus am wenigsten belasten.

Die Ergebnisse zur Frage 1 B. zeigt Tab. 4. Um sie interpretieren zu können, sei daran erinnert, daß infolge der CTG-Überwachung durch äußere

Ableitung die vertikale Stellung in der Eröffnungsphase kaum ermöglicht wurde. Es ist daher klar, daß weitaus der größte Teil der Frauen während der Überwachung liegen mußte; später wurde es allerdings möglich, die Überwachung auch in sitzender, vor allem in halbsitzender Stellung durchzuführen.

Aber auch ohne Monitoring waren liegende Stellungen in der Klinik die am meisten angewendeten, sowohl Rücken- als auch Seitenlagen. Dafür dürften verschiedene Gründe maßgebend gewesen sein: Liegen als medizinische Indikation zur Ruhigstellung der Gebärenden (zum Beispiel bei erfolgtem Blasensprung); Seitenlagerung als Therapie, um Haltungs- und Einstellungskorrekturen zu erzielen; Ruhigstellung der Gebärenden, um technischen Schwierigkeiten der CTG-Überwachung zu entgehen, das heißt, um eine einwandfreie Aufzeichnung zu erhalten; Gewöhnung der Gebärenden an das Bett durch erfolgtes längeres Monitoring; Seitenlage als Wahl zur Anwendung von Massage und des Stützens während der Eröffnungswehen.

Aus der Sicht der Gebärenden könnte die Seitenlage die beste Stellung sein bei fortgeschrittenem Geburtsvorgang, bei Erhöhung der Intensität der Wehen und des Schmerzes und bei Verkürzung der Wehenpause, also auch der Erholungsphasen. Dies dürfte mit ein Grund dafür gewesen sein, daß gegen Ende der Eröffnungsphase der Stellungswechsel aufgegeben wurde.

Aus unerklärlichen Gründen wurde allzu oft, bei normalem Geburtsverlauf ohne Risiko, das Umhergehen, das Einnehmen bestimmter Körperstellungen und Lagen und das Wechseln derselben den Gebärenden von Hebammen untersagt und damit verhindert — ganz entgegengesetzt den Praktiken erfahrener und erfolgreicher Hebammen aus der traditionellen Geburtshilfe, woher ein Teil unseres Wissens über das ursprüngliche Gebärverhalten der Frau stammt.

| Die Wirkung von Stellungen und Bewegung im allgemeinen | Bei den Antworten zu den gestellten Fragen interessierte uns die subjektive Beurteilung der Stellungen und Bewegung in der Eröffnungsphase. Die befragten Frauen äußerten sich sehr ausführlich darüber. Sie teilten zusätzliche persönliche Erfahrungen mit, wie beispielsweise über die Wirkung von Stellungen und Bewegung auf die Entspannung und den Schmerz. Daraus ergab sich, daß die von den Frauen gewählte Körperstellung und die Mobilität eine eindrückliche psychosomatische Wirkung erzielen und ganz eindeutig den gesamten Geburtsvorgang beeinflussen. |

Viele Frauen eigneten sich ihre bequemste Stellung schon in der Schwangerschaft an, beispielsweise um Rückenbeschwerden vorzubeugen oder zu beheben, oder auch bei bestehender schwangerschaftsbedingter Kreislauflabilität. Dadurch wurde oft eine zusätzliche Störung oder Belastung verhindert. Nicht zuletzt geht von einem solchen Erfolg eine suggestive Wirkung aus, welche sich sekundär beim Geburtsvorgang bemerkbar macht.

Bei der folgenden Besprechung der Geburtsberichte sind alle in Anführungszeichen gesetzten Wörter oder Sätze aus den Berichten selbst zitiert. Allgemein wird betont, daß durch Bewegungsfreiheit eine bessere Verarbeitung der Wehen möglich sei; dies wird oft als »besseres Auffangen der Wehen« bezeichnet. Umhergehen wirke der Nervosität entgegen und wird, wie auch der Stellungswechsel, als »Ablenkung« empfunden. Vielen Frauen scheint es wichtig zu sein, daß man »etwas tut«, denn Wehen würden dadurch besser »ertragen«. Der Wunsch nach Stellungswechsel ist besonders bei starken, kurz aufeinanderfolgenden Wehen sehr groß. Durch gezieltes Verhalten sei man dem Schmerz nicht »ausgeliefert«. Viele Frauen äußerten ein »spontanes Bedürfnis«, sich zu bewegen. Von den Frauen wird immer wieder betont, daß es nicht e i n e optimale Stellung gibt, sondern daß »nach Wohlbefinden« gewählt wird. Mit wenigen Ausnahmen wird die Rückenlage als unerträglich bezeichnet, dafür wird in der Wehenpause die Seitenlage als erholsam empfunden.

Betrachtet man die Aussagen über die verschiedenen Stellungen, so fällt auf, daß viele Frauen das Stehen während der Wehen als äußerst angenehm empfinden. Einige bemerken dazu, daß sie am liebsten stehend geboren hätten. In der gestützten stehenden Stellung wie in Kauerstellungen wird auf ein Nachlassen der Bauchdeckenspannung hingewiesen. In vertikaler Haltung wird zudem oft das Gefühl verspürt, »nach unten zu stoßen«.

Am Ende der Eröffnungsphase, bei regelmäßigen starken Wehen, wird Umhergehen als anstrengend und ermüdend empfunden und daher von vielen Frauen vermieden. Es werden kauernde Stellungen vorgezogen.

Viele Frauen wählen die sitzende Stellung für die Massage. Die Beurteilung der sitzenden Stellung ist recht unterschiedlich, sie wird aber immer der Rückenlage vorgezogen. Einige Frauen stellen sogar fest, daß die Wehen im Sitzen schwächer wurden und zogen daher Umhergehen und Bewegen sowie andere Stellungen vor. Es wurde auch oft erwähnt, daß die sitzende Stellung ermüdend wirkt, insbesondere wenn sie auf die Austreibungsphase ausgedehnt wird.

Im oft eingenommenen Schneidersitz werden während der Wehen Kreisbewegungen des Beckens durchgeführt, was von Frauen mit starken Rückenschmerzen während der Wehen als Erleichterung empfunden wird. Kauern oder Hocken wird oft vorgezogen, weil es keine Hilfsmittel wie Kissen, ein Bett oder anderes erfordert.

Eine große Anzahl der Frauen bevorzugte es, während der ganzen Eröffnungsphase in der tiefen Hocke zu bleiben, und wünschten sich sogar oft, in kauernder oder in Knieellenbogenlage zu gebären.

Es wird immer wieder hervorgehoben, daß erst die selbstgewählte Körperhaltung, die von der Gebärenden als optimal betrachtet wird, eine Entspannung ermöglicht und dadurch auch der Atmungsvorgang erleichtert wird.

Die Wirkung von
Atmung
und Entspannung

Aufgrund vieler Beobachtungen von schwangeren Frauen und deren Erfahrungen mit der Wirkungsweise der Atembewegungen bei der Geburt kann folgendes festgehalten werden: Atemfunktion, Entspannung und Tonusregulation hängen von der jeweiligen körperlichen und seelischen Verfassung der Frau ab. Die Atmung steht zudem, besonders bei vermehrter Belastung, in Abhängigkeit von der jeweiligen Körperstellung des Individuums. Sie kann, wie aus den Geburtsberichten hervorgeht, dadurch günstig oder ungünstig beeinflußt werden.

Bei vorausgegangener Schulung des Körpersinns, das heißt dem Hinlenken der Aufmerksamkeit auf die Atembewegungen, werden der Gebärenden die Vorgänge bewußter. Der an sich autonom ablaufende und regulierte Atemvorgang sollte aber nicht durch falsche Methoden und Techniken manipuliert werden.

Das Verhalten zur Geburtserleichterung wird von der Gebärenden selber bestimmt. So betonen verschiedene der Berichte, daß die Frauen in der ihnen angenehmsten Lage »automatisch« richtig atmeten. Im gegenteiligen Fall lautet es so: »Da ich, des externen Monitoring wegen, nicht meine richtige Lage bestimmen durfte, fiel mir das Atmen am schwersten.« Viele Frauen berichten über die Erleichterung des Atmungsvorgangs in vertikaler Körperhaltung. Die kniende Stellung, die Knieellenbogenlage wie auch die kauernde Stellung erleichtere die Konzentration, um »in die Richtung der Schmerzen zu atmen«. Keine Erleichterung der Atmung brachte hingegen die Seitenlage.

Aufschlußreich sind die Aussagen über die Wirkung der Atmung während der Eröffnungsphase. Der Wunsch nach Konzentration auf das Geburtsgeschehen wird oft bezeugt. Sie helfe, die Angst zu überwinden und lenke von äußeren Einflüssen, aber auch vom Wehenschmerz ab. Diese wichtige Tatsache sollte von allen Beteiligten berücksichtigt werden. Im allgemeinen wird die Atmung als entspannungsfördernd, schmerzerleichternd und krampflösend empfunden. Der Wunsch, »etwas für das Kind zu tun« (Sauerstoffzufuhr), ist der vorangegangenen Aufklärung wegen sehr groß. So werden die Atembewegungen in der Wehenpause als äußerst wichtig empfunden: sie bringen Beruhigung, Sammlung für die nächste Wehe. Das wichtigste Argument ist Atmung ohne Anstrengung. Von Zweitgebärenden erfahren wir, daß die Konzentration auf die Atembewegung und auf die Entspannung bei der zweiten Geburt leichter sei. Dadurch werde auch der Wehenschmerz reduziert. Immer wieder wird betont, daß »bewußtes Atmen« die Schmerzempfindung stark reduziere.

Die Möglichkeit, mit der Atmung »*durchzuhalten*«, sei stark abhängig von der Bewegungsfreiheit und der Wahl einer »*bequemen*« Stellung oder Körperlage.

Langjährige Erfahrungen zeigen, daß die Massage, auch die Bindegewebsmassage, die Eröffnungsphase erleichtert. Es kommen vor allem die folgenden Handgriffe aus der klassischen medizinischen Massage zur Anwendung: Effleurage, Petrissage, Friktion in der Mensezone (flächige Einziehung über dem oberen Drittel des Kreuzbeins zwischen den Iliosakralgelenken) sowie kräftige Streichungen mit dem Fingerknöchel längs der langen Rückenmuskeln.

Die Anwendung der verschiedenen Handgriffe hängt von der Verträglichkeit ab. Besonders wirksam ist die Bindegewebsmassage der Unterleibsreflexzonen im Kreuzbeinbereich, durch welche die Verkrampfung der Schließmuskeln noch besser gelöst wird und eine Beschleunigung der Eröffnungsphase bewirkt werden kann. Allerdings erfordert die Ausführung der Bindegewebsmassage eine sehr gute Technik durch die Physiotherapeutin. Da auf eine Physiotherapeutin meistens verzichtet werden muß, erlernen und üben die Frauen in der Geburtsvorbereitung die erwähnten klassischen therapeutischen Massagegriffe selber. Die Massage wird dann meistens vom Mann während der ganzen Phase der Eröffnung durchgeführt, auch abwechselnd mit der Hebamme.

Laut Geburtsberichten möchten nur wenige Frauen auf die Massage verzichten. Sie wird als außerordentlich wohltuend, wirkungsvoll und als psychische und physische Hilfe empfunden. Der somatische Effekt wird als entlastend bei starken Kreuzschmerzen (lumbale Spasmen) und als Lockerung der tiefen Rückenmuskulatur beschrieben. Bezüglich des Wehenschmerzes wird im allgemeinen von einer beruhigenden und schmerzmildernden Wirkung gesprochen. Es wird oft beobachtet, daß eine Steigerung des Schmerzes verhindert wird. Auch wird festgestellt, daß der Atemvorgang bei Reduzierung der Schmerzen erheblich erleichtert wird und daher die Wehenpause optimal zur Entspannung ausgenützt werden kann. Nach Aussagen der Frauen sei es möglich, den Wehenschmerz mit der Massage »*um 50% zu reduzieren*«. Die meisten Frauen beteuern, daß die Geburt ohne die Massage »*kaum auszuhalten gewesen wäre*«.

Als psychische Hilfe gelten vor allem die Mitarbeit und Zuwendung des Mannes und die Zusammenarbeit mit der Hebamme, insbesondere aber die Möglichkeit, das in der Geburtsvorbereitung Gelernte anzuwenden. Die taktile Hilfe wird als »*vom Schmerz ablenkend*« bezeichnet.

Durch die Aktivität der Beteiligten werde die Ausdauer gefördert, besonders bei länger dauernden Geburten. Der beruhigende Einfluß der Anwesenden und die verschiedenen Maßnahmen versetze einen in die Lage, die Wehen »*anzunehmen und auszustehen*«.

Es wird oft bedauert, daß die Rückenlage beim Monitoring die Massage verunmögliche, insbesondere am Ende der Eröffnungsphase, wo sie als am nötigsten empfunden wird. Als bevorzugte Stellungen für die Massage werden der Reitsitz, die Knieellenbogenlage und die Seitenlage mit erhöhtem Oberkörper und unterstützten Knien genannt.

Es ist eher selten, daß die Massage nicht vertragen wird; dann wird Stützen und Druck gegen das Steißbein als hilfreich empfunden.

Beurteilung der Gebärhaltung in der Austreibungsphase

Von den 230 befragten Frauen haben mit wenigen Ausnahmen alle halbsitzend geboren. Die Hälfte der befragten Frauen waren Zweitgebärende, welche bei der ersten Geburt liegend entbunden hatten. Ihre Beurteilung der vertikalen Gebärhaltung und die Gegenüberstellung zur Geburt in Rückenlage scheinen uns sehr aufschlußreich und für die heutigen Bestrebungen richtungweisend zu sein.

Die in den Geburtsberichten beschriebene, aufrechte Körperhaltung bezieht sich auf eine halbsitzende Stellung in einem heute üblichen Entbindungsbett. Es wurde also kein für diesen Zweck speziell konstruiertes Bett und kein Gebärstuhl verwendet.

Die Beobachtungen und Beurteilungen der Gebärenden, wie sie in den Antworten auf den Fragebogen zum Ausdruck kommen, sind sehr differenziert auf psychische und physische Empfindungen gerichtet. Sie sind ein Ausdruck eindrücklicher psychosomatischer Verflechtungen, wie man sie aufgrund psychologischer und biologischer Untersuchungen über die Motorik kennt.

Bei der Frage nach den Vor- und Nachteilen der aufrechten Körperhaltung während der Geburt werden nur Vorteile angegeben und auf die Nachteile der liegenden Gebärhaltung hingewiesen. Die Sitzhaltung wird als wirkliche Hilfe und Erleichterung beim Pressen empfunden. Alle Frauen heben den geringeren Kraftaufwand hervor. Oft wird bemerkt, daß beim Pressen in Rückenlage *»die ganze Kraft durch die Matratze ginge«*, beim Sitzen jedoch *»in die Richtung des Beckenausgangs«*. Daneben wird hingewiesen auf das Gefühl von *»Schwäche und Ausgeliefertsein«* in Rückenlage, auch wird *»Schwindelgefühl«* erwähnt. Oft kritisiert wird das *»Hochstoßen der Beine durch Hilfspersonen«*, das als äußerst unangenehm und schmerzhaft empfunden wird. Dabei muß auf Mängel des nicht ergonomisch einstellbaren, üblichen Entbindungsbettes hingewiesen werden; die mangelnde Verstellbarkeit, das Fehlen geeigneter Handgriffe wie auch Bein- und Fußstützen sind Nachteile.

Kommentare von Erstgebärenden zur Gebärhaltung in der Austreibungsphase

»Es war mir sehr wohl so (sitzend)*, und ich hatte ein grosses Bedürfnis, aufsitzen zu können, als die Presswehen einsetzten, was ich auch sofort tat.«*

»In der aufrechten Haltung sehe ich die folgenden Vorteile: grössere Kraft in den Bauchmuskeln; Überblick über das Geburtsgeschehen; natürliche Lage des Geburtsweges; Eigengewicht des Kindes hilft mit.«

»Die Geburt im Sitzen oder auch Kauern entspricht besser unserem Körperbau. Ich konnte das Kind hinausschieben.«

»Der Gedanke, abliegen zu müssen, wäre erschreckend gewesen für mich. Ich finde, schon optisch gesehen ist klar, dass es sitzend besser geht. Vor allem sieht man, was zwischen den Beinen passiert und mit was der Arzt und die Hebamme hantieren.«

»In sitzender Haltung konnte ich verfolgen, wie mein Sohn das Licht der Welt erblickte.«

»Die sitzende Stellung ist gleich richtig, wenn das Kind nach der Geburt auf den Bauch gelegt wird.«

»Man kann mit äusserster Kraft pressen und ist aktiv dabei und ermüdet weniger. Man wird vermehrt in den Geburtsvorgang einbezogen.«

Beobachtungen und Erfahrungen von Zweitgebärenden

»Bei der ersten Geburt, bei der ich liegend geboren habe, hatte ich das Gefühl, Hebamme und Arzt hantierten ›da unten‹ an etwas herum, das mich eigentlich nichts anginge. Geburt kann auch durch ›Zusehen‹ erlebt werden. Der Kopf, ein nicht unwichtiger Körperteil, erlebt die Geburt mit.«

»In Rückenlage ist der Kraftaufwand viel grösser, vor allem ist es eine grosse Anstrengung, bei jeder Presswehe Kopf und Bein zu halten. Die Beine selber halten führte bei mir zu einer Verkrampfung des ganzen Körpers, die Atmung wurde dadurch sehr erschwert, ich litt unter schwerer Atemnot.«

»Die Atmung wurde in sitzender Stellung so erleichtert, dass die Kraft fürs Pressen ausgenützt werden konnte. Dadurch ging die Geburt schneller als liegend.«

»Bei der ersten Geburt in Rückenlage klemmte ich noch die Augen zu, diesesmal hingegen habe ich gesehen, wie das Kind zur Welt kam. Ich brauchte dazu etwa drei Presswehen.«

»Es ist sehr positiv, wenn man zusehen kann, wie der Kopf des Kindes herauskommt. Ich habe viel intensiver gepresst, als beim ersten Kind. Mit zwei Presswehen war der 4 kg schwere Bub schon da.«

»Ich empfand das Pressen gar nicht als angenehm, es war sehr schmerzhaft, aber zum Glück kurz. Die sitzende Haltung ist gut, aber meine Beine

sind zu kurz, ich konnte mich nicht abstemmen auf dem Gebärbett. Schön, dass man sein Kind gleich sieht. Ich habe Kaspar selbst aufheben und auf meinen Bauch legen können.«

»Ich konnte beim sitzenden Pressen aktiver mithelfen, da ich diese Stellung als natürlich empfand.«

»Nach der ersten Geburt in halbsitzender Stellung wollte ich unbedingt wieder so gebären! Das Pressen geht sehr gut; sicher wird die Schwerkraft ausgenützt. Zudem sieht man das Kind vom ersten Moment an.«

»In Steisslage musste ich liegen und die Beine kamen in die Höhe. Es war äusserst unangenehm.«

»Anatomisch richtige Stellung = Keine zusätzliche Kraftanstrengung. Visuelles Miterleben des Geburtsvorgangs. Zudem kann man mitverfolgen, was Arzt und Hebamme tun.«

»Ich empfand die sitzende Stellung als natürlich, das Geschehen unterstützend. Ich erlebte diesmal sehr bewusst, dass das Kind während der Presswehen herausglitt, dasselbe Kind, das ich nachher in den Armen hielt. Es war eine Kontinuität.«

Was die Verarbeitung der Preßwehen betraf, so wurde nach der angewendeten Atemtechnik gefragt. Es interessierte uns, zu erfahren, ob neben der traditionellen Technik – Luftanhalten beim Pressen – die von uns vorgeschlagene neue Atemtechnik, die Atmung mit Lippenbremse, mit Erfolg eingesetzt werden konnte oder nicht. Aus den Berichten ist ersichtlich, daß es der Hälfte der befragten Frauen gelungen ist, diese Atemtechnik erfolgreich anzuwenden. Sie ist besonders bei sitzender Gebärhaltung von Vorteil und kommt atemphysiologisch dem Vorgang entgegen.

Wir bedanken uns bei den Frauen, durch deren Bereitschaft und Mitarbeit die von uns angeregten geburtserleichternden Techniken bei der Geburt erprobt und damit überprüft werden konnten. Nachstehend eine Auswahl besonders aussagekräftiger Antworten aus den Geburtsberichten von Erst- und Mehrgebärenden in protokollarischer Form. Um die Vertraulichkeit zu wahren, wurden nur die Initialen der Frauen angeführt. Ihre Aussagen werden jedoch wörtlich zitiert.

Frau E. B., 29 Jahre, Erstgebärende

Stellung in der
Eröffnungsphase

Viel Bewegung, weiter haushalten (= Ablenkung). Bei stärkeren Wehen Reitsitz auf Stuhl oder mit Rücken an Wand lehnen.

Zu Hause

Zuerst Seitenlage, später Rückenlage, fast sitzend.

In der Klinik mit Monitor

Kam selten vor: Seitenlage abwechselnd mit Schneidersitz.

In der Klinik ohne Monitor

Da man meistens an den Monitor »gefesselt« ist, kommt die Bewegung etwas zu kurz. Ein ständiger Wechsel der Stellung und das Entspannen zwischen den Wehen hilft einem, länger durchzuhalten.

Wirkung der Bewegung und Stellung

Die Beherrschung einer guten Atemtechnik hilft einem, dem Wehenschmerz entgegen zu atmen. Da ich aber schon vor dem Spitaleintritt alle 10–20 Min. während 18 Stunden Wehen zu »verarbeiten« hatte, war ich kurz vor der Geburt total erschöpft und nicht mehr bei jeder Wehe fähig, ihr entgegen zu atmen. Dann ist man dem Schmerz völlig ausgeliefert.

Wirkung der Atmung

Sehr wohltuend, eine grosse Hilfe.

Wirkung der Massage

Frau A. D., 25 Jahre, Erstgebärende

Stellung in der Eröffnungsphase	
Zu Hause	*Knieellenbogenlage (d. h. Gesäss abgehoben, Arme durchgestreckt — einfach formuliert: »auf allen Vieren«).*
In der Klinik mit Monitor	*Teils Seitenlage, teils Rückenlage.*
In der Klinik ohne Monitor	*Seitenlage.*
Wirkung der Bewegung und Stellung	*Zwischen den Wehen lief ich im Zimmer umher, um den Vorgang zu befördern, aber auch, um mich etwas abzulenken. Die Stellungen sind zum Teil ein psychologisches Moment, d. h. man hat das Gefühl, das Auftreten von noch mehr Schmerzen verhindern zu können. Auch scheint in gewissen Stellungen das Atmen leichter zu gehen.*
Wirkung der Atmung	*Die Atmung schien mir den Höhepunkt der Schmerzen zu nehmen, vor allem auch deshalb, weil man sich sehr auf das nötige Atmen konzentriert und dabei die Schmerzen vergisst.*
Wirkung der Massage	*Die Massage bewirkte bei mir eine gewisse Änderung der Schmerzen, vor allem auch deshalb, weil man dabei das Gefühl hat, dass sich jemand um einen kümmert und das bestmögliche für einen tun will.*

Frau V. F., 23 Jahre, Erstgebärende

	Stellung in der Eröffnungsphase
Viel Bewegung. (Da das Kind 2 Wochen zu spät kam, war ich schlussendlich doch nicht bereit, ich machte immer etwas im Haushalt.) Schneidersitz.	Zu Hause
Rückenlage (ich hatte in dieser Stellung auch während der SS keine Probleme).	In der Klinik mit Monitor
Alle Stellungen. Der Oberarzt brachte mir persönlich einen Stuhl für den Reitsitz und ermunterte mich, im Korridor auf- und abzugehen.	In der Klinik ohne Monitor
Verschiedene Stellungen lenken ab und helfen jede auf ihre Art entspannen. Da ich relativ lange im Spital war, wäre es für mich unerträglich gewesen, immer die gleiche Stellung zu haben.	Wirkung der Bewegung und Stellung
Klappte im grossen und ganzen gut. Zum Teil habe ich etwas zu stark geatmet und bekam das »Kribbeln«. Während den sehr schmerzhaften, starken Wehen hat mir die Sauerstoffmaske sehr geholfen.	Wirkung der Atmung
Mein Mann und ich mussten uns beide sehr zum Entschluss durchringen, dass auch er bei der Geburt dabei sein werde. Nachträglich bin ich für diesen Entschluss unendlich dankbar. Für meinen Mann war die Geburt ein grosses, positives Erlebnis, vielleicht positiver als für mich. Die Massage hatte bei diesem Dabeisein die wichtige Funktion, dass er immer etwas zu tun hatte und spürte, wie er mir grosse Erleichterung verschaffen konnte.	Wirkung der Massage

Frau A. H., 32 Jahre, Erstgebärende

Stellung in der Eröffnungsphase

Zu Hause

Herumgehend oder mit gespreizten Beinen kniend und auf Sofa aufgestütztem Oberkörper.

In der Klinik mit Monitor

Seitliche Entspannungslage mit unterschobener Rolle.

In der Klinik ohne Monitor

1. Phase herumgehend, 2. Phase bei schmerzhafteren Wehen gespreizt sitzend mit aufgestütztem Oberkörper und abwechselnd Atemhilfstützen im Kreuz und Massage der Mensgegend.

Wirkung der Bewegung und Stellung

Sehr geburtsfördernd. Ebenso alle angewendeten Stellungen entspannend. Unangenehm waren die Untersuchungen in Rückenlage in der spätesten Zeit der Eröffnungsphase. Ebenso fand ich die Zeit am Monitor (einmal 1/2 Stunde) relativ schmerzhaft. Zum Glück konnte ich dem Schreiber zusehen und die Wirkung der Atmung überprüfen, was sehr hilfreich war zum Durchhalten.

Wirkung der Atmung

Die intensive regelmässige Bauchatmung war mindestens so wichtig wie die Stellungen. Schwierig war einzig im letzten Teil der Eröffnungsphase nicht zu schnell zu atmen, als die Wehen äusserst heftig waren.

Wirkung der Massage

Tut gut, ebenso das Stützen, hilft dem Entspannen merklich.

Frau V. K., 29 Jahre, Erstgebärende

	Stellung in der Eröffnungsphase
Seitenlage und Knieellenbogenlage.	Zu Hause
Falls die Elektroden um den Bauch geschnallt werden, ist nur Rückenlage möglich (unbequem!). Bei mir wurde die Elektrode am Kopf des Kindes befestigt, daher war Seitenlage möglich.	In der Klinik mit Monitor
Seitenlage.	In der Klinik ohne Monitor
Vor allem zu Hause am Anfang der Eröffnungsphase erleichterten mir die verschiedenen Stellungen und das Umhergehen die Schmerzen sehr.	Wirkung der Bewegung und Stellung
Gezieltes Atmen hilft sehr, besonders da man sich auf diese Weise entspannt und durch die Konzentration abgelenkt wird.	Wirkung der Atmung
Hervorragend! Ich persönlich fühlte mich bei jeder Kontraktion »verloren«, wenn mir niemand den Rücken massierte.	Wirkung der Massage

Frau B. P., 26 Jahre, Erstgebärende

Stellung in der Eröffnungsphase	
Zu Hause	*Schneidersitz, tiefe Hocke, Knieellenbogenlage. Spezial-Reitsitz: ich sass im Reitsitz auf den Knien meines Mannes, welcher auf dem Badewannenrand sass. Die Arme stützte ich auf dem Lavabo auf. Ergab eine sehr gute Wirkung der Massage.*
In der Klinik mit Monitor	*Rückenlage, Seitenlagen, Schneidersitz.*
In der Klinik ohne Monitor	*Schneidersitz, stehend (Arme abgestützt), Kutschersitz, Seitenlage, Rückenlage.*
Wirkung der Bewegung und Stellung	*Ich habe mich zu Hause sehr viel bewegt und in der Klinik nach Möglichkeit. Auch auf dem Gebärbett habe ich sehr oft die Stellung gewechselt. Ich glaube, dass dadurch die Wehentätigkeit angeregt wurde. Eine Wöchnerin, die praktisch während der ganzen Geburt die gleiche Stellung innehatte, erzählte mir, dass sie noch zwei Tage nach der Niederkunft starke Schmerzen im Rücken verspürte. Ich habe nach der Geburt keine solchen Schmerzen verspürt.*
Wirkung der Atmung	*Ich glaube, dass ich dank der intensiven und gezielten Atmung auch die zum Teil recht starken Kontraktionen ohne Schmerzmittel meisterte. Ich empfand es auch als Erleichterung, die Arbeit der Uterusmuskeln aktiv unterstützen zu können.*
Wirkung der Massage	*Durch die Massage wurden meine Bauch- und Rückenmuskeln spürbar gelockert, was ich als enorme Wohltat empfand. Während der sehr starken Wehen half mir eine leichte Bauchdeckenmassage am besten.*

Frau F. S., 22 Jahre, Erstgebärende

	Stellung in der Eröffnungsphase
Knieellenbogenlage. Reitsitz.	Zu Hause
Halbsitzende Stellung im Bett.	In der Klinik mit Monitor
Schneidersitz auf dem Bett.	In der Klinik ohne Monitor
Für mich war es eine grosse Erleichterung der Schmerzen, wenn ich mich so bewegen konnte, wie mir es wohl war.	Wirkung der Bewegung und Stellung
Es war schwer, sich zu entspannen in dem Moment, wo eine Wehe kommt. Aber es ist wirklich Übungssache. Ich finde die tiefe Atmung in den Bauch- und Beckenraum soll man immer wieder üben während der Schwangerschaft. Sie ist nämlich eine grosse Hilfe.	Wirkung der Atmung
Es hilft zur Entspannung. Mein Mann fand, es wäre schön, wenn er auch im Kurs dabei gewesen wäre, damit er mir noch mehr hätte helfen können durch diese Massage. Vielleicht könnte man eine Stunde mit Ehemann abhalten.	Wirkung der Massage

Frau R. B., 28 Jahre, Zweitgebärende

Stellung in der Eröffnungsphase	
Zu Hause	*Ganze Zeit in der Hocke.*
In der Klinik mit Monitor	*Monitor konnte nicht mehr benützt werden.*
In der Klinik ohne Monitor	—
Wirkung der Bewegung und Stellung	*In der Hocke konnte ich meine Atmung kontrollieren und so die Wehen sehr gut auffangen.*
Wirkung der Atmung	*Die gezielte Atmung in Rücken und Beckenbodengegend wirkte sehr entspannend und minderte die Wehenschmerzen.*
Wirkung der Massage	*Sehr wohltuend und ablenkend.*

Frau R. D., 26 Jahre, Zweitgebärende

	Stellung in der Eröffnungsphase
Stehende Stellungen. Reitsitz.	Zu Hause
Seitenlage.	In der Klinik mit Monitor
—	In der Klinik ohne Monitor
Zu Hause ist bewegen und umhergehen sicher das Beste, um den Geburtsvorgang zu fördern. Im Spital fand ich die Seitenlage sehr bequem und war sehr froh, nicht mehr auf dem Rücken liegen zu müssen wie beim ersten Kind!	Wirkung der Bewegung und Stellung
Da ich beim Pressen unregelmässige Wehen hatte, ist richtiges Atmen wichtig, um sich rasch zu erholen.	Wirkung der Atmung
Die Massage ist eine richtige Wohltat und grosse Erleichterung während der Wehen. Ich möchte sie allen sehr empfehlen.	Wirkung der Massage

Frau M. L., 28 Jahre, Zweitgebärende

Stellung in der Eröffnungsphase	
Zu Hause	*Knieellenbogenlage oder gestützte Grundstellung.*
In der Klinik mit Monitor	*Seitenlage.*
In der Klinik ohne Monitor	*Sitzend (Gebärstellung).*
Wirkung der Bewegung und Stellung	*Wehenfördernd und damit den Geburtsvorgang beschleunigend.*
Wirkung der Atmung	*Das Wechselspiel von Wehen und Wehenpausen bewusst etwas steuern zu können. (Ich spürte das herannahende Weh jeweils schon einige Sekunden früher und konnte so schon frühzeitig mit der tiefen Atmung in den Beckenboden beginnen.)*
Wirkung der Massage	*Die Wehen etwas zu lindern und die Wehenpausen entspannter zu erleben.*

Frau B. S., 30 Jahre, Zweitgebärende

	Stellung in der Eröffnungsphase
Stehend mit Ellbogen auf Tisch.	Zu Hause
Schneidersitz.	In der Klinik mit Monitor
Wie zu Hause mit viel Bewegung.	In der Klinik ohne Monitor
Bewegung war für mich das Wichtigste. Die Stellungen wohltuend und Erleichterung bringend.	Wirkung der Bewegung und Stellung
Sehr wichtig. Sie hilft, dass man die Kontrolle über sich nicht verliert und sich nicht verkrampft.	Wirkung der Atmung
Wichtig! Wohltuend — aber die rechte Dosis am rechten Ort.	Wirkung der Massage

Frau R. S., 33 Jahre, Zweitgebärende

Stellung in der Eröffnungsphase	
Zu Hause	*(keine angegeben).*
In der Klinik mit Monitor	*Halbsitzende Stellung im Bett.*
In der Klinik ohne Monitor	*Bei den letzten, intensiven Wehen: Seitenlage.*
Wirkung der Bewegung und Stellung	*Ich fand die halbsitzende Stellung sehr wohltuend und hatte eigentlich kein Bedürfnis, meine Lage zu verändern. Erst als die intensiven Wehen kamen, wechselte ich in die Seitenlage um. Dabei stellte ich fest, dass ein Lagewechsel auch einen grossen Unterbruch in den gleichmässigen Atemrhythmus mit sich bringt.*
Wirkung der Atmung	*Zur völligen Entspannung braucht es eine gute Atemtechnik. Ich bin überzeugt, mit tiefer Atmung gegen den Wehenschmerz lässt sich dieser um einiges lindern. Mir jedenfalls ist es so ergangen.*
Wirkung der Massage	*Die Wirkung war für mich fantastisch. Meine Hebamme verstand es ausgezeichnet, die trotz intensiver Atmung noch gespannten Muskeln mit ihrer Massage zu lösen und den Rücken zu stützen.*

Frau K. H., 31 Jahre, Drittgebärende

	Stellung in der Eröffnungsphase
Stehende Stellung (einfache Grundstellung). Reitersitz. Tiefe Kauerstellung. (Dauer 6h).	Zu Hause
Seitenlage.	In der Klinik mit Monitor
Stehende Stellung. Seitenlage.	In der Klinik ohne Monitor
Die Erledigung der morgendlichen Hausarbeiten halfen mir die relativ lange Eröffnungsphase psychisch gut verkraften. Die verschiedenen von mir gewählten Stellungen gaben mir das Gefühl, aktiv am Fortschreiten des Geburtsvorgangs mitzuhelfen und liessen mich die Wehen gut überstehen, ohne dass ich mich verkrampfte.	Wirkung der Bewegung und Stellung
Linderung des Wehenschmerzes durch die gezielte Sauerstoffzufuhr und Konzentration. Ablenkung von den Schmerzen.	Wirkung der Atmung
Lösung von Verkrampfung, Linderung der Rückenschmerzen.	Wirkung der Massage

Frau E. B., 37 Jahre, Drittgebärende

Stellung in der Eröffnungsphase	
Zu Hause	*Knieellenbogenlage.*
In der Klinik mit Monitor	*Sitzende Stellung mit unterschobenem Kissen.*
In der Klinik ohne Monitor	*Während einer Stunde bin ich im Gebärsaal herumgegangen und habe ständig das Kreuz massiert, was mir sehr geholfen hat.*
Wirkung der Bewegung und Stellung	*Als äusserst angenehm habe ich die sitzende Stellung am Monitor empfunden. $^{5}/_{4}$ Stunden vor der Geburt habe ich so noch geschlafen und habe mich wunderbar entspannen können.*
Wirkung der Atmung	*Durch die konzentrierte ruhige Atmung konnte ich mich sehr entspannen.*
Wirkung der Massage	*Ich brauchte nur bei den fünf letzten starken Eröffnungswehen Massage, welche mich vom intensiven Schmerz etwas ablenkte. Dank der Massage konnte ich aufs Lachgas verzichten.*

1. AHLFELD, F.: Lehrbuch der Geburtshilfe. Grunow, Leipzig 1898.
2. ARMS, S.: Immaculate Deception — a new look at women and childbirth in America. Houghton Mifflin, Boston 1975.
3. ATWOOD, J. R.: Acta obstet. gynec. scand., Suppl. **57,** 5 (1976).
4. BASMAJIAN, J. V.: Muscels alive — their functions revealed by electromyography. Williams & Wilkins, Baltimore 1978.
5. BUESS, H.: Die Anfänge der Geburtshilfe. Ciba Zeitschrift 70, Heft 6 (1954).
6. CALDEYRO-BARCIA, R.: Physiological and psychological bases for the modern and humanized management of normal labor. Scientific Publication Nr. 858, of the Centro Latinamericano de Perinatologia y Desarrollo Humano, Montevideo.
7. DUNN, P.: Obstetric delivery to-day — for better or for worse? Lancet **1976,** April 10, p. 790.
8. EHRENBERG, H.: Atemtherapie in der Krankengymnastik aus psychologischer Sicht. Krankengymnastik 24, Nr. 9 (1972).
9. EHRSTRÖM, Ch.: Persönliche Mitteilung 1978.
10. ENGELMANN, G. J.: Labor among primitive peoples. Chambers, St. Louis 1882, 3. Aufl. 1884. Übersetzt von C. Hennig: Die Geburt bei den Urvölkern. Wien 1884.
11. FLYNN, A.: Mobiler Tokograph erprobt. Medical Tribune **1977,** 20; siehe auch Br. med. J. **1976,** 6040.
12. FORD, C. S.: A comparative study of human reproduction. RRAF Press, New Haven 1943.
13. GANONG, W. F.: Medizinische Physiologie. Springer, Berlin-Heidelberg-New York 1972.
14. GAUER, O. H., K. KRAMER u. R. JUNG: Physiologie des Menschen, Bd. 14: Sensomotorik. Urban & Schwarzenberg, München 1976.
15. GEIGER, H.: Über die vertikale Entbindungsmethode mittels Gebärstuhl. Zentbl. Gynäk. **88,** 229 (1966).
16. GUIART, J.: L'obstétrique dans l'ancienne Egypte. Deuxième congrés histoire de la médecine, Paris 1921.
17. GUIART, J.: L'accouchement du temps des Pharaons. Biologie médical 19−24 (1922).
18. JUNG, R.: Persönliche Mitteilung 1979.
19. HEIDENREICH, J.: Lungenfunktion. In: FRIEDREICH, V. u. G. H. RATHGEN (Hrsg.): Physiologie der Schwangerschaft. Thieme, Stuttgart 1972.
20. HERTZ, D. G. u. H. MOLINSKI: Psychosomatik der Frau. Springer, Berlin 1980.
21. HESS, W. R.: Psychologie in biologischer Sicht. Thieme, Stuttgart 1968.
22. HUCH, R. u. A. HUCH: Die Variabilität des PO_2 in der Perinatalmedizin. gynäkol. prax. **5,** 649 (1981).
23. HUNDSDÖRFER, P.: Die Gebärhaltung in der Antike. In: HILLE-MANNS, H. G., H. STEINER u. D. RICHTER (Hrsg.): Die humane, familienorientierte und sichere Geburt. 2. Freiburger geburtshilfliches Kolloquium. Thieme, Stuttgart 1983.
24. KELLER, R.: Persönliche Mitteilung 1977.

25. KIRCHHOFF, H.: Die Gebärhaltung der Frau. Organorama **14**, 11−19 (1977-1).

26. KIRCHHOFF, H.: Die Gebärhaltung der Frau: horizontal oder vertikal? Der Frauenarzt 3 (1982).

27. KONRAD, G. u. U. KONRAD: Perinatalzeit einer Erstgebärenden in Bime (Irian Jaya). In: SCHIEFENHÖVEL, W. u. D. SICH (Hrsg.): Die Geburt aus ethnomedizinischer Sicht. Vieweg, Wiesbaden 1983.

28. KUNTNER, L.: Über die Lage und Stellung der Frau während der Geburt bei verschiedenen Völkern und mögliche Anwendungen in der modernen Geburtsmedizin. Krankengymnastik **30**, 51−64 (1978).

29. KUNTNER, L.: Die Gebärhaltung der Frau. gynäkol. prax. **5**, 17 (1981).

30. KUNTNER, L.: Die unnatürliche Geburt. Unipress 33/4, Bern 1982.

31. KUNTNER, L.: Medizinhistorische und ethnologische Aspekte der Gebärhaltung der Frau und ihre Anwendung in der heutigen Geburtshilfe. In: HILLEMANNS, H. G., H. STEINER u. D. RICHTER (Hrsg.): Die humane, familienorientierte und sichere Geburt. 2. Freiburger geburtshilfliches Kolloquium. Thieme, Stuttgart 1983.

32. KUNTNER, L.: Die Gebärhaltung der Frau. In: SCHIEFENHÖVEL, W. u. D. SICH (Hrsg.): Die Geburt aus ethnomedizinischer Sicht. Vieweg, Wiesbaden 1983.

33. LORENZ, K.: Über tierisches und menschliches Verhalten. Piper, München 1969.

34. LYONS, A. S. u. R. J. PETRUCELLI: Medicine − an illustrated history. Abrams, New York 1978.

35. MARTIUS, G.: Lehrbuch der Geburtshilfe. Thieme, Stuttgart 1974.

36. MENDEZ-BAUER, C.: Kongreßbericht des 5. Europäischen Kongresses für perinatale Medizin, Uppsala 1976.

37. MENDEZ-BAUER, C.: Vorteile und Nachteile verschiedener mütterlicher Stellungen während der Geburt. In: SCHIEFENHÖVEL, W. u. D. SICH (Hrsg.): Die Geburt aus ethnomedizinischer Sicht. Vieweg, Wiesbaden 1983.

38. MÜLLER, C.: Volksmedizinisch-geburtshilfliche Aufzeichnungen aus dem Lötschental. Huber, Bern 1969.

39. NIETHARD, F. U.: Kreuzschmerzen aus orthopädisch-gynäkologischer Sicht. gynäkol. prax. **5**, 49−60 (1981).

40. ODIN, H.: Die Geburt des Menschen. Für eine ökologische Wende in der Geburtshilfe. Kösel, München 1980.

41. PACIORNIK, M.: Redécouvert chez les Indiens: apprenez l'accouchement accroupi! La meilleure position naturelle, pour vous et votre enfant. Favre, Lausanne 1982.

42. POTTHOFF, S.: Möglichkeiten der bildlichen Darstellung zum Angstabbau im Rahmen der Geburtsvorbereitung (Diaserie), Düsseldorf. In: HILLEMANNS, H. G., H. STEINER u. D. RICHTER (Hrsg.): Die humane, familienorientierte und sichere Geburt. 2. Freiburger geburtshilfliches Kolloquium. Thieme, Stuttgart 1983.

43. RIGBY, E.: Welches ist die natürliche Stellung der gebärenden Frau? Medical Times and Gazette. 1857.

44. ROEMER, H. u. H. LUKAS: Psychologische Geburtserleichterung – Wesen und Ziel der Read'schen Methode. Film C 810, Institut für den wissenschaftlichen Film, Göttingen, produziert 1959/60, publiziert 1961.

45. ROESSLIN, E.: Der swangeren Frauen und Hebammen Rosengarten. 1513.

46. RUMBERGER, E.: Physiologie. Bd. 4 des Taschenlehrbuchs »Krankengymnastik«, herausgegeben von Cotta/Heipertz/Hütter-Becker/Rompe. Thieme, Stuttgart 1981.

47. SCHIEFENHÖVEL, W.: Geburt bei den Eipo. In: SCHIEFENHÖVEL, W. u. D. SICH (Hrsg.): Die Geburt aus ethnomedizinischer Sicht. Vieweg, Wiesbaden 1983.

48. SCHMIDT, A. W.: Geburtsvorbereitung unter den Aspekten der modernen Geburtshilfe. Krankengymnastik **26**, Nr. 8 (1974).

49. SCHNEIDER, K. T. M. u. Mitarb.: Der Einfluß der Körperhaltung auf die Lungenfunktion in der Spätschwangerschaft. Atemwegs-Lungenkr. **9**, 205 (1983).

50. SCHREGER, B.: Übersicht über die geburtshilflichen Werkzeuge und Apparate. Um 1810.

51. SCHUMACHER, D.: Persönliche Mitteilung, Februar 1983.

52. SCHURZ, A. R., H. CONCIN u. M. KOBERMANN: Erfahrungen mit dem EK-Entbindungsstuhl. Geburtsh. Frauenheilk. **41**, 868 (1981).

53. SICH, D.: Mutterschaft und Geburt im Kulturwandel. Schriftenreihe Medizin in Entwicklungsländern 13. Herausgegeben von H. J. Diesfeld. Lang, Frankfurt 1982.

54. von SIEBOLD, E.: Über ein bequemes und einfaches Kissen zur Erleichterung der Geburt und Geburtshülfe. 2. Aufl. Dümmler, Berlin 1819.

55. von SIEBOLD, F.: Versuch einer Geschichte der Geburtshülfe. Enslin, Berlin 1839/45.

56. STUCKY, J. P.: Der Gebärstuhl. Dissertation, Universität Zürich 1965.

57. UHLIG, H.: Zulu (Südafrika-Natal). Geburt im Knien. Film E 2151. Institut für den wissenschaftlichen Film, Göttingen 1976.

58. WEINDLER, F.: Geburts- und Wochenbettdarstellungen auf altägyptischen Tempelreliefs. München 1915.

59. WITTKOWSKI, G. J.: Histoire des accouchements chez tous les peuples. Steinkeil, Paris 1887.

60. von ZGLINICKI, F.: Geburt. Eine Kulturgeschichte in Bildern. Westermann, Braunschweig 1983.

Bildnachweis   Abb. 22: Museum Ankara; siehe *Kirchhoff* (25)

Abb. 23 und 24: *Engelmann* (10)

Abb. 25–27: *Wittkowski* (59)

Abb. 28: *Engelmann* (10)

Abb. 29 und 30: *Wittkowski* (59)

Abb. 31: *Kirchhoff* (25)

Abb. 32 und 33: *Wittkowski* (59)

Abb. 34 und 35: *Engelmann* (10)

Abb. 36: *Kirchhoff* (25)

Abb. 37 und 38: Aus den Sammlungen des Museums für Völkerkunde, Berlin

Abb. 39 und 40: Aus der Sammlung Ajit Mookerjee. Gulbekian Museum, University of Durham, School of Oriental Studies, England

Abb. 41: Bliss Collection, Dumbarton Oaks, Washington D. C.

Abb. 42: *Kirchhoff* (25)

Abb. 43: Codes Nutall Mixteken; siehe *Kirchhoff* (25)

Abb. 44: Privatbesitz, Basel; siehe *Kirchhoff* (25)

Abb. 45: Louvre, Paris; siehe *Hundsdörfer* (23)

Abb. 46: *Wittkowski* (59)

Abb. 47: *Engelmann* (10)

Abb. 48: *Weindler* (58)

Abb. 49: *Lyons/Petrucelli* (34)

Abb. 50: *Wittkowski* (59)

Abb. 51: Museo Osteiense; s. *Kirchhoff* (25)

Abb. 52: Bibliothèque Nationale, Paris; s. *Lyons/Petrucelli* (34)

Abb. 53: *Engelmann* (10)

Abb. 54: *Wittkowski* (59)

Abb. 55–58: *Engelmann* (10)

Abb. 59: *Kirchhoff* (25)

Abb. 60–62: *Zglinicki* (60)

Abb. 63: *Wittkowski* (59)

Abb. 64 und 65: *Zglinicki* (60)

Abb. 66: *Wittkowski* (59)

Abb. 67: *Siebold* (54)

Abb. 68: *Wittkowski* (59)

Abb. 69: *Zglinicki* (60)

Abb. 70: *Roemer/Lukas* (44)

Abb. 71 und 72: *Arms* (2)

Abb. 73–75: *Potthoff* (42)

Abb. 76: Photo von Priv.-Doz. Dr. *Chr. Ehrström*, Stockholm

Abb. 77 und 78: Photos von Prof. *Valenti*, Klinik Villa Bianca, Rom; zur Verfügung gestellt von *Hanse Medizin Technik*, Hamburg

Abb. 79–84: Photos von *Claudio Paciornik;* zur Verfügung gestellt von Dr. *M. Paciornik*, Curitiba, Brasilien; siehe *Paciornik* (41)

4. Kapitel

Die Geburtsvorbereitung

Versuche, den Geburtsschmerz über den psychologischen Weg zu beeinflussen, sind seit langem bekannt. Schon 1752 schrieb der Arzt *William Smellie: »Die Phantasie der Frau sollte keineswegs durch schlechte Nachrichten gestört werden. Man weiss seit langem, dass solche Informationen Geburtsschmerzen völlig unerträglich machen.«*

Seit 1833 verwendete man zur Analgesie in der Geburtshilfe die Hypnose als gezielte Suggestion, genannt »magnétisme animale« (1). Es wurden aber auch Formen der indirekten Suggestion angewendet, wie Aromatherapie (Riechen an duftenden Substanzen) und Sophrologie (Stimme und Musik). Die Methoden der hypnotischen bzw. hypnosuggestiven Geburtsvorbereitung und Geburtsleitung sind in den letzten hundert Jahren durch bedeutende Ärzte bis hin zur psychologischen Geburtserleichterung nach *Dick-Read* und zur Psychoprophylaxe nach *Platonow, Velvovski, Nicolaiev* und *Lamaze* weiterentwickelt worden.

Die gebräuchlichsten Methoden und ihr heutiger Status

1933 hat der englische Geburtshelfer *Grantly Dick-Read* erstmals seine Ideen von der Entstehung des Geburtsschmerzes und von einer natürlichen Geburt in einem Buch dargelegt. Die Methode *Dick-Read* — die psychologische Geburtserleichterung — basiert auf der Erkenntnis des sogenannten Angst-Spannungs-Schmerz-Syndroms. *Read* maß der Angst eine bis dazumal nicht gekannte Bedeutung bei; sie ist für ihn der Ausgangspunkt aller seelisch-körperlichen Fehlsteuerungen unter der Geburt. Er unternahm daraufhin den Versuch, die Reaktionskette Angst-Spannung-Schmerz dadurch zu unterbrechen, daß er die Entstehung der Angst durch Aufklärung der Frauen in der Schwangerschaft und durch geschickte psychologische Führung während der Geburt zu verhindern suchte.

Von großer Bedeutung ist bei *Read* das Einüben des richtigen Verhaltens während der Geburt mittels einer besonderen Entspannungs- und Atemtechnik, die nach seiner Erkenntnis für eine ausreichende Sauerstoffversorgung der Gebärmutter und auch für eine Entspannung im vegetativen System sorgt, was eine leichtere Eröffnung des Muttermundes und somit eine raschere und schmerzärmere Entbindung zur Folge hat. Die Bedeutung negativer Emotionen für den Geburtsakt hat *Read* als erster untersucht und gedeutet und versucht, von der psychologischen Seite her zu beeinflussen.

Die russische Schule — die Psychoprophylaxe nach *Velvovski* (1949) — basiert im wesentlichen auf der Erfahrung russischer Ärzte mit der hypnosuggestiven Analgesie in der Geburtshilfe. Das theoretische Fundament ist die Auffassung *Pawlows* über die Bedeutung der bedingten Reflexe und der kortikalen Schmerzwahrnehmung. Auch der Geburtsschmerz wird als kortikaler Vorgang aufgefaßt. Die Hirnrinde spielt somit eine zentrale Rolle beim Verlauf der Geburt, bei der Wahrnehmung des Schmerzes und der verbalen Analgesie. Mit der Hirnrinde stehen alle Organe in Verbindung, Erregungen in diesen erreichen den Cortex. Umgekehrt können die Funktionen der einzelnen Organsysteme von der Hirnrinde aus unter anderem durch das Wort gesteuert werden (1).

Nikolajew schreibt: *»Die Stärke der Schmerzempfindung und ihr Charakter sind nicht nur von der Stärke und dem Charakter des Reizes abhängig, sondern auch vom funktionellen Zustand des Zentralnervensystems, hauptsächlich der Hirnrinde«* (9). Durch eine Steigerung der Aktivität der Hirnrinde kann nach Auffassung der russischen Schule ein starker positiver Erregungsherd in der Hirnrinde aufgebaut werden, der schwächere, andersartige Impulse, zum Beispiel von der Gebärmutter her, im Sinne einer Hemmung nicht zum Bewußtsein vordringen läßt. Eine Schwächung der Hirnrindenaktivität kann auch durch eine vorübergehende ungünstige seelische Verfassung verursacht werden. Ziel der Prophylaxe ist es daher, durch verschiedene Maßnahmen, unter denen Beratung und Schulung, vor allem aber Ablenkung und Suggestion eine bedeutende Rolle spielen, in der Hirnrinde einen mächtigen positiven Erregungsherd — eine sogenannte »Geburtsdominante« — zu schaffen, der eine so starke Hemmung auf die anderen Hirnabschnitte ausübt, daß die Entbindung weitgehend schmerzarm verläuft.

Nach der *Pawlow*schen Vorstellung beruhen sowohl das Lernen, wie jede Art von Erfahrung, auf der Bahnung von bedingten Reflexen. Ziel ist es demnach, negativ bedingte Reflexe (schlechte frühere Erfahrungen) durch positive zu ersetzen. Dies erfolgt, in der *Pawlow*schen Ausdrucksweise, über das »zweite Signalsystem«, womit das gesprochene Wort gemeint ist. Die Psychoprophylaxe besteht somit in einer Kombination von rein verstandesgemäßer Aufklärung mit dem Einüben von Tätigkeiten, welche die Geburt in einem zweckmäßigen Sinn unterstützen, und mit Wortsuggestion (9).

Die psychoprophylaktische Methode der Geburtsvorbereitung wurde 1952 von *Lamaze* und *Vellay*, nach einem Studienaufenthalt in Rußland, in Frankreich eingeführt. Bei dieser Methode ist die Atemschulung von größter Bedeutung, wobei eine Veränderung der sogenannten Bauch-Zwerchfell-Atmung und der Frequenz angestrebt wird. Bei dieser allgemein bekannten Atemform — der Hechelatmung — handelt es sich um eine sehr frequente, flache Atmung mit stark gesteigerter Totraumbelüftung, die nicht nur einer vermehrten Sauerstoffzufuhr dient, sondern auch einen neuro-physiologischen Effekt erzielt. Die Hyperventilation zur Erzielung einer Analgesie war schon bekannt. Nach Auffassung verschiedener Autoren liegt eine Hyperventilationsanästhesie« bzw. eine »-autohypnose« vor (12).

Russische Geburtshelfer verwenden die Hechelatmung nicht, da sie ihrer Meinung nach hypnotische Zustände hervorrufen kann und die zu starke Senkung der Bewußtseinsschwelle die Passivität der Gebärenden begünstigt (1). *Langen* bemerkt jedoch, daß auch bei der Methode *Dick-Read* infolge der intensiv eingeübten Entspannung in Kombination mit der Atemregulierung autohypnotische Zustände beobachtet werden.

Zudem führt die Hyperventilation zu einer Verminderung des Sauerstoffgehalts des Blutes bzw. zu einer Erhöhung der CO_2-Spannung, also zu einer Autointoxikation – einem Risiko für die fetale Situation. Daher muß bei der Anwendung der Hechelatmung in der Wehenpause oft Sauerstoff zugeführt werden.

In der Psychoprophylaxe sowohl der russischen wie der französischen Schule wurde bis 1956 überhaupt nicht über Gymnastik gesprochen. Erst in diesem Jahr hat *Nikolajew* die Körperschulung in die Psychoprophylaxe aufgenommen, in neuerer Zeit gefolgt von den meisten russischen Autoren. *Lamaze* hingegen wandte sich bis zu seinem Tod gegen die Gymnastik in der Psychoprophylaxe.

Von *Prill* (Bad Bodesberg) und *Hellmann* (Hamburg) wird das autogene Training angewendet, wobei es meistens um eine Kombination mit der Methode *Read* geht (1). Mit dem autogenen Training wird in der Schwangerschaft so früh als möglich begonnen. In 8–12 Wochen lernen die Schwangeren die Übungen, wobei es neben dem generalisierten Schwere- und Wärmeerlebnis auf eine innere Atemeinstellung ankommt. Die Aufklärung ist ebenfalls ein wichtiger Teil des Gesamtbehandlungsplanes. Gymnastik, autogenes Training sowie Aufklärung, dann Suggestion und Hypnose sind die wichtigen direkten und indirekten Faktoren bei allen Formen der psychologischen Geburtserleichterung (10).

In Deutschland hat *Lukas* die Prinzipien von *Read* übernommen. In seiner »psychologischen Geburtsvorbereitung« verbindet er sie jedoch mit gewissen Erkenntnissen aus der Psychoprophylaxe. Bei seiner Arbeit stehen die Erfahrungen mit der Psychotherapie im Vordergrund. In der Geburtsvorbereitung unterscheidet sich seine Methode von anderen, indem er weder die Einzelvorbereitung wählte, wie sie von *Read* angestrebt, noch die Vorbereitung der Schwangeren in der Masse, wie es bei *Lamaze* gepflegt wurde. *Lukas* verwirklicht vielmehr seine Idee der psychologischen Geburtsvorbereitung in kleinen Gruppen – eine Form, die sich bewährte – und räumt dem praktischen Üben mehr Platz ein.

Durch die Arbeiten von *Helen Heardman* wurde vor allem die Methode *Read* von den Physiotherapeutinnen (Krankengymnastinnen) übernommen und ausgebaut. Dazu kommt auch die Schwangerschaftsgymnastik nach *Kohlrausch* und *Teirich-Leube*, den eigentlichen Pionieren für das krankengymnastische Verfahren in Gynäkologie und Geburtshilfe. Erste Versuche mit Schwangeren und Wöchnerinnen wurden von ihnen bereits um 1900 in der *Stöckel*schen Klinik in Berlin gemacht. Ihr Ziel war es, schwangerschaftsbedingte Beschwerden mit Hilfe von Übungen aus der Krankengymnastik zu beeinflussen. Obwohl dabei keine spezifisch psychologische Geburtsvorbereitung betrieben wurde, verlief bei entsprechend vorbereiteten Frauen die Geburt schneller und disziplinierter als bei nicht vorbereiteten. Aus langer Erfahrung mit der Physiotherapie wissen wir, daß diese immer einen psychophysischen Einfluß hat und sowohl das körperliche als auch das seelische Wohlbefinden unterstützt und verbessert.

Die verschiedenen Methoden der Geburtsvorbereitung haben sich in den letzten Jahren angenähert; alle Methoden sind heute weit verbreitet. Die Vertreter der Methode *Read* haben immer noch die sogenannte »natürliche Geburt« als Ziel. Versteht man unter »natürlich« jedoch alles, was *»ohne fremdes Dazutun geworden ist und sich nach den ihm innewohnenden Gesetzen und Kräften entwickelt«* (6), so kann man sich die Frage stellen, ob aus dieser Sicht der Begriff der »natürlichen Geburt« in der modernen Geburtshilfe überhaupt anwendbar ist.

In der Psychoprophylaxe wurde und wird immer noch den Frauen »das Gebären gelehrt«, das heißt es werden Tätigkeiten eingeübt, welche die Geburt zweckmäßig unterstützen, im Sinne *Pawlows* also »negativ bedingte Reflexe« durch »positive« ersetzen sollen. Die Geburtshilfe der letzten 200 Jahre hat tatsächlich positiv bedingte Reflexe – wir verstehen darunter auch reflektorisches, physiologisch richtiges Verhalten unter der Geburt – abgebaut. Es wurde daher von den Pionieren der Geburtsvorbereitung versucht, das verlorengegangene natürliche Verhalten bei der Geburt durch einen Lernprozeß zu ersetzen. Unserer Ansicht nach hat allerdings dieser Lernprozeß wenig gemeinsam mit dem instinktiven physiologischen Verhalten bei der Geburt.

So beruhen zum Beispiel die Vorstellungen der Pioniere der Geburtsvorbereitung und ihrer Nachfolger über die Gebärhaltung ganz auf der geburtshilflichen Tradition des 19. und 20. Jahrhunderts. Für sie war die liegende Gebärhaltung selbstverständlich. Keiner der Autoren, weder die aus den dreißiger Jahren noch die aus späterer Zeit, haben den Aspekt einer »physiologischen Gebärhaltung« als geburtserleichterndes und zweckmäßiges Verhalten in Erwägung gezogen. Es ist unsere Überzeugung, daß Inhalte und Zielsetzung der Methoden, die uns seit etwa fünfzig Jahren Wege zur Geburtsvorbereitung und Geburtserleichterung wiesen, den heutigen Erkenntnissen über das physiologische Verhalten der Frau bei der Geburt angepaßt werden müssen.

Bei der Geburtsvorbereitung und der Schwangerschaftsgymnastik handelt es sich um eine verantwortliche Tätigkeit an Frauen mit häufig verminderter Belastbarkeit, die unserer Meinung nach nur von medizinisch geschulten Personen ausgeübt werden sollte.

Bei der Geburtsvorbereitung lassen sich folgende Elemente unterscheiden, die allerdings in praxi nicht immer scharf voneinander getrennt werden können:

Elemente einer umfassenden Geburtsvorbereitung

Die Frauen sollen über Schwangerschaft, Geburt und verschiedene Möglichkeiten der Geburtsleitung aufgeklärt werden. Besonders wichtig sind Informationen über das Wochenbett und das Spätwochenbett und die Beratung über das Stillen. Die Familien der Schwangeren sollen in das Geschehen einbezogen werden. Auch sollte der Arzt, neben der Geburtsvorbereitung, auf Baden, Sauna, Schwangerschaftsschwimmen und -gymnastik hinweisen; wenn nötig sollte er Physiotherapie verordnen.

Von wesentlicher Bedeutung ist der Besuch der Klinik, in der die Geburt stattfinden soll und eine Aussprache über ihre Organisation. Ein Blick in die Gebärabteilung und der Kontakt mit dem geburtshilflichen Team ver-

**1.
Das didaktische Element
(Information
und Aufklärung)**

mögen die »Schwellenangst«, der wir bekanntlich oft begegnen, abzubauen. Es soll aber auch über die Möglichkeit einer ambulanten Geburt, einer Praxisgeburt und die heute wieder vermehrt gewünschte Hausgeburt kritisch diskutiert werden. Bei dieser Schwangerenvorsorge kommt der Hebamme heute immer mehr auch die Rolle einer Beraterin zu, wie dies ja früher stets der Fall war.

2.
Das psychologische Element

Nach *Hertz* und *Molinski* (4) kann der Arzt seinen Aufgaben in der Schwangerenvorsorge am ehesten gerecht werden, wenn er die Schwangerschaft als Wunsch, aber auch als Konflikt und Streß versteht. Gemäß ihrer Auffassung sollte der Arzt während der regelmäßigen Betreuung der Frau in seiner Sprechstunde die Gelegenheit wahrnehmen, ihr auch Hilfe in der Anpassung an ihre neuen Aufgaben zu geben. Das Eingehen auf die jeweiligen psychologischen und sozialen Aspekte kann Störungen vorbeugen. Bei konflikthaftem Erleben der Schwangerschaft kann der Arzt auf mögliche Ängste und Befürchtungen einwirken.

Geburtsvorbereitung und Schwangerschaftsgymnastik in kleinen Gruppen können eine mögliche Isolierung der Schwangeren verhindern. Von Bedeutung sind die Gesprächsmöglichkeiten, sei es mit der Kursleiterin, sei es unter den Frauen selber, die sich über ihre Probleme aussprechen möchten. Die Frauen sollten auch unvernünftig Scheinendes zu äußern wagen. Wie die Erfahrung zeigt, sind Besuche von »Ehemaligen« mit ihren Neugeborenen — als Auflockerung der Unterrichtsstunde — bei den Kursteilnehmerinnen sehr beliebt. Geburtsberichte und Erfahrungsaustausch mit diesen Frauen werden sehr geschätzt. Die emotionelle Verbindung zu anderen Frauen verringert die Angst vor der Geburt, zudem wird die passive Haltung in aktive Teilnahme umgewandelt. Das Gemeinschaftserlebnis vermag den therapeutischen Erfolg zu steigern.

3.
Das physiotherapeutische Element

In der Schwangerschaft werden physiotherapeutische Maßnahmen eingesetzt, um auf schwangerschaftsbedingte Beschwerden einzuwirken. Die gleiche Bedeutung hat das Schwangerschaftsschwimmen. Es sei hier vor allem auf orthopädische Probleme hingewiesen. Kreuzschmerzen mit unterschiedlichster Ursache sowie der Symphysenschaden sind sowohl in Geburtshilfe als auch in Gynäkologie eine Domäne der Physiotherapie.

In der therapeutischen Zielsetzung sind die Aufrechterhaltung der muskulären Leistungsfähigkeit als präventive Maßnahme, wie auch das krankengymnastische Training insuffizienter Muskulatur (Bauch-Beckenbodenmuskulatur) von Bedeutung. Zur Herabsetzung des muskulären Hypertonus können physikalische Maßnahmen, wie Kälte und Wärme, sowie Massage zur Tonus- und Schmerzverminderung beitragen.

Bekanntlich besteht in der Schwangerschaft aus verschiedenen Gründen eine Disposition zur Varikosis und damit ein erhöhtes Thrombose- und Embolierisiko. Neben der medikamentösen kommt der krankengymnastischen Prophylaxe und Therapie dieser Komplikationen große Bedeutung zu. Sie besteht aus verschiedenen aktiven und passiven Maßnahmen zur Förderung des venösen Rückstroms und zur Verminderung einer Stase.

Es sei hier auf das Lehrbuch von *Krahmann* und *Steiner* (7) hingewiesen, ein für den praktischen Arzt und den Gynäkologen wertvolles Nachschlagewerk für seine Verordnungen in Zusammenarbeit mit den Physiotherapeutinnen.

Die Behandlungstechniken haben sich in den letzten Jahren nicht stark verändert. Die klassischen Übungen der Physiotherapie können wirksam ergänzt werden durch Übungsreihen aus der funktionellen Bewegungslehre (3). Die atemtherapeutischen Aspekte hingegen müssen heute abgelöst werden von den neuen Erkenntnissen der krankengymnastischen Atemtherapie, die auch für die Geburtsvorbereitung von Bedeutung sind.

Die krankengymnastische Atemtherapie

Dank den Bemühungen der deutschen »Arbeitsgemeinschaft Atemtherapie« (Organisation Frau *H. Ehrenberg)* des deutschen Verbandes für Physiotherapie liegt seit 1975 ein Sonderheft über die Atemtherapie in der Krankengymnastik vor (2). Es wurde eine einheitliche Terminologie erarbeitet, die einerseits die atemtherapeutische Praxis berücksichtigt und sich andererseits an Begriffen und Erkenntnissen der gegenwärtigen medizinischen Lehrmeinung orientiert. Im weiteren wurde zu Fortbildungszwecken die aus der Anatomie, der Physiologie und der Pathophysiologie der Atmung stammenden Grundlagen krankengymnastischer Atemtherapie zusammengestellt. Basaltexte für das Wahrnehmen und das willentliche Vergrößern der costoabdominalen Atembewegungen (siehe unten) werden eingehend beschrieben. Wir verfügen mit diesem Material über umfassende theoretische Grundlagen der anatomisch-physiologischen und der psychologischen Aspekte der krankengymnastischen Arbeit.

Es folgen nun auszugsweise die neueren Begriffe und Erklärungen der »Arbeitsgemeinschaft Atemtherapie« (2). Unter »Atemtherapie« versteht man Maßnahmen, welche auf willkürlichem oder unwillkürlichem Wege die Atemform beeinflussen und zur bewußten Wahrnehmung der Atembewegungen anleiten.

Die Atemform ist der Atemcharakter, das heißt die Art und Weise, wie die Luft in den Brustraum herein- und hinausströmt und dabei das erforderliche Atemminutenvolumen leistet — nämlich mit den verschiedenen Atembewegungsmöglichkeiten, den unterschiedlichen Atemfrequenzen, dem individuellen Atemrhythmus, über den Nasen- und Mundweg. Atembewegungen sind Bewegungen des Bauches und der Rippen beim Ein- und Ausatmen. Eine strenge Unterteilung in Brust- und Bauchatmung entspricht nicht den atemmechanischen Vorgängen. Nach neuerer anatomischer und physiologischer Erkenntnis darf man nicht von rein thorakaler oder rein abdominaler Atmung sprechen. Es ist immer das Diaphragma mitbeteiligt.

In Anlehnung an die anatomischen Darstellungen unterteilen wir in:

1. Costosternale Atembewegungen nach ventral, cranial und dorsal. Frühere Bezeichnungen: sternalwärts, clavikularwärts gerichtet, obere Flankenatmung.

2. Costoabdominale bzw. diaphragmale Atembewegungen nach ventral, lateral, lumbodorsal und caudal.
Frühere Bezeichnungen: Bauchatmung, Flankenatmung, Rückenatmung.

Die früher gültigen Begriffe waren nicht differenziert genug, weshalb die genaueren Bezeichnungen costosternale, costoabdominale und diaphragmale Atembewegungen in den physiotherapeutischen Sprachgebrauch übernommen wurden.

Die folgenden Ausführungen beziehen sich speziell auf den Anwendungsbereich in der Geburtshilfe. Die costosternalen Atembewegungen spielen dort eine untergeordnete Rolle. Wie in 2. vermerkt, sind costoabdominale und diaphragmale Atembewegungen durch vier Bewegungsrichtungen gekennzeichnet:

1.
Costoabdominale bzw.
diaphragmale
Atembewegungen
nach ventral

Wie erwähnt, wurden diese Atembewegungen früher als »Bauchatmung« bezeichnet, wie dies im medizinischen Sprachgebrauch noch heute üblich ist. Bekanntlich ist eine ausschließliche Bewegung des Bauches nach ventral ein Kennzeichen eines starren Thorax (altersbedingt) oder von obstruktiven Atemwegserkrankungen (pathologisch), tritt aber auch bei forcierten »Bauchatmungsübungen«, das heißt falsch verstandenen Atemübungen auf. So wird die sogenannte »Bauchatmung« aufgrund neuerer biomechanischer Vorstellungen und elektromyographischer Untersuchungen in der Atemtherapie heute als unzureichend bewertet. Es wird besser von den Atembewegungen des Bauches nach ventral gesprochen.

Bei der Anleitung der schwangeren Frau in der Geburtsvorbereitung, wenn sie Atembewegungen wahrnehmen lernt und sie übt, richtet sich die Beschreibung der Bewegungsrichtung nach der Körperstellung. Im Sitzen sprechen wir von der Atembewegung des Bauches nach vorne und zurück, in Rückenlage nach oben und zurück, in Bauch- oder Bauch-Seitenlage ist die ventrale Bewegung nach unten gerichtet.

2.
Costoabdominale bzw.
diaphragmale
Atembewegungen
nach lateral

Mit dieser Richtung sind die Bewegungen der unteren Rippen zur Seite, wie auch die Ausweichbewegungen der Bauchorgane gegen die platten Muskeln der seitlichen Bauchwand gekennzeichnet. Bis anhin wurden die Bewegungen der unteren Rippen als Flankenatmung bezeichnet. Es wird vorgeschlagen, die seitliche Bauchwand einzubeziehen.

3.
Costoabdominale bzw.
diaphragmale
Atembewegungen nach
lumbo-dorsal

Es sind dies die früher mit »Rückenatmung« bezeichneten Ausweichbewegungen der Bauchorgane gegen die Muskeln der hinteren Bauchwand sowie die Bewegungen der unteren Rippen nach dorsal. Da der Begriff Rückenatmung sehr mißverständlich ist, wird vorgeschlagen, von den Atembewegungen nach dorsal bzw. lumbo-dorsal zu sprechen. Es ergibt sich daraus die Aufforderung, »nach hinten« zu spüren.

Damit sind die Ausweichbewegungen der Bauchorgane im Bereich des Beckens mit Druck gegen die Muskeln des Beckenbodens gemeint. In der Schwangerschaftsgymnastik sollte demgemäß von den spürbaren Atembewegungen des Bauches in Richtung Beckenboden gesprochen werden, beim Sitzen in Richtung Beckenausgang. In sämtlichen beckenbodendehnenden Stellungen wird die Bewegungsrichtung nach caudal leicht wahrgenommen.

4.
Abdominale Atembewegungen nach caudal

In der Wahrnehmung des Atembewegungsvorgangs ist auch das Empfinden der Atempause, der sogenannten endexspiratorischen Pause, von Bedeutung. Damit wird das kurze Inruheverharren der Atembewegungen, speziell der costoabdominalen, nach der Ausatmung bezeichnet. Beim normalen Verhältnis von Einatmung zu Ausatmung in Körperruhe ist die Ausatemphase länger, so daß das Ende der »passiven« Ausatmung als Pause empfunden werden kann, da die Luft am Ende der Ausatmung langsamer strömt. Die Atemform mit dieser sichtbaren Atempause wird als Ausdruck eines emotionell ausgeglichenen Zustandes gewertet und ist daher in der Geburtsvorbereitung von besonderer Bedeutung.

Atempause, Atemrhythmus, Atemzeitquotient

Mit Atemrhythmus ist die gleichförmige Folge von Ein- und Ausatembewegungen gemeint, deren Ablauf im einzelnen variieren kann.

Der Atemzeitquotient ist das Verhältnis von Einatmungs- zur Ausatmungsdauer. Es beträgt beim Gesunden im Mittel 1 : 1,4.

Bekanntlich laufen die Atembewegungen normalerweise unwillkürlich und unbewußt ab. Sie unterliegen daher, im Gegensatz zu den meisten Körperbewegungen, nicht unserem Willen, können aber vorübergehend bewußt verändert werden. Um die schwangere Frau mit den unbewußten und unwillkürlich ablaufenden Atembewegungen bekannt zu machen, bedarf es eines Lernprozesses. Für das bewußte Wahrnehmen der Atembewegungen ist das »Spüren«, das heißt das sich der spontanen Atembewegung Zuwenden, unerläßlich und von größter Bedeutung.

Lernen und Üben der Atemtechniken in der Geburtsvorbereitung

In der Geburtsvorbereitung können folgende Lernziele gesetzt werden:

○ bewußtes Wahrnehmen der unwillkürlichen costoabdominalen Atembewegungen nach ventral, lateral, lumbo-dorsal und caudal, ohne Willkürimpulse;

○ willkürliches Vergrößern dieser Atembewegungen mit nur so viel Muskelinnervation als nötig (ökonomisches Verhalten).

Beim Lehren verwenden wir Basaltexte nach dem Lernmodell der Sensomotorik (2). Die Sinneswahrnehmungen für den Körper, das heißt das kinästhetische Bewußtmachen der Atembewegungen, wird durch verbale, aber auch durch taktile Information gefördert. Hat die schwangere

Frau mit der geschilderten Information die Atembewegungen wahrgenommen und gelernt, sie zu vergrößern, so kann der Handkontakt weggelassen werden.

Werden Atembewegungen aus therapeutischen Gründen bewußt gemacht und vergrößert, so sind häufig fehlerhafte Atembewegungsabläufe zu beobachten. Das Vermeiden von Fehlern kann eine Frage der Lehrmethode sein, zum Beispiel der Wortwahl. So kann die Aufforderung zur tiefen Einatmung eine Störung im Atemmechanismus bewirken. Bevor die Atembewegungen nicht bewußt wahrgenommen und willentlich vergrößert werden können, sollen daher die verbalen Instruktionen wie »Ein- und Ausatmen« unterlassen werden. Die Erfahrungen der Praxis zeigen, daß mit den neuen Lernmodellen die Frauen die Atemtechnik schneller erlernen.

In den Kursen zur Geburtsvorbereitung sollte nicht mit dem bewußten Wahrnehmen der Atembewegungen begonnen werden, sondern mit der Schulung des Körpersinns. Dazu stehen uns verschiedene Methoden zur Verfügung, die wir im Abschnitt über die »Psychosomatischen Aspekte von Schwangerschaft und Geburt« noch besprechen werden. Zu diesen Methoden zählen wir auch die folgenden passiven und aktiven Maßnahmen.

1.
Passive Techniken

Wir verstehen darunter alle Maßnahmen, bei denen die Frau keine wahrnehmende Bewußtseinshaltung für Atembewegungen einnimmt, sondern Veränderungen der Atemform an sich geschehen läßt. Es sei vor allem die Massage erwähnt, mit den Griffen der klassischen Massage, eventuell auch mit Strichen der Bindegewebsmassage.

2.
Aktive Techniken

Dies sind Maßnahmen, bei denen die schwangere Frau in Körperruhe und bei Körperbewegungen ihre Aufmerksamkeit auf die Atembewegungen lenkt, auf die Atembewegungsrichtung oder den Atemrhythmus. Dieses differenzierte Wahrnehmen erfordert einen Grad von Wachheit, wie er für das Lernen von Körperbewegungen und auch für das Ausführen koordinierter Atembewegungen, zum Beispiel beim Geburtsvorgang, erforderlich ist. Jede aktive Technik ist verbunden mit dem Lenken der Aufmerksamkeit auf die vielfältigen Atembewegungsmöglichkeiten, der Schulung der Wahrnehmungsfähigkeit für sie und das Herstellen eines gelösten Zustands, in welchem die schwangere Frau mit nur so viel Muskelinnervation übt als notwendig.

Unter die aktiven Techniken reihen wir weiter ein: Rumpfgymnastik mit Geräten oder einem Partner, Entwickeln von Dehnlagen, selbsttätiges Dehnen, Richtungshilfen am Abdomen und im Lendenbereich für das Wahrnehmen und Vergrößern der Atembewegungen. Dann Nasen- und Mundwegübungen mit dem Ziel einer reflektorischen Atemphasenverlängerung und Verstärkung der Einatemmuskeltätigkeit, aber auch als Konzentrationshilfe und zur Ablenkung von Spannung und Schmerz.

Zu den aktiven Techniken zählen wir schließlich auch Körperstellungen:

1. Halbsitzende Stellung. Oberkörper erhöht um 45°, Knie mit Rolle unterstützt.

2. Seitenlage. Es ist zu unterscheiden zwischen:

   ○ Stabile Seitenlage. Das obere angebeugte Knie mit einem Kissen unterstützt, um den Bauch vom Gewicht der oberen Beckenhälfte zu entlasten und das Becken weit zu stellen; bequeme Lagerung des Kopfes, des Schultergürtels und der Arme.

   ○ Bauch-Seitenlage. Unterstützung der oberen Rumpfhälfte durch Kissen.

3. Knieellenbogenlage. Extreme Kyphosierungs- und Beckenboden-dehnstellung. Man unterscheidet:

   ○ Knie gespreizt. Gewicht auf oder zwischen den Fersen; die verschränkten Arme oder Ellenbogen auf einer festen Unterlage stützen den Kopf; die Höhe der Unterlage kann individuell gewählt werden.

   ○ Etwas höhere Stellung. Das Gesäß etwas gehoben, leicht lordosierende Beckenbodendehnstellung.

4. Tiefe Hocke oder Kauern. Mit Hilfe eines Partners oder Halt an einem festen Gegenstand wie Lavabo, Bett und ähnlichem.

5. Sitze: angelehnt oder nicht angelehnt; Möglichkeiten sind:

   ○ Schneidersitz. Mit einer Rolle unter den Knien.

   ○ Reitsitz. Auf der Stuhllehne entspanntes Aufstützen der Arme und des Kopfes, starke Abduktion und Außenrotation der Beine und Kyphosierung der Lendenwirbelsäule.

   ○ Kutschersitz. Aufstützen der Hände auf den Oberschenkeln; mit extremer Abduktion zur besseren Unterbauchdehnung oder mit verringerter Abduktion zur besseren Kyphosierung der Lenden-wirbelsäule bei starken Kreuzschmerzen.

6. Stehende Stellungen; Möglichkeiten sind:

   ○ Einfache Grundstellung. Die Hände stützen sich auf die Oberschenkel bei leicht gebeugt, gespreizt und außenrotiert stehenden Beinen, mit dem Zweck der Entspannung von Bauchdecke und Beckenboden.

○ Gestützte Grundstellung. Unterarme und Kopf liegen auf einer Tischplatte, bei gleicher Beinstellung wie beim Reitsitz.

○ Stand mit angelehntem Kreuz. Kreuz an die Wand lehnen bei richtiger Beinhaltung: leicht gebeugt, gespreizt, außenrotiert; siehe dazu auch *Baum-Sonnenschmidt* (13).

In jeder der individuell gewählten Körperstellungen können während der Geburt die costoabdominalen und die diaphragmalen Atembewegungen vergrößert werden. Durch den langsamen gleichmäßigen Atemrhythmus wird während der Eröffnungswehen, insbesondere aber in der Wehenpause, mit einem Minimum an Aufwand der nötige Sauerstoff für Mutter und Kind zugeführt.

Alle Maßnahmen der Geburtsvorbereitung und der Geburtsleitung aus psychologischer Sicht sollten heute darauf abzielen, der Frau ein ungestörtes, der Situation angepaßtes Gebärverhalten zu ermöglichen. Unseren Vorstellungen entsprechend sehen wir das Ziel unserer Arbeit im wesentlichen darin, der Frau ein möglichst physiologisches, wehengerechtes Verhalten zu vermitteln, welches den Geburtsvorgang unterstützt und erleichtert. Zur Förderung des Geburtsvorgangs soll die Frau ihrem Instinkt folgen dürfen und sich durch ihr Verhalten Erleichterungen verschaffen, soweit dies eine normale Geburt zuläßt (8).

Psychosomatische Aspekte von Schwangerschaft und Geburt

Die zunehmende Bedeutung der Psychosomatik in Geburtshilfe und Frauenheilkunde veranlaßt uns, die Geburtsvorbereitung umfassender zu sehen. Wir möchten eine neuere Sichtweise der Psychosomatik der Frau berücksichtigen, welche sowohl die biologische als auch die psychologische und die soziale Dimension einbezieht. Das Buch von *Hertz* und *Molinski* (4) diente unter anderem als Anregung zu den folgenden Ausführungen.

Es ist bekannt, daß die Schwangerschaft für jede Frau eine konflikthafte Erfahrung ist, die mehr oder weniger bewußt abläuft. Die Schwangerschaft kann − trotz Wunsch nach dem Kind − aus vielfältigen bio-psycho-sozialen Gegebenheiten heraus eine Belastung sein. Diese Belastung erfordert vom Organismus physische und psychische Anpassungsleistungen.

Mit zunehmender Schwangerschaft stellen die körperlichen Veränderungen einen Streß dar, insbesondere bei Multiparität und bei Begleiterkrankungen. Im weiteren kann eine Reihe sozialer Faktoren zum Streß beitragen, wie kinderfeindliche Umwelt, Familie oder Beruf. Die schwangere Frau muß sich mit gewissen Ängsten und Befürchtungen auseinandersetzen, dazu kommt das allfällige Aufleben neurotischer Konflikte und Probleme. Solche psychischen Faktoren können den Streß verstärken. *Hertz* und *Molinski* bezeichnen diesen Streß als eine »normale« Krise im Leben einer Frau.

Wenn die psychischen und physischen Anpassungsleistungen der Frau, die den Organismus schützen sollen, nicht hinreichend sind oder versagen, kann die Schwangerschaft zu einer Überforderung führen. Es setzen psychische und physische Notfallreaktionen ein, welche sich klinisch als psychische oder somatische Störungen manifestieren.

Wir dürfen annehmen, daß eine umfassende Betreuung der Frau während der Schwangerschaft zu einer relativ risikofreien Geburt führt. Im Umkreis des Geburtsgeschehens treten allerdings eine Reihe seelischer Veränderungen auf. Bekanntlich kann unter anderem die Angst vor der Geburt bzw. vor den Schmerzen die physische und psychische Widerstandskraft der Frau herabsetzen und dadurch die Geburt verzögern. Traditionsgemäß brauchen wir hierfür den Ausdruck »Angst-Spannungs-Schmerz-Syndrom«.

Nach neuerer Auffassung darf allerdings diesem Begriff keine so zentrale Bedeutung mehr zugemessen werden, wie er sie in den dreißiger Jahren unseres Jahrhunderts hatte. Er wurde von *Read* zu einer Zeit geprägt, als fehlende Kenntnisse über Schwangerschaft und Geburtsablauf sowie das mütterliche Sterberisiko während der Geburt (um die Jahrhundertwende noch bis zu 10%) die Hauptursache von Ängsten war. Geburtsängste sind zwar heute ebenfalls noch vorhanden, doch haben sich ihre Inhalte verändert. Die Angst um ein krankes oder mißgebildetes Kind, wie auch bio-psycho-soziale Probleme können bei der schwangeren Frau im Vordergrund stehen. Es gibt also zahlreiche mehr oder weniger bewußte Ängste, die einen konflikthaften Spannungszustand während der Schwangerschaft und der Geburt aufrechterhalten können.

Aus psychosomatischer Sicht sollten heute in der Geburtsvorbereitung neuere Gesichtspunkte berücksichtigt werden. Der bereits erwähnte Begriff des Angst-Spannungs-Schmerz-Syndroms, welcher das angsterfüllte Gebärverhalten in den Vordergrund stellt, verbirgt nach *Hertz* und *Molinski* die Tatsache, daß weitere Formen pathologischen Gebärverhaltens nicht das somatische Korrelat von Angst sind. Die beiden Autoren haben unterschiedliche Arten gestörten Verhaltens und Erlebens erkannt, so das retentive, ärgerliche, perfektionistische, kontaktarme, ratlose oder inaktive Gebärverhalten. Störungen dieser Art können zwar als Reaktion auf untergründige Ängste und Befürchtungen auftreten. Übermäßig schmerzhafte Geburtsverläufe und psychosomatische Gebärstörungen sind daher häufig Ausdruck tieferliegender ungelöster seelischer Konflikte der Gebärenden (4).

Alle diese Erkenntnisse lassen den Schluß zu, daß der psychologischen Führung der gebärenden Frau durch Arzt und Hebamme große Bedeutung zukommt; sie hat unter anderem die Aufgabe, einem gestörten Gebärverhalten vorzubeugen. Die psychologische Führung verfolgt aber noch weitere Ziele, nämlich die Frau in eine so günstige Verfassung zu bringen, daß die geburtsphysiologischen Vorgänge gefördert und nicht gehemmt werden. Dasselbe gilt für die Schaffung einer stabilen Mutter-Kind-Beziehung. Die Geburtshilfe bemüht sich heute, der lange unterschätzten Bedeutung dieser Beziehung gerecht zu werden. Die natürliche biologische und seelische Einheit von Mutter und Kind ist unmittelbar nach der Geburt durch gemeinsame Unterbringung in einem Zimmer zu gewährleisten, wie auch durch frühes Stillen und Stillen nach Bedarf.

Hertz und *Molinski* heben jedoch hervor, daß die Mutter-Kind-Beziehung wesentlich geprägt wird von der schrittweisen psychischen Entwicklung während der gesamten Schwangerschaft und nicht nur von den Ereignissen im Gebärzimmer und im Wochenbett. Nach Ansicht der beiden Autoren sind Kurse der psychoprophylaktischen Geburtsvorbereitung vortrefflich geeignet, Anpassungsschwierigkeiten und Störungen aufzugreifen; sie behalten auch bei einer mehr pharmakologisch ausgerichteten Geburtshilfe ihre sozial-medizinische und prophylaktische Bedeutung bei. Sie dürfen aber nicht auf dem »Eindrillen« von sogenannten Entspannungs- und Atemübungen (Preßtechnik) und auf das Vermitteln biologisch-technischen Wissens beschränkt bleiben. Die Kurse können Gebärstörungen vorbeugen, wenn berücksichtigt wird, daß es nicht nur um die Beeinflussung des — aus heutiger Sicht unzulässig verallgemeinerten — Angst-Spannungs-Schmerz-Syndroms und das Erlernen von geburtserleichternden Techniken geht, sondern daß die Aussprache mit der schwangeren Frau genauso wichtig ist. Es sollten also die möglichen Formen gestörten Erlebnisses und Verhaltens infolge verschiedener Affekte mitberücksichtigt werden.

Seit langem ist bekannt, daß sich unter dem Einfluß von Affekten der Spannungszustand der Muskulatur erheblich erhöht. Davon wird sowohl die unwillkürliche als auch die willkürliche Muskulatur betroffen. Es wurde auch nachgewiesen, daß die Spannungsregulation der willkürlichen Muskulatur, des vegetativen Systems und des psychischen Affekts miteinander in enger Wechselbeziehung stehen. Nach *Hess* (5) sind affektive, vegetative und motorische Reaktionen eine Funktionseinheit. Diese Erkenntnisse scheinen uns, auf die Geburt bezogen, von großer Bedeutung zu sein, insbesondere wegen der möglichen prophylaktischen Beeinflussung sowie der Therapie bei Störungen.

In diesem Zusammenhang sei, aus langjähriger Erfahrung heraus, ausdrücklich auf den in der Medizin oftmals unbekannten, aber auch unterschätzten Einfluß einer richtig verstandenen und ausgeübten Schulung des Körpersinns hingewiesen. Mit der Schwangerschaftsgymnastik in unserem Sinn erstreben wir eine lösende, harmonisierende Wirkung, ein Zusammenspiel der körperlichen und seelischen Funktionen.

In unseren Verfahren der Geburtsvorbereitung und -erleichterung ist das Herstellen eines gelösten Zustandes über die Atembewegung von zentraler Bedeutung. Die Schulung der Fähigkeit zur Wahrnehmung des Atembewegungsvorganges und der unterschiedlichen Muskelspannungszustände wird mit einer allgemeinen Schulung des Körpersinns gelehrt und geübt, wozu geeignete Techniken nötig sind. *»Unter Wahrnehmung verstehen wir die Hinwendung der Aufmerksamkeit zur unmittelbaren Erfahrung und Erfassung von Vorgängen«* (6).

Möglichkeiten zur körperlichen Selbsterfahrung bieten sich an durch die konzentrative Bewegungstherapie von *Elsa Gindler*, die Lösungs- und Atemtherapie nach *Schaarschuch-Haase* sowie Elemente der rhythmischen Bewegungserziehung, Lehrweise *Medau*. Eine möglichst intensive Wahrnehmung des Körpers kann entweder allein durch Konzentration auf den unbewegten Körper erreicht werden oder auch mit Hilfe von Bewegungen.

Das differenzierte Wahrnehmen von Körperempfindungen, wie Bewegungsabläufe und Körperhaltungen, des Atembewegungsvorganges sowie des Spannungszustandes der Muskulatur ändert den Inhalt des Bewußtseins und kann damit von Unruhe, Angst und Schmerzen ablenken. Infolge der Verbindung von Körpermotorik und vegetativen Kerngebieten im Gehirn ist ein günstiger Einfluß auf ein gestörtes vegetatives Gleichgewicht möglich. Mit dem erreichten Körperbewußtsein gewinnen die Frauen — besonders in der Gruppe — Sicherheit, Zuversicht und Selbstvertrauen. Damit nimmt auch die Überzeugung zu, den Anstrengungen bei der Geburt gewachsen zu sein.

In diesem Zusammenhang ist die bei der Geburt erhöhte Suggestibilität bedeutsam. Die starke Beeinflußbarkeit der Frau bei der Geburt darf als Chance für umfassende, das heißt psychische und physische Hilfeleistungen gesehen werden, insbesondere auch unter den Aspekten der Schmerzbekämpfung und der Steigerung des Durchhaltevermögens. Die eigenen Erfahrungen der Verfasserin bei drei Geburten bestätigen dies.

In der modernen Gesellschaft hat in den letzten Jahren das Körperbewußtsein der Frau und die Sorge um den eigenen Körper im allgemeinen, aber auch in der Schwangerschaft, stark zugenommen. Diese günstige Entwicklung sollte auch von Physiotherapeutinnen, Hebammen und Ärzten erkannt werden, die versuchen sollten, über diesen Weg des »gesteigerten Körpersinns« Einfluß auf die Psychosomatik der Frau zu nehmen.

Neben der psychophysischen Ausgangssituation der Gebärenden hängt die psychologische Geburtserleichterung entscheidend von den realen Bedingungen der geburtshilflichen Abteilung ab, welche sich die Frau für ihre Geburt aussucht (11). Man kam zur Erkenntnis, daß eine an apparativen Techniken orientierte Geburtshilfe, welche die emotionellen Bedürfnisse der werdenden Mutter und des Vaters kaum oder gar nicht berücksichtigt, das persönliche Geburtserlebnis und eine psychologische Geburtserleichterung verhindern kann. *Hertz* und *Molinski* sind der Ansicht, »*dass die persönliche Haltung und Einstellung zur Geburt wirkungsvoller sein dürften als die äusseren Massnahmen an sich. Wenn die Frau kein genügendes Vertrauen in den Arzt, in die Hebamme, in das Spital haben kann, können moderne Organisationsformen wenig dazu beitragen, geburtshilflichen Komplikationen vorzubeugen und das emotionale Wachstum von Vater, Mutter und Kind zu fördern*« (4). Diese und andere Autoren betonen, daß ein normales Erleben und Verhalten gefördert wird, wenn während der Geburt eine warme, wohltuende zwischenmenschliche Beziehung herrscht.

Auf das Wochenbett und die Zeit danach kann hier nicht näher eingegangen werden. Es ist uns aber klar, daß Schwangerschaft, Geburt und Wochenbett nicht losgelöst voneinander betrachtet werden dürfen, denn sie bilden erlebnismäßig eine Einheit. Das bedeutet, daß sowohl positive als auch negative Einflüsse während der Schwangerschaft Auswirkungen auf das Geburtsgeschehen, das Wochenbett und die frühe Mutter-Kind-Beziehung haben und darüber hinaus die weitere Entwicklung des Kindes beeinflussen können.

Wir möchten mit einem Hinweis auf die ersten beiden Kapitel dieses Buches schließen. Wir haben dort versucht, einen Überblick zu geben über die Bemühungen der Ärzte in der Geburtshilfe der Antike wie auch über die Bestrebungen der volkstümlichen und traditionellen Geburtshilfe. Die Wichtigkeit der psychosomatischen Betreuung der Schwangeren war wohlbekannt. Es wurde versucht, auf verschiedensten Wegen prophylaktisch und therapeutisch Mutter und Kind vor Insulten zu schützen. Die gleichen Ziele, aber mit erweiterten Möglichkeiten, können und sollten auch in der heutigen Geburtshilfe angestrebt werden.

Literatur

1. CHERTOK, L. u. D. LANGEN: Psychosomatik der Geburtshilfe. Hippokrates, Stuttgart 1968.
2. EHRENBERG, H. (Hrsg.): Atemtherapie in der Krankengymnastik. Sonderheft der Zeitschrift »Krankengymnastik« 1975.
3. HAUSSENER, H.: Sonderturnen. Herausgegeben vom Schweizerischen Turnlehrerverein, Basel 1975.
4. HERTZ, D. G. u. H. MOLINSKI: Psychosomatik der Frau. Springer, Berlin 1980.
5. HESS, W. R.: Das Zwischenhirn. Schwabe, Basel 1949.
6. HOFFMEISTER, J.: Wörterbuch der philosophischen Begriffe. Meiner, Hamburg 1955.
7. KRAHMANN, H. u. H. STEINER: Krankengymnastik in Geburtshilfe und Frauenheilkunde. Pflaum, München 1983.
8. KUNTNER, L.: Der Einfluß der Körperhaltung auf die Atemform und die Motorik in der Schwangerschaft und unter der Geburt. Deutsche Hebammenzeitschrift **34**, Heft 11, 352−357 (1982).
9. LUKAS, K. H.: Die psychologische Geburtserleichterung. Schattauer, Stuttgart 1976.
10. PRILL, H. J.: Das autogene Training zur Geburtsschmerzerleichterung. Psychotherapie **1**, 165 (1956).
11. RICHTER, D.: Die psychologische Geburtserleichterung. In: HILLEMANNS, H. G., H. STEINER u. D. RICHTER (Hrsg.): Die humane, familienorientierte und sichere Geburt. 2. Freiburger geburtshilfliches Kolloquium. Thieme, Stuttgart 1983.
12. STOKVIS, B. u. D. LANGEN: Lehrbuch der Hypnose. Karger, Basel 1965.
13. BAUM-SONNENSCHMIDT, R.: Geburtserleichterndes Verhalten. Eine erprobte Anleitung für die werdende Mutter. perimed, Erlangen 1982.

5. Kapitel

Neue Erkenntnisse und Ansichten über die Gebärhaltung

Der Gebärhocker Maia

Einleitung Seit die 1. Auflage dieses Buches erschienen ist (1985), sind verschiedene Neuerungen auf dem Gebiet der Geburtshilfe zu verzeichnen gewesen: neue wissenschaftliche Erkenntnisse sowohl im biologisch-medizinischen wie auch im ethnomedizinischen Bereich sind erzielt worden, neue Gebärstühle und Gebärhocker wurden entwickelt und eingesetzt, und die Ansichten über das Gebärverhalten der Frau haben sich gewandelt. Die Autorin hat 1989 eine Broschüre herausgegeben, in die viele der neuen Erkenntnisse eingingen und auf die verwiesen werden soll (4).

Wir haben im Abschnitt über die Renaissance des Gebärstuhls (Seite 128 ff) auf die damals verfügbaren modernen Gebärbetten und Gebärstühle hingewiesen und auch über die ersten Erfahrungen mit ihnen berichtet. Inzwischen sind weitere Modelle auf dem Markt erschienen. Sie paßten sich zwar den medizinischen Ansprüchen an, berücksichtigten aber kaum ergonomische, psychologische oder ästhetische Aspekte. Die heutigen Modelle, seien es Kombinationsentbindungsbetten, Gebärstuhlbetten oder Gebärstühle, fixieren die Gebärende in einer bestimmten Stellung, schränken ihre Bewegungsfreiheit ein und verhindern damit auch den wünschenswerten Wechsel der Körperstellungen während der Geburt. Werden solche Betten und Stühle nicht gezielt und verständnisvoll eingesetzt, treten oft geburtshilflich-medizinische Probleme auf, wie etwa das vielfach beobachtete, durch zu langes Sitzen hervorgerufene Vulvaödem.

Bis sich bessere Lösungen anbieten, sollten Kombinationsentbindungsbetten und Gebärstühle nur kurz benützt werden, im Wechsel mit anderen Körperstellungen und nur in den letzten Phasen der Geburt. Leider zeigt die Erfahrung, daß verschiedene Gründe die Frauen dazu zwingen, von diesen Einrichtungen fast dauernd Gebrauch zu machen. Gründe sind unter anderem manchmal nötige, manchmal aber auch unnötige medizinische Interventionen und in vieler Hinsicht fragwürdige konservative Indikationen.

Die Gebärenden werden aber auch »ans Bett gefesselt« durch das Fehlen von bequemen Sitz- oder anderen Liegemöglichkeiten wie breite Liegen, weiche Saccos (Sitzsäcke) oder Gebärhocker. Die Frau paßt sich dann eben den Gegebenheiten an oder muß sich anpassen an das vorhandene, dominierende Entbindungsbett. Sie verläßt dieses Bett mangels anderer Möglichkeiten nur selten oder überhaupt nicht mehr. Die Folge ist eine zunehmende Passivität und Hilflosigkeit der Frau und damit das Fehlen jedes Antriebs, sich physiologisch richtig, das heißt »wehengerecht« zu verhalten.

Diese sehr ungünstige Situation wird höchstens dann ausgeglichen, wenn die Frau während der Geburtsvorbereitung wichtige Möglichkeiten zur Geburtserleichterung kennenlernt und damit ein gewisses autonomes Verhalten anstreben kann. Um die Situation auch seitens der Klinik zu verbessern, gilt es vor allem, die Psychologie, die Physiologie und die Eigendynamik des Gebärens zu unterstützen, was ein erweitertes Verständnis für die physischen und die psychisch-emotionalen Bedürfnisse der Frau voraussetzt. Zudem müssen die Bedeutung der Umgebung und der nötigen Hilfsmittel bei der Geburt besser eingeschätzt werden. Es ist da-

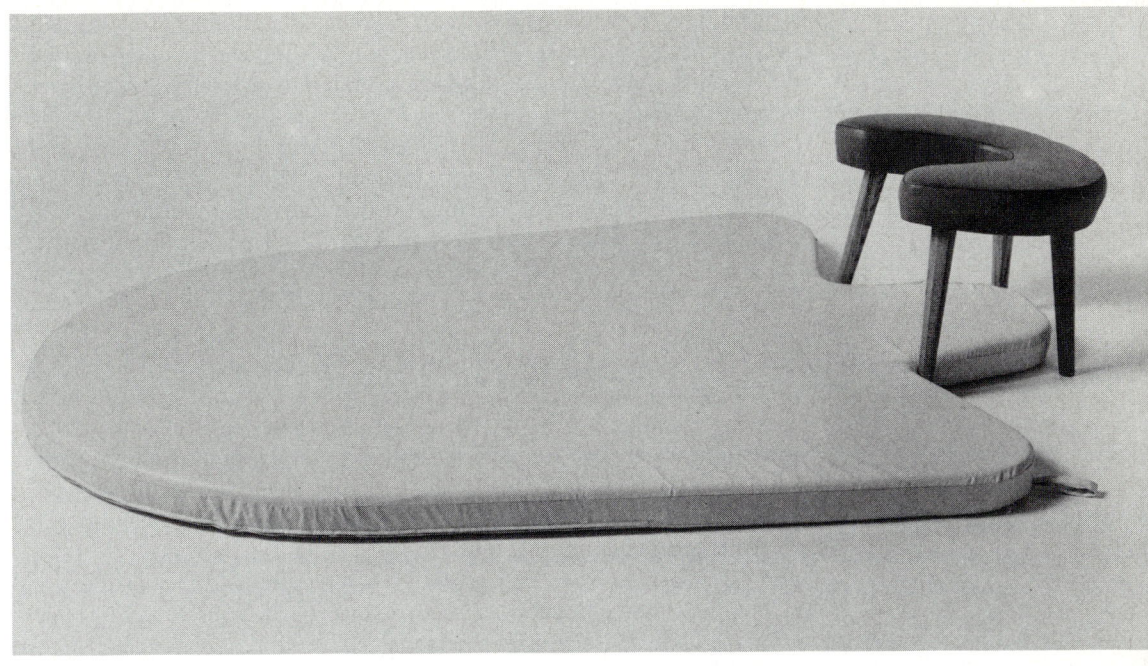

Abb. 89
*Gebärhocker Maia mit
Matte Maia*

her wünschenswert, daß neueste Konzepte zur Gestaltung von Gebärräumen in der Klinik Eingang finden (5).

Wir kommen damit zur Zielsetzung dieses Kapitels. Die Auseinandersetzung mit der Routine des Klinikalltags, Erfahrungen von Gebärenden, Hebammen und Ärzten sowie die Erweiterung unseres Wissens über das Gebären haben maßgebend zum Entwurf und zur Entwicklung eines Gebärhockers »Maia« beigetragen. Er wurde im Jahre 1987 von den Schweizer Hebammen *Louise Daemen* und *Blanca Landheer* und von der Autorin konzipiert. Bisher wurden über 200 solcher Hocker in Kliniken und bei Hausgeburten eingesetzt und haben sich als sehr erfolgreich erwiesen. Wir beschreiben im folgenden den Gebärhocker, schildern seine Anwendung und gehen auf das praktische geburtshilfliche Prozedere mit ihm ein.

Gebärhocker und Matte

Bei der Entwicklung des Gebärhockers richteten wir uns nach den Maßen des Gebärkissens von *E. von Siebold* (1801–1861), das uns als Vorbild diente (vgl. Seite 118, Abb. 67 und [10]). Die Materialien des Gebärhockers sind: Holz für die Beine, Lattex für die Polsterung und echtes Leder für den Überzug. Aus hygienischen Gründen und zum Schutz des Stuhles empfehlen wir, beim Gebrauch einen waschbaren Überzug zu verwenden.

Der Hocker ist so konzipiert, daß der Partner oder eine Hilfsperson hinter der Gebärenden auf einem normalen Stuhl sitzen kann, um die Frau zu stützen. Durch das Weglassen einer Rückenlehne ist jeder Neigungswinkel des Oberkörpers der Gebärenden möglich. Zudem kann die Frau ohne Mühe aufstehen, umhergehen und andere Körperhaltungen einnehmen (Abb. 89).

Der Gebärhocker kann auf eine eigens dafür entwickelte Matte gestellt werden. Diese ist 118 × 160 cm groß und 6 cm dick, leicht an Gewicht und einfach zu versorgen. Sie ist mit einem reiß- und wasserfesten Material überzogen, das abwaschbar, bakteriostatisch und fleckenabstoßend ist. Sie muß beim Gebrauch zusätzlich mit einem Leintuch geschützt werden. Falls eine solche Matte fehlt, empfiehlt sich die Verwendung einer Airex-Matte.

Die Matte erlaubt es der Frau, nebst dem Gebrauch des Gebärhockers verschiedene Körperstellungen, zum Beispiel die Knieellenbogenlage auf ihr einzunehmen; bei der letzteren Haltung kann der Hocker als Unterstützung dienen. Die gepolsterte Unterlage ist damit eine ideale Ergänzung zum meist vorhandenen schmalen und hohen Entbindungsbett, das der Frau zu wenig Sicherheit bei ihren Bedürfnissen nach Veränderung der Körperlage bietet.

Wir haben bei der Entwicklung der Matte auch an die Arbeitshaltung der Hebamme beim Gebrauch des Gebärhockers gedacht; es ist dieser ja nicht unbedingt zuzumuten, auf einem harten Boden zu knien. Besonders wichtig war es auch, daß das Kind auf ein weiches Polster geboren wird.

Erweiterte Ansichten zum Gebärverhalten

Im allgemeinen wählt die Gebärende diejenigen Stellungen frei aus, die ihr in der jeweiligen Phase der Geburt am angenehmsten sind, die sie und damit auch das Kind am wenigsten belasten und die den Geburtsvorgang nicht beeinträchtigen. Wir meinen, daß im Zusammenhang mit der vertikalen Gebärhaltung auf die übliche geburtshilfliche Unterteilung des Gebärvorgangs in Eröffnungs- und Austreibungsphase verzichtet werden kann. Da im physiologischen Prozeß der Geburt die Grenzen ohnehin unscharf sind, betrachten wir ihren Ablauf als ganzheitliches Geschehen und sprechen in der Folge nur noch von der Geburt oder vom Geburtsvorgang schlechthin.

Damit möchten wir das bio-medizinische Denkmodell verlassen und — was uns das Wichtigste scheint — von den Verhaltensnormen abkommen, die durch dieses Modell beeinflußt und fixiert werden. Wir gehen, bestätigt durch zahllose Beobachtungen, davon aus, daß das Verhalten der Frau im ganzen Verlauf der Geburt eine gewisse Kontinuität aufweist, unabhängig von den verschiedenen Phasen des physiologischen Ablaufs. Wir meinen damit den unwiderstehlichen Drang der Gebärenden zur Mobilität, zur Einnahme gewisser Körperstellungen und zu deren Wechsel, aber auch das Einschalten von Ruhe- und Entspannungspausen und schließlich die oft beobachtete, nicht vorausprogrammierte Wahl einer Körperhaltung während der eigentlichen Geburt des Kindes.

Diese neue Betrachtungsweise bringt es mit sich, daß der Gebärhocker *Maia* währen der ganzen Geburt eingesetzt werden kann: bei der sitzenden Stellung auf ihm, als Unterstützung bei der Knieellenbogenlage oder im Wechsel mit anderen Positionen, z. B. der stehenden. Zur Einschaltung von Ruhe- und Entspannungspausen ist das Aufsuchen einer bequemen Liege mit Einnahme der Seitenlage oder das Sitzen in einem Sacco (Sitzsack) zu empfehlen.

Das allfällige Auftreten eines Vulvaödems ist einer der wenigen uns bekannten Nachteile der vertikalen Körperhaltung, möglicherweise verursacht durch zu langes Sitzen auf einem Stuhl. Dadurch wird nämlich zuviel Druck auf die pelvinen Gefäße ausgeübt; es kann zu einer venösen Stauung, einer Lymphstauung und zu gestörter Kapillarsekretion kommen.

Beim Gebrauch des *Maia*-Hockers in seiner jetzigen Ausführung wurde unseres Wissens das Auftreten eines Vulvaödems selten beobachtet. Das dürfte mit dem Sitzkomfort des Hockers zusammenhängen: die Sitzfläche ist gut gepolstert, hinten relativ breit, und die Aussparung ist eher knapp bemessen. Die Sitzbeinhöcker werden durch diese Konstruktion gut abgestützt und damit auch das Becken. Zur dynamischen Stabilisierung des Beckens verhilft zusätzlich die breite Auflagefläche für die Oberschenkel.

Trotzdem ist hervorzuheben, daß die Frau nicht länger als 20 Minuten auf dem Hocker sitzen sollte, übrigens auch nicht auf einem anderen Stuhl, und daß auch längere Stehphasen zu vermeiden sind. Ganz allgemein ist zu sagen, daß bei Verwendung des Gebärhockers, zur Vermeidung eines Vulvaödems, die Mobilität der Gebärenden sehr wichtig ist. Sie sollte umhergehen und die Körperstellung immer wieder wechseln. Es empfehlen sich dabei besonders das Stehen, die tiefe Hocke (Kauern) und die Knieellenbogenlage.

Zum Vulvaödem

Die Verarbeitung der Preßwehen unterscheidet sich bei der sitzenden Geburt erheblich von der Verarbeitung in Rückenlage (vgl. Kapitel 3, besonders Seite 142 ff). In dieser Lage ist die funktionelle Dynamik stark beeinträchtigt, während sie im Sitzen voll zur Wirkung kommen kann. In der vertikalen Haltung kann daher auf ein koordiniertes, strukturiertes und forciertes Pressen verzichtet werden.

Bei der sitzenden Geburt wird bei Multiparae oft ein zu rasches Durchtreten des Kopfes beobachtet. Bekanntlich wird durch die Einnahme einer vertikalen Haltung die Eigendynamik der Preßwehen unterstützt, so daß die Multipara wenn nötig dem Preßdrang mit Zurückhaltung und dosiert Folge leisten sollte. Möglicherweise könnte damit auch unerwünschten Nebenerscheinungen, wie etwa der erhöhten Neigung zu Dammrissen, vorgebeugt werden.

Zur Verarbeitung der Preßwehen in der vertikalen Körperhaltung

In der Geburtsvorbereitung sollte man unseres Erachtens auf die Vermittlung von Preßtechniken verzichten. Der Verlauf der Geburt ist nicht programmierbar; die Verarbeitung der Preßwehen ist unserer Meinung nach abhängig von der aktuellen geburtshilflichen Situation, von der Gebärhaltung, ganz allgemein von der Entwicklung in der letzten Periode der Geburt. Jede Hebamme ist in der Lage, die Frau zum gezielten Pressen aufzufordern, sie spontan pressen zu lassen oder sie gegebenenfalls zur Zurückhaltung und zum dosierten Pressen anzuleiten.

Zum Dammschutz bei der Geburt auf dem Gebärhocker Maia

Einige Hebammen, die den Gebärhocker benützen, behandeln den Damm prophylaktisch mit einer warmen Kompresse. Aus verschiedenen, auch hygienischen Gründen eignet sich dazu hervorragend das »3M Cold-Hot-Pack«, Artikel Nr. 2641R. Bezugsquelle siehe Seite 231).

Diese Kompresse von der Größe 10 × 25 cm und 1 cm Dicke ist stets gebrauchsbereit und braucht nur in heißes Wasser gelegt zu werden. Sie wird dann in ein kleines Tuch, eventuell in einen Waschlappen gehüllt, an die Vulva gelegt und fixiert. Durch die wärmende Kompresse wird die Durchblutung des Gewebes angeregt und die Dehnbarkeit erleichtert. Dies wird von der Gebärenden als sehr wohltuend und schmerzerleichternd empfunden und hat damit auch eine Wirkung auf ihre Entspannungsfähigkeit.

Falls kalte Umschläge angezeigt sind, wie zum Beispiel beim Auftreten eines Vulvaödems, ist das »3M Cold-Hot-Pack« auch gekühlt anwendbar. Es wirkt resorptionsfördernd auf das Ödem. Kurze Anwendungen der kalten Umschläge beschleunigen zudem die Wärmeabgabe, der Gewebetonus sinkt, und der Schmerz wird gedämpft. Sollten Cold-Hot-Packs nicht zur Verfügung stehen, kann ein zusammengefaltetes Baumwolltüchlein (Waschlappen) in eine Eis-Wasser-Mischung getaucht und appliziert werden. Kontraindikationen für Kälteanwendungen sind unter anderem Kälteempfindlichkeit und Blasenentzündungen.

Zum Dammschutz: Die Meinungen über das richtige Verhalten und über Verfahren zum Schutz des Dammes gehen noch auseinander. Die relativ geringe Erfahrung mit der sitzenden Geburt, unter anderem auf dem Gebärhocker, erlauben es noch nicht, darüber zu entscheiden, ob sich der Dammschutz erübrigt oder nicht. Von den Benützern des Maia-Hockers wird immer wieder betont, daß sich der Damm bei der Geburt gut beobachten läßt und dadurch das nötige Prozedere besser abgeschätzt werden kann.

Von Hebammen und Ärzten wird als eine wichtige Aufgabe die Regulation der Geschwindigkeit beim Durchtritt des kindlichen Köpfchens hervorgehoben. Um diese Geschwindigkeit zu reduzieren, wird von einigen Geburtshelfern lediglich eine Hand an das Köpfchen gelegt; andere halten dazu den Damm. Viele Hebammen und Ärzte verzichten beim Gebrauch des Gebärhockers ganz auf den Dammschutz. Bei richtigem Gebärverhalten ist aus funktionellen Gründen anzunehmen, daß sich der Damm »selber schützt«. Es gibt immer wieder Situationen, in denen die Dehnung des Dammes langsam und schonend vor sich geht und der kindliche Kopf in vollkommener Weise geboren wird, so daß sich ein besonderes Schutzverfahren erübrigt.

Es folgen noch einige Betrachtungen über die Anwendung der Episiotomie im Zusammenhang mit der aufrechten Gebärhaltung (siehe dazu aber auch Seite 123 ff und Kapitel 4, Seite 189).

Erfahrene Hebammen und Ärzte sind der Meinung, daß eine Episiotomie nur vorgenommen werden sollte, wenn dies unbedingt nötig ist. Es sei auf 2 wichtige neuere Arbeiten zu diesem Thema hingewiesen, nämlich auf die Publikation »Episiotomie – eine Veränderung in der Hebammenpraxis« (2), sowie auf den Vortrag »Technik und Komplikation der Episiotomie« von Prof. *A. H. Hirsch* an der Jahresversammlung der Oberrheinischen Gesellschaft für Geburtshilfe und Gynäkologie (1988).

Bekanntlich wird ein Dammschnitt unter anderem auch vorgenommen, um eine Schädigung der Muskelfunktion (Überdehnung) im Bereich des Beckenbodens zu verhindern und um damit prophylaktisch dem Auftreten eines Prolapses oder einer Inkontinenz entgegenzuwirken. Wir nehmen aber an, daß zur Verhütung irreparabler Schädigungen des M. levator – Levatorspaltläsionen – sowie zur Erhaltung der Struktur und der Statik des Beckenbodens bereits die Einnahme von bestimmten Körperstellungen zur wünschenswerten Entlastung des Beckenbodens führen kann, was möglicherweise eine Episiotomie überflüssig macht.

Halten und Stützen als Voraussetzung für die vertikale Gebärhaltung

Viele Geburtsdarstellungen, Schilderungen von Geburtsabläufen im Rahmen der ethnomedizinischen Forschung oder auch aktuelle Geburtsberichte lassen erkennen, daß bei fast allen Frauen ein großes Bedürfnis besteht, sich während der Wehen festzuhalten oder zu stützen und dabei den Schultergürtel zu fixieren. Es hat uns interessiert, welche funktionellen Zusammenhänge dabei eine Rolle spielen. Aus der geburtshilflichen Literatur sind jedoch darüber nur spärliche Angaben vorhanden. Dabei war es schon der bereits erwähnte *E. von Siebold*, der auf die Wichtigkeit der Halte- und Stützmöglichkeit für die Gebärende hinwies (siehe die einschlägigen Abschnitte in Kapitel 3, Seite 85, besonders die Darlegungen über die Hebamme *Marjosa Tannast*).

Die Motorik des menschlichen Körpers umfaßt Haltung und Bewegung. Die Körperhaltung wirkt der Schwerkraft entgegen, und jede vertikale Haltung bedingt daher eine Anpassung an diese. Haltung ist die wichtigste Voraussetzung für alle Bewegungsabläufe und die körperliche Aktivität.

Die einfachste Form zur Unterstützung der vertikalen Haltung ist der Gebrauch der Hände und ihr Einsatz beim Halten und Stützen. (Man erkennt das vielleicht am deutlichsten bei der motorischen Entwicklung und der Bewegungssteuerung beim Kind.) Es ist daher klar, daß auch die Gebärende bei der Einnahme einer vertikalen Haltung ihre Hände für dieses Ziel einsetzt, dazu aber Hilfsmittel wie Stangen, Balken, Sprossen,

Pfosten, aber auch Seilschlingen, geknotete Tücher und ähnliches benötigt. Sie kann auch durch Hilfspersonen gestützt und gehalten werden (vgl. den Abschnitt »Zur funktionellen Wirkung des Haltens« in [4]).

Die aktive, durch die Frau selbst vorgenommene Fixation darf aber nicht verwechselt werden mit der oft praktizierten Methode, die Gebärende unter den Armen zu fassen und hochzuziehen. Ein solches Hochziehen hat keine fixierende Wirkung auf den Schultergürtel und ist im Gegenteil funktionell ungünstig. Die Frau hängt nämlich dabei in ihrem passiven Halteapparat, den Ligamenten; ihre Mobilität wird eingeschränkt, und ihre Positionsreflexe werden gehemmt.

Wir kommen nun zur praktischen Durchführung des Haltens und Stützens in der vertikalen Gebärhaltung, mit oder ohne Gebärhocker. Die Gebärende hat während des Geburtsvorgangs das Bedürfnis, sich an etwas zu halten, zu klammern oder zu hängen, aber auch gestützt zu werden. Wir möchten hier ein Hilfsmittel vorschlagen, das die Mithilfe der Bezugspersonen (Partner, Hebamme, Arzt und andere) erleichtert und zugleich die Gebärende unabhängiger macht (siehe dazu auch die Abb. 4, Seite 37, und die Abb. 26, Seite 89).

An der Decke des Gebärraums wird ein Befestigungselement angebracht, an das ein schmales, geknotetes Leintuch, ein starkes Band oder ein Strick eingehängt werden kann. Der Ort des Befestigungselements an der Decke ist so zu wählen, daß in allen Richtungen ein freier Bewegungsraum von etwa 1,5 m vorhanden ist.

Tuch, Band oder Strick werden am besten mit einem Karabinerhaken versehen und können dann einfach und schnell am Befestigungselement eingehakt werden. Sie müssen lang genug sein, damit sich die Gebärende nicht nur im Stehen daran halten oder sogar hängen kann, sondern auch im Sitzen auf dem Gebärhocker oder im Knien und Kauern. Das bedeutet, daß der Abstand vom Boden bis zum herabhängenden Ende der Haltevorrichtung nicht größer als etwa 80 cm sein darf.

Erste Versuche mit einer solchen Vorrichtung haben sehr befriedigende Ergebnisse gezeigt, doch bedarf es noch weiterer Erfahrung, um sie in wirkungsvollster Form einzusetzen.

Ein weiteres, modernes Hilfsmittel für die stehende oder hängende Stellung ist der Stuhl »Move« (Bezugsquelle siehe Seite 231). Für die Stehhaltung eingestellt bietet er eine wesentliche Erleichterung für die Gebärende; sie kann sich beispielsweise in Wehenpausen auf ihn stützen. Er ist aber auch eine ausgezeichnete Sitzgelegenheit für die die Frau stützende Hilfsperson.

Mit der von uns vorgeschlagenen Haltemöglichkeit (Befestigungselement und Tuch) ist noch eine weitere Idee verbunden, auf deren Quelle wir hinweisen möchten. Wir haben eingangs erwähnt, daß aus der geburtshilflichen Literatur, mit wenigen Ausnahmen, nicht viel über die vertikale Gebärhaltung zu erfahren ist und wir daher auf Anweisungen aus älteren geburtshilflichen Lehrbüchern angewiesen sind. Anläßlich eines Studienaufenthalts in Peking wurden wir auf das chinesische Lehrbuch, »Eine Abhandlung über zehn Bedingungen für die Geburtshilfe«, aufmerksam.

Das Lehrbuch ist von *Yang-Zi-jian* verfaßt und datiert aus dem Jahre 1078 (*Sung*-Dynastie). Der Text wurde für uns freundlicherweise von Prof. *Ma Kanwen*, Peking, aus der klassischen chinesischen Schriftsprache ins Englische übersetzt. Wir zitieren aus dem Absatz »Die sitzende Entbindung zur Erleichterung des Geburtsvorgangs«:

»*Wenn bei der sitzenden Geburt der Fetus im Begriffe ist, auszutreten, muß in der Höhe über der Gebärenden ein Tuch aufgehängt und verankert werden, so daß sich die Gebärende daran halten kann. Sie soll sich, die Beine leicht gebeugt, an dem Tuch halten, so daß der Fetus heraustreten kann. Die Gebärende darf beim Austritt des Kindes nicht auf etwas sitzen, sonst werden die Geburtswege blockiert und die Geburt des Kindes behindert.*«

Wir haben versucht, das von *Yang* dargestellte Gebärverhalten zu analysieren. Mit der Haltemöglichkeit bei der sitzenden Geburt und dem Abheben des Beckens von der Sitzfläche wird der Geburtsvorgang sicher erleichtert; durch eine solche Entlastung wird möglicherweise auch ein Vulvaödem vermieden. Weiters wird bei der Geburt im Sitzen, auch auf dem *Maia*-Hocker, oft ein zu rasches Durchtreten des Kopfes (besonders bei Multiparae) beobachtet; es ist anzunehmen, daß bei der beschriebenen stehenden Stellung mit Halten am Tuch das Tempo des Durchtritts des kindlichen Kopfes besser beeinflußt und durch die Gebärende selber dosiert werden kann. Sowohl diese Reduzierung der Geschwindigkeit des Kopfdurchtritts als auch die Gebärhaltung als solche wirken schonend auf Beckenboden und Damm.

Zur Leistungsfähigkeit der Frau bei der Geburt

Während der Begriff »Leistung«, physikalisch verstanden, einen Energieaufwand mißt, wird darunter allgemeiner sowohl der Vorgang wie auch das Ergebnis von Handlungen, Vollzügen und Prozessen verstanden (vgl. [3]). Körperliche Leistungen sind Handlungen, die der Mensch in Auseinandersetzung mit seiner Umwelt (aber auch seiner inneren Welt) vollzieht. Sie werden bestimmt durch seine Leistungsfähigkeit, die gleichermaßen Körper und Psyche erfaßt und als ein Ganzes zu betrachten ist. Die Leistungsfähigkeit wird in Leistungsbereitschaft und Leistungsreserve gegliedert. Die erstere hängt von äußeren und inneren Bedingungen ab: vom gesamten momentanen Leistungsvermögen, von der Umgebung, in welcher der Mensch körperlich tätig ist, und von seinem Willen, die Leistung zu vollbringen. Bei geringen, z. B. automatisierten Leistungen werden nur wenige Reserven eingesetzt; sie gehen ohne bewußte Willensanspannung und mit geringer Ermüdung einher. Bei großen Leistungen, z. B. sportlichen Höchstleistungen oder bei Schwerarbeit, werden bis zu 80% der Reserven durch Willensanstrengungen mobilisiert; sie haben natürlich eine weit stärkere Ermüdung zur Folge.

Dies alles ist zu berücksichtigen, wenn man die Frage der Leistungsfähigkeit der Frau bei der Geburt diskutiert. Wir sind überzeugt, daß gesunde Schwangere und Gebärende in der Lage sind, die Leistung des Gebärens in jeder von ihnen gewählten Gebärhaltung zu vollbringen. Dies setzt allerdings – in Anbetracht der körperlichen und psychischen Ganzheit der Leistungsfähigkeit – voraus, daß sie durch günstige äußere und innere Leistungsbedingungen unterstützt werden. Wir rechnen zu diesen Bedingungen die Schaffung einer entsprechenden Umgebung und die Motivation der Gebärenden zum Einsatz ihres Leistungswillens.

Ein weiterer Aspekt ist die Energiezufuhr während der Geburt zur Hebung der Leistungsfähigkeit der Frau. Sie erfolgt meist in Form einer Traubenzuckerinfusion, doch bringt dies eine Behinderung der Bewegungsmöglichkeit der Frau mit sich. Besser scheint uns die orale Einnahme eines entsprechenden Präparats; bewährt hat sich das flüssige Präparat *Isostar*.

Bei medizinischen Interventionen kann durch Wehen-, Schmerz- und Entspannungsmittel oder durch Leitungsanästhesie die Leistungsfähigkeit der Gebärenden beeinträchtigt sein. Bestimmte Vorsichtsmaßnahmen bezüglich der Wahl der Gebärhaltung sind dann geboten.

Das Vorgehen mit dem Neugeborenen

Die Plazentarphase

Bei der Geburt auf dem Gebärhocker *Maia* ist es üblich, der Mutter das Kind in die Arme zu geben und dann abzunabeln. Aus humanethologischer Sicht wäre es aber günstiger, das Neugeborene bis zur Abnabelung zwischen den Beinen der Mutter liegen zu lassen (Abb. 90). Es fehlen uns jedoch in mancher Hinsicht noch das nötige Wissen und die praktische Erfahrung über das intrapartale und das postpartale Vorgehen. Mit der vertikalen Gebärhaltung greifen wir ja erst seit kurzem auf einen Verhaltensmodus zurück, der in unserer Gesellschaft noch gründlich zu diskutieren ist. Wir sind auf Beobachtungen und Erfahrungen aus anderen Kulturen angewiesen, aber auch auf einen Erfahrungsaustausch mit Frauen, Hebammen und Ärzten bei uns, die bereits diese Form des Gebärens, z. B. auf dem *Maia*-Hocker, praktizierten und erlebten.

Es folgen einige wegleitende Gedanken zum Thema dieses Abschnitts. Wir stützen uns dabei zum Teil auf die Arbeiten von *Schiefenhövel* (8). Aufgrund unserer Kenntnisse von anderen, meist traditionellen, nichtwestlichen Geburtssystemen wissen wir, daß bei der Geburt in den vertikalen Haltungen Sitzen, Hocken oder Knien die Mutter das Neugeborene nicht aufhebt, bevor die Plazenta geboren und die Nabelschnur durchtrennt ist. Bis zu diesem Zeitpunkt liegt es zwischen ihren Oberschenkeln.

Dieses Verhalten hat eine wichtige hämodynamische Konsequenz, denn das Neugeborene befindet sich bei sitzender oder hockender Stellung deutlich tiefer als das Plazentaniveau. Für den plazento-fetalen Blutfluß bei den nicht ligierten Gefäßen ergeben sich besonders günstige Bedin-

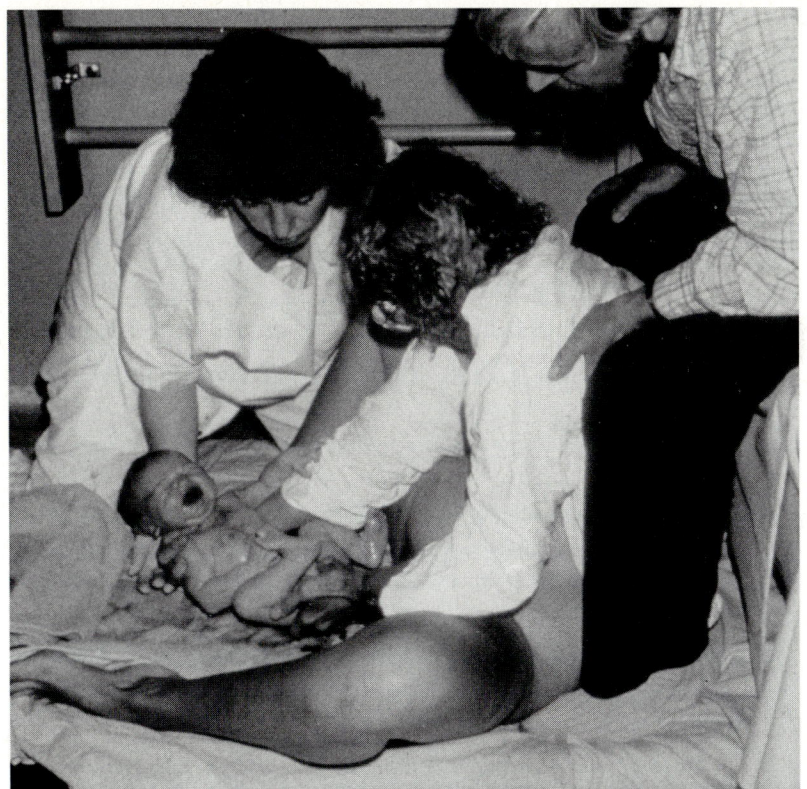

Abb. 90
*Nach der Geburt auf dem
Gebärhocker Maia*

gungen, welche diejenigen bei später Abnabelung, aber Geburt im Liegen, übertreffen *(Käser* und *Pallaske,* vgl. [8]). Nach Ansichten dieser Autoren ist noch nicht geklärt, wieviel Blut das Neugeborene auf diese Weise erhält und ob dieses Vorgehen unter anderem für asphyktische Neugeborene nicht auch negative Folgen haben kann.

Es gilt jedoch als unphysiologisch, das Neugeborene auf den Bauch der Mutter zu legen, wie es *Leboyer* vorschlug. Bei einem solchen Vorgehen muß man die Nabelschnur unverzüglich unterbinden, um einen Rückfluß des Blutes und damit eine Anämie des Kindes sowie eine mögliche Rhesusfaktorsensibilisierung der Mutter zu verhindern. Aber nicht nur aus diesen Gründen ist das Vorgehen zu überdenken. Es ist z. B. auch bekannt, daß sich Frauen dadurch oft psychisch und physisch überfordert fühlen, besonders wenn die Geburt in Rückenlage stattfand.

Es ist zu bedenken, daß es dem Menschen nur in aufrechter Haltung unbeschränkt möglich ist, sich mit Hilfe von optischen, akustischen, taktilen und anderen Sinneswahrnehmungen von seinem Körper aus zu orientieren. Dem Postulat von *Leboyer* halten wir daher entgegen, daß die emotionelle Mutter-Kind-Bindung auch durch den sofortigen visuellen Kontakt bei der Geburt in aufrechter Haltung unterstützt und gefördert wird. Die Mutter kann das Neugeborene sofort betrachten; sobald sie dazu bereit ist, kann sie das Kind selber an sich nehmen und dadurch in einer gewissen Weise den schöpferischen Akt der Geburt abschließen. Ein gesundes und lebensfrisches Neugeborenes sollte aber auf jeden Fall unmittelbar nach der Geburt in engem Körperkontakt bei der Mutter bleiben.

Es sprechen somit verschiedene Gründe für ein subtiles, individuell angepaßtes Vorgehen. Die Frauen müssen über die ihnen zur Verfügung stehenden Möglichkeiten Bescheid wissen, um ihren persönlichen Empfindungen entsprechend handeln zu können. Wir sind der Meinung, daß jede ideologische Fixierung zu vermeiden ist.

Plazentarphase auf dem Gebärhocker

Bekanntlich vergehen nach der Geburt des Kindes zunächst einige Minuten, bis sich der Uterus an den neuen, verminderten Füllungszustand angepaßt hat und die zur Ablösung der Plazenta führenden Nachgeburtswehen einsetzen.

In der traditionellen Geburtshilfe war es üblich, zwecks Ausnützung der Uteruskontraktionen die Geburt der Plazenta stets in der Körperhaltung abzuwarten, in der das Kind geboren wurde. Waren aktive Maßnahmen zur Anregung der Kontraktionen notwendig, so beschränkten sie sich auf kräftige Massage des Abdomens durch die Frau selber. Die Ausstoßung der Plazenta wurde durch manuellen Druck oder durch Blasen in eine Flasche unterstützt. Der Zug an der Nabelschnur hingegen war strengstens verboten.

Da wir Gebärpositionen aus der traditionellen Geburtshilfe übernehmen, sollten wir auch die Methoden für die Plazentarphase überprüfen. Betrachten wir z. B. die Geburt im Sitzen. Physiologisch gesehen bleibt in der sitzenden Haltung der aktive Muskelgrundtonus der Bauchmuskulatur erhalten. In der vertikalen Position wird zudem die Dynamik des Diaphragmas durch die Atmung unterstützt. Die Uteruskontraktionen werden dadurch gefördert, was sich günstig auf die Ablösung der Plazenta auswirkt. Zumeist ist die Lösung bereits mit der ersten kräftigen Uteruskontraktion abgeschlossen.

Hieraus kann man folgern, daß bei einer Geburt auf dem Gebärhocker *Maia* die Mutter für die Plazentarphase sitzen bleiben und nicht ins Bett gebracht werden sollte, falls nichts dagegen spricht. Diese Methode ist bereits vielfach erfolgreich erprobt worden.

Auch das Abwarten der Plazenta in kauernder Stellung(Hocke) oder in der Knieellenbogenlage hat sich bewährt. Für andere vertikale Stellungen, z. B. das Stehen, müssen noch Erfahrungen gesammelt werden. Bisher wurde nach der Geburt im Stehen die Plazenta meist im Sitzen, z. B. auf dem Hocker, abgewartet. Dies ist jedoch nicht zwingend und kann auch im Stehen geschehen.

Wir dürfen annehmen, daß sich der Gebärhocker *Maia* zwanglos in den Rahmen der modernen Perinatologie einfügen wird. Da er die Bewegungsfreiheit der Gebärenden und die freie Wahl verschiedener aufrechter Körperhaltungen gewährleistet, stellt sich die Frage nach den physiologischen und psychologischen Vorteilen dieser Möglichkeiten für den Ablauf der Geburt. Wir berichten im folgenden über einige neuere Untersuchungen zur Beantwortung dieser Frage, die übereinstimmend den günstigen Einfluß der vertikalen Körperhaltung und der Mobilität auf den Geburtsvorgang nachweisen. Wir berücksichtigen vor allem die wissenschaftlichen Arbeiten von *Retzke* u. Mitarb. (6), *Schneider* (9) und *Sohn* u. Mitarb. (11).

Retzke u. Mitarb. (6) überwachten ein Kollektiv von 127 Gebärenden (64 Erst- und 63 Mehrgebärende) sub partu telemetrisch. Die Gebärenden hatten die Möglichkeit, während der Geburt nach freiem Ermessen umherzugehen, eine vertikale Körperhaltung einzunehmen (Sitzen, Stehen) oder zwischendurch das Bett aufzusuchen. Die Arbeit hebt die kooperative Haltung und die äußerst positive Bewertung der Untersuchung durch das geburtshilfliche Team hervor.

Die Untersuchung überprüfte vor allem die Wirkung der Bewegungsfreiheit und den Einfluß der verschiedenen Körperstellungen auf metrische und dynamische Geburtsparameter; zudem wurden funktionelle Zusammenhänge und kardiotokographische Befunde ermittelt. Einzelergebnisse sind der Originalarbeit (6) zu entnehmen; wir wollen vorerst nur auf die psychologischen Aspekte und die subjektiven Bewertungen durch die Gebärenden selbst eingehen, die ebenfalls in die Untersuchung einbezogen wurden.

98% der Frauen bewerteten die ihnen gebotenen Möglichkeiten sehr positiv. Hervorgehoben wurden vor allem die Entscheidungsfreiheit in der Wahl der Körperhaltung, das Abgelenktwerden durch die Mobilität, die erleichterte Atmung, die bessere Verarbeitung der Wehen und die Schmerzverminderung. (Unsere frühere Analyse von Geburtsberichten kam zu den gleichen Ergebnissen; siehe Kapitel 3, Seite 171 ff) 91% der Erst- und 89% der Mehrgebärenden im Kollektiv von *Retzke* u. Mitarb. (6) bevorzugten die stehende Position in der Eröffnungsphase, da damit offenbar eine wesentlich geringere Schmerzhaftigkeit der Wehen erzielt wurde. Dies wurde durch den reduzierten Analgetikabedarf dokumentiert.

In der zitierten Arbeit wurde auf weitere günstige Effekte der Mobilität der Gebärenden hingewiesen, so auf die seltenere Verabreichung von Wehenmitteln und auf die Minderzahl operativer Entbindungen. Zudem wurde eine enge Korrelation zwischen Mobilitätsgrad und Geburtsdauer nachgewiesen: Mobilität und Geburtsdauer sind im umgekehrten Verhältnis zueinander korreliert.

Es sei noch auf verschiedene Indikationen und Kontraindikationen hingewiesen. *Retzke* u. Mitarb. heben hervor, daß die Bewegungsfreiheit sub partu und eine aufrechte Gebärhaltung bei fast allen Gebärenden möglich ist, abhängig allerdings vom geburtshilflichen Aufnahmebefund, der eine vaginale Geburt erwarten lassen sollte. Als Kontraindikationen werden genannt: Gemini, Beckenendlagen mit zusätzlichem Risiko und mütterliche Erkrankungen.

Auf der anderen Seite gibt es aber direkte medizinische Indikationen für die Mobilität und die vertikale Körperhaltung aufgrund der nachgewiesenen günstigen Einflüsse auf Geburtsparameter, Geburtsdynamik und hämodynamische Parameter. Wir erwähnen als solche Indikationen: protrahierter Geburtsverlauf, unzureichende Weheneffizienz, Einstellungsprobleme des kindlichen Kopfes, Verspannungen durch Wehenschmerz und lageabhängige Herzfrequenzalterationen. Neuere Ansichten über den Zusammenhang von Gebärverhalten, Geburtsschmerz und Endorphine sind im Abschnitt »Körperhaltung und Hormone« in *Kuntner* (4) dargestellt.

Eine andere wichtige Untersuchung ist der Habilitationsschrift von *Schneider* (9) zu entnehmen. Bei der Forschung, die dieser Arbeit zugrundeliegt, wurden die Veränderungen hämodynamischer Parameter in Abhängigkeit von folgenden Körperstellungen und -haltungen untersucht: Linke Seitenlage, Rückenlage, Stehen, stehend nach vorne geneigt und abgestützt, Gehen. Das untersuchte Kollektiv bestand aus 233 schwangeren Frauen (Primi- und Multiparae). Einige der Untersuchungen erfolgten in der Spätschwangerschaft und in der Eröffnungsphase; eine Rücksprache mit dem Autor ergab jedoch, daß die Ergebnisse auf den ganzen Geburtsverlauf zutreffen dürften. In *Kuntner* (4) wird auf einige der Meßparameter und sie betreffende Ergebnisse der umfangreichen Untersuchungen eingegangen; wir können sie aber hier nur kurz streifen.

Die Untersuchungen über die Interaktion von mütterlicher Körperhaltung, materno-fetalem Kreislauf und Kontraktionstätigkeit erbrachten unter anderem folgende Ergebnisse: Gesunde Frauen zeigen im Verlaufe der Schwangerschaft ausgeprägte, lageabhängige Kreislaufinteraktionen, in Abhängigkeit vom Gestationsalter. Die Ursache solcher Kreislaufalterationen ist eine zyklische Rückflußbehinderung aus den unteren Extremitäten infolge einer Kompressionswirkung des graviden Uterus auf venöse und arterielle Beckengefäße. Bewiesen wurde dies durch venöse und arterielle Flußmessungen, die eine drastische venöse Rückflußverminderung aus dem Stromgebiet der Vena femoralis anzeigten.

Als wirksam zur Reduktion von mütterlichen Kreislaufstörungen und uterinen Kontraktionen erwiesen sich neben der linken Seitenlage vor allem die stehende, nach vorne geneigte und abgestützte Körperhaltung der Schwangeren. Wir sind allerdings der Meinung, daß auch das Sitzen, nach vorne geneigt und abgestützt, der Reit- und Kutschersitz sowie die Knieellenbogenlage die gleiche Wirkung zeigen (auch das Tragen von Kompressionsstrümpfen der Klasse 2 unterstützt die Reduktion).

Durch bestimmte Körperhaltungen kann also das Auftreten des uterovaskulären Syndroms verhindert werden; weiter verbessert sich dadurch auch die maternale und die fetale Kreislaufsituation. Es sei zudem darauf hingewiesen, daß auch im Wasser, also im Bad, die Häufigkeit des Auftretens der Rückenlage-Schocksymptomatik verringert wird.

Ursache der Verbesserung der maternalen Kreislaufsituation: In allen nach vorne geneigten, abgestützten Stellungen kippt die Gebärmutter von der Wirbelsäule weg, wodurch sich die Kompressionswirkung des graviden Uterus vermindert. Durch die Lageveränderung des Oberkörpers und des Uterus fällt die venöse Rückflußbehinderung weg. Beim nach vorne geneigten, abgestützten Stehen kommt es zu einer Erhöhung des Schlagvolumens, zu einer Verminderung der Herzfrequenz und zu einer signifikanten Reduktion von mütterlichen Kreislaufstörungen und uterinen Kontraktionen.

In der gleichen Haltung — dem abgestützten, nach vorne gebeugten Stehen — wird nicht nur der Schultergürtel fixiert und die Atemhilfsmuskulatur aktiviert, sondern es wird auch, durch die Entlastung der pelvinen Gefäße, der venöse Rückstrom aus der Peripherie angeregt. Auch im Gehen wird durch den Einsatz der Muskelpumpe der venöse Abtransport gegenüber dem normalen Stehen verbessert.

Aus der Erfahrung wissen wir, daß viele Frauen ihre Wehen im Stehen verarbeiten, sich dabei nach vorne neigen und abstützen. Ein solches instinktives Verhalten der Schwangeren ist physiologisch richtig, was nun durch die Arbeit von *Schneider* (9) wissenschaftlich begründet wurde.

Von großer Bedeutung sind auch die Untersuchungsergebnisse über die mütterliche Körperhaltung im Zusammenhang mit fetalen Reaktionen (9). Für die Dauer der gesamten 2. Schwangerschaftshälfte wird die fetale Basalherzfrequenz durch die mütterliche Körperhaltung signifikant beeinflußt. Die fetale Herzfrequenz ist in der liegenden Position signifikant niedriger als in den aufrechten. Die höchsten Werte finden sich während des mütterlichen Gehens und Stehens, die niedrigsten in der linken Seitenlage und in der Rückenlage.

Auch ohne subjektive Volumenmangelsymptome der Mutter führt offenbar allein der Anstieg des venösen Drucks in der Vena cava über einen Druckanstieg im intervillösen Raum zu einer Verminderung der uterinen Perfusion.

Für die Rückenlage gilt sowohl antenatal, wie unter der Geburt im Zusammenhang mit der venösen Rückflußbehinderung durch den graviden Uterus die fetale Minderversorgung als bewiesen (9).

Alle diese neuen Erkenntnisse sprechen dafür, daß die Rückenlage sowohl in der Spätschwangerschaft, besonders bei der pränatalen, kardiotokographischen Überwachung, als auch bei der Geburt unbedingt vermieden werden sollte.

Zur Reduzierung von mütterlichen Kreislaufstörungen, uterinen Kontraktionen und möglicher fetaler Mangelversorgung sei — als praktische Folgerungen aus den dargelegten Überlegungen — auf folgende prophylaktische und therapeutische Maßnahmen aufmerksam gemacht (anzuwenden in der Schwangerschaft und bei der Geburt):

○ Einnahme der linken Seitenlage,

○ abgestütztes, nach vorne gebeugtes Stehen,

○ Vermeidung langer Stehphasen (auch in der Berufstätigkeit),

○ Vermeidung der Rückenlage,

○ Förderung des venösen Rückflusses aus den unteren Extremitäten durch Aktivierung der Beinmuskulatur (Muskelpumpe) mittels Positionsveränderung und Gehen,

○ Sitzen auf dem Spezialstuhl *Balans*,

○ Verwendung von Kompressionsstrümpfen.

Diese Maßnahmen tragen zu einer Verbesserung der maternalen und der fetalen Kreislaufsituation bei. Zudem wird die Gefahr des Auftretens eines utero-vaskulären Syndroms vermindert.
Zuletzt sei noch auf die Arbeit von *Sohn* u. Mitarb. (11) hingewiesen, die eine Lageabhängigkeit der uterinen Durchblutung ergab. Da die Arbeit im Zusammenhang stand mit dem Gebrauch eines Spezialstuhls, möchten wir etwas näher auf diesen eingehen.
Dieser Spezialstuhl, genannt *Balans Variable* (Bezugsquelle siehe Seite 231), ermöglicht eine sinnvolle Erweiterung der Sitzmöglichkeit in der Klinik für den allgemeinen Gebrauch, speziell aber auch für Gebärende (Abb. 91). In der genannten Untersuchung konzentrierten sich die Autoren auf folgende Stellungen: Liegen, Stehen, normale Sitzhaltung und Sitzen auf dem *Balans Variable*. Die Konstruktion dieses Stuhls hat zur Folge, daß beim Sitzen die Lendenwirbelsäule leicht lordosiert ist und die Hüftgelenke nur mäßig gebeugt sind.
Der Vollständigkeit halber sei die volle Ausnützung der Ergonomie, also die optimale Benützung des Stuhls erwähnt. (Angaben darüber vermißten wir in der zitierten Publikation [11].) Die allgemeine Entspannung, die Atmung sowie die wünschenswerte Tonusverminderung der abdominalen Muskulatur wird beim Sitzen auf dem *Balans*-Stuhl dadurch gefördert, daß die Arme beim Arbeiten oder Ausruhen auf eine Unterlage, einen Tisch etwa, gestützt werden. Dadurch wird die gesamte Wirbelsäule vom Gewicht des Kopfes, des Schultergürtels und des Brustkorbs entlastet. Durch die zusätzliche Arbeit der Atemhilfsmuskulatur beim Fixieren des Schultergürtels werden die Atembewegungen erleichtert, was auf die mütterliche und fetale Sauerstoffversorgung zurückwirkt.
Sollte der *Balans*-Stuhl vermehrt Eingang in die Geburtshilfe finden, ist unserer Meinung nach zu beachten, daß er sich bei der Geburt nur für die Wehenpausen und die Verarbeitung der Eröffnungswehen eignet und dabei selbstverständlich im Wechsel mit anderen Körperstellungen zu benutzen ist.
Die beste utero-plazentare Durchblutung ermittelte man in der linken Seitenlage und beim Sitzen auf dem *Balans*-Stuhl, da in beiden Fällen der Druck auf die pelvinen Gefäße reduziert wird (11). Dagegen war beim

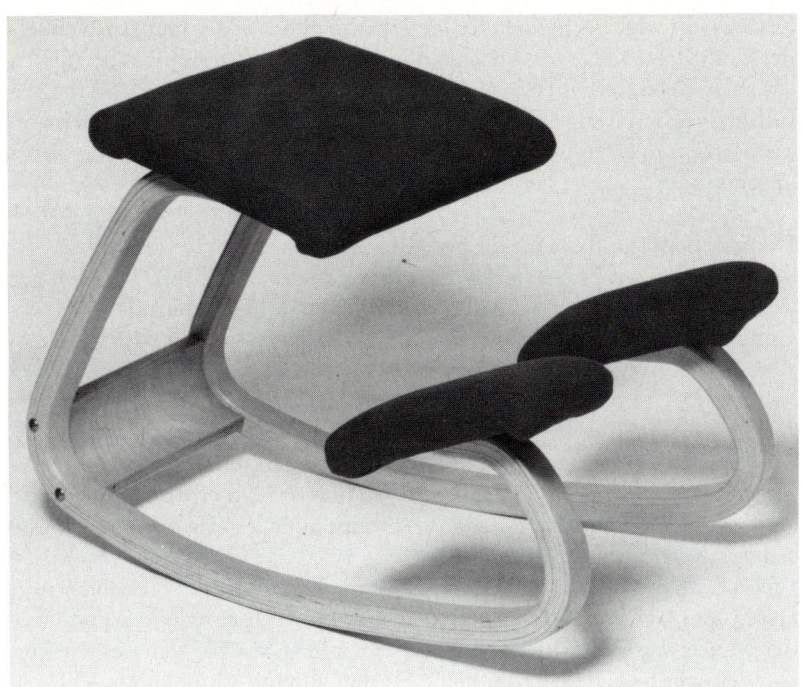

Abb. 91
Spezialstuhl Balans·Variable

normalen Stehen und Sitzen die Durchblutung der uterinen Gefäße geringer. *Sohn* u. Mitarb. (11) sind daher der Meinung, daß bei einer fetalen Mangelversorgung der genannte Stuhl als Alternative zur Bettruhe therapeutisch eingesetzt werden kann und die medikamentöse Therapie, mit ohnehin fraglicher Wirkung, hintanzustellen sei.

Die nachfolgenden Erfahrungsberichte über die Anwendung des Gebärhockers *Maia* stammen von 3 Hebammen und vom Chefarzt einer geburtshilflichen Abteilung. Zwei der Hebammen beschrieben ihre Erfahrungen in Kliniken, die dritte, freischaffende Hebamme wendet den Gebärhocker bei Hausgeburten an. Dr. *Eldering*, Chefarzt im *Vinzenz-Pallotti*-Hospital (Bensberg), hat wohl die längste Erfahrung mit dem Gebärhocker, und sein Bericht ist aus diesem Grunde besonders wertvoll.

Erfahrungen mit dem Gebärhocker

221

Die Berichte der Fachleute werden ergänzt durch den Geburtsbericht einer Erstgebärenden. Als Tochter der Autorin eignete sie sich ihr Wissen über das Gebärverhalten in Gesprächen, Schriften und in der praktischen Geburtsvorbereitung an. Ihr Verhalten bei der Geburt wurde jedoch von niemandem beeinflußt. Die Mutter hielt lediglich das Geschehen photographisch fest.

Die 5 Berichte sind für die dargestellten Ideen besonders wertvoll, als direkter Bezug zur Praxis. Allen Beteiligten sei für ihre Mühe herzlich gedankt, besonders auch der Tochter der Verfasserin für die Erlaubnis, die Geburt ihres Kindes photographisch festzuhalten (siehe Abb. 92–99).

Bericht von *Erna Enhuber*, Hebamme, Frauenklinik Dr. *Haas*, München

Im Februar 1989 konnte ich das erste Mal eine Geburt auf dem *Maia*-Hocker durchführen. Die Zweitgebärende war 5 cm eröffnet und wollte auf dem Hocker gebären, den sie allerdings nicht kannte und mit dem sie sich erst vertraut machen mußte.

Schon nach der ersten Wehe sagte die Frau, daß es jetzt, im Vergleich zum ersten Mal, »viel leichter zu ertragen sei«. Nach einer halben Stunde war der Muttermund eröffnet, und die Frau spürte, wie sie sich ausdrückte, daß »es schob«. Die nächste halbe Stunde möchte ich nicht als Austreibungsperiode bezeichnen — ich halte das für ein unschönes Wort, und hier paßte es überhaupt nicht. Die Gebärende sagte mir immer wieder, daß sie nichts zu tun brauche, als alles geschehen zu lassen! Von Wehe zu Wehe wurde immer mehr vom kindlichen Köpfchen sichtbar, sehr langsam und schonend. In den jeweiligen Wehenpausen rutschte das Köpfchen nicht zurück.

Obwohl es wirklich nicht langsamer und schonender für den sehr, sehr hohen Damm hätte gehen können — die Frau hatte kein einziges Mal gepreßt —, mußte ich nach einer halben Stunde bei sichtbarem Köpfchen einen kleinen Schnitt machen; der Damm hätte nicht gehalten. Das Köpfchen bewegte sich jetzt langsam in meine Hände hinein; ich kniete dabei bequem auf unserer gemeinsamen Matte vor den Eltern. In zwanzig Berufsjahren habe ich viele schöne Geburten erlebt, aber nie haben meine Hände das Empfangen des Kindes so großartig wahrgenommen. Ich hatte auf der Matte ein großes Bettlaken zwischen der Mutter und mir zusammengebauscht und legte das Kind jetzt darauf.

Noch ein paar der Sache dienende Hinweise: Ich hatte das Kardiotokogramm während der ganzen Geburt laufen lassen; es hat ausnahmslos exakt aufgezeichnet, bis zur allerletzten Wehe ohne eine Abweichung, und hat die Mutter in keiner Weise gestört.

Es gab auch nicht die Spur von einem Vulvaödem, obwohl die Frau über eine Stunde auf dem Hocker saß. Eine Hängevorrichtung gab es in der Klinik noch nicht, doch fehlte sie uns nicht. Die Frau stützte sich mit den Unterarmen auf die Oberschenkel ihres Mannes und »hing« so mit fixiertem Schultergürtel auf dem Hocker.

Seit Anfang Februar 1989 verwenden wir an unserer Klinik den Gebärhocker *Maia,* und seither (bis Juni 1989) haben über 50 Frauen darauf geboren. Unsere Erfahrungen mit dem Hocker sind sehr gut.

Es ist hervorzuheben, daß in unserer Klinik jährlich rund 2000 Geburten erfolgen, die allermeisten davon in Rückenlage. Es zeigt sich somit, daß es auch an einer solchen Klinik möglich ist, andere als die liegende Gebärposition einzunehmen. Wir Hebammen machten schon vor Einführung des *Maia* die Erfahrung, daß eine vertikale Gebärhaltung, z. B. das Knien oder Stehen, das Geburtsgeschehen positiv beeinflußt. Der Klinik ist auch eine Hebammenschule angeschlossen; somit lernen die Schülerinnen ebenfalls diese Möglichkeiten kennen und schätzen.

Nach unseren Erfahrungen ist der *Maia*-Hocker vor allem für Erstgebärende eine große Hilfe. Nach meist längeren Eröffnungsphasen wollen sie sich oft ausruhen und können mit dem *Maia* die Austreibungsphase im Sitzen erleben. Der Wunsch, sich hinzulegen, kommt meist überhaupt nicht mehr vor. Auch das Empfinden, wohin der Preßdrang geht, wird deutlicher, was die natürliche Geburtsdynamik unterstützt. Es fiel uns dabei auf, daß die Austreibungsphase und auch die Plazentarperiode kürzer werden.

Mehrgebärende bestätigten, daß sie in dieser Haltung endlich gespürt hätten, wohin sie schieben müßten und daß das eine große Erleichterung für sie war. Vor allem solche Frauen, die schon ein Kind in der Rückenlage geboren hatten, empfanden den *Maia* als große Erleichterung der Geburt. Wichtig ist es dabei allerdings, den ersten Preßdrang (Spontandruck) abzuwarten, um ein Vulvaödem zu vermeiden. Es ist sinnvoller, die Frau bis dahin stehen, knien oder hocken zu lassen.

Auf dem *Maia* kann man als Hebamme den Damm auch besser beobachten und hat dadurch mehr Spielraum, was die Notwendigkeit eines Dammschnitts anbelangt. Es ist allerdings nicht ganz einfach, die richtige Position vor dem *Maia* zu finden. Meist knien oder sitzen wir davor, was natürlich auch bei uns ein Umdenken erfordert.

Während der gesamten Geburt leiten wir die Herztöne des Kindes ab (bei normalem Geburtsverlauf), und zwar extern und intervallartig. Für das Kind ergeben sich durch das Sitzen der Gebärenden auf dem *Maia* bei normalem Geburtsverlauf keine Verschlechterung.

Wir Hebammen arbeiten gerne mit dem *Maia,* vor allem weil wir sehen und erkennen, wie unterstützend die vertikale Gebärhaltung für die Gebärende ist.

Bericht von
Karin Brenner,
Hebamme, im Namen
der Hebammen der
Frauenklinik Berg,
Stuttgart

Ich besuchte die Hebammenschule in den Jahren 1977–1980. In diesen Jahren wurde eine gebärende Frau sehr stark nach Schema behandelt: Eröffnen der Fruchtblase, Kopfschwartenelektroden, Blutgasanalyse, Infusionen etc. Auch wurde fast immer ein Dauerkatheter in die Harnblase eingelegt. Mit all den Kabeln und Schläuchen war es selbstverständlich, daß die gebärende Frau auf dem Gebärbett liegen mußte.

Bericht von
Esther Fischer-Brun,
Hebamme,
Emmenbrücke, Schweiz

Es war bei meiner ersten Hausgeburt, daß ich erlebte, wie sich eine gebärende Frau frei bewegen konnte: ganz gemäß ihrem Bedürfnis von den Eröffnungswehen an bis hin zur Austreibungsperiode. Die Erstgebärende brauchte allerdings − halbsitzend und von ihrem Mann gestützt − viel Kraft, um das Kind zu gebären. Es wurde mir bewußt, daß man nach besseren Möglichkeiten suchen mußte, um die Kraft wirkungsvoller auszunützen.

Einige Zeit später arbeitete ich in einem Spital als freischaffende Hebamme und betreute gleichzeitig einige Hausgeburten. Im Spital lernte ich den *Maia*-Hocker kennen. Meine erste Geburt mit ihm war sehr erfolgreich. Die Zweitgebärende hatte ihre erste, drei Jahre zurückliegende Geburt in recht schlechter Erinnerung, da sie lange gedauert hatte und Medikamente benötigt wurden. Auf ihre zweite Geburt hin hatte sie sich gut vorbereitet und wußte von den Vorteilen der vertikalen Haltung. Sie konnte sich lange auf den Beinen halten und setzte sich erst kurze Zeit vor der Geburt auf den *Maia*-Hocker. Sie preßte mit viel Kraft, was einen Dammriß zur Folge hatte; er heilte aber im Wochenbett zu Hause sehr gut. (Inzwischen hat die Frau ihr drittes Kind zu Hause, und zwar wieder auf dem *Maia*-Hocker, geboren.)

Bald darauf erlebte ich die zweite Hockergeburt. Ich wußte nun, daß ich auf den Damm besser aufpassen mußte, vor allem der vertikalen Stellung wegen. In dieser hat die gebärende Frau viel mehr Kraft, die sie auf das Kind überträgt; dazu kommt dessen Gewicht. All dies muß berücksichtigt und die Kraft entsprechend dosiert werden. Ich arbeite sehr stark mit der Gebärenden zusammen; sie darf z. B. den Kopf des Kindes nicht zu schnell hinausdrücken. So sagte eine Frau nach der Geburt auf dem Hokker, sie habe gar nicht gepreßt, sondern nur gebremst. Dammschutz mache ich sehr selten, der Damm schützt sich gewissermaßen selber.

Während eine mehrgebärende Frau mehr Kraft hat, sich stehend zu halten, ist eine Erstgebärende viel mehr auf Unterstützung angewiesen, sei es durch Hilfspersonen oder durch mechanische Hilfsmittel wie Gebärhokker oder Hängemöglichkeiten. Spätestens in der Austreibungsphase muß sie ihren Oberkörper fixieren können. Oft waren der Mann und ich die einzige »Hängemöglichkeit«, weshalb ich eine weitere Person bei der Geburt als Mithilfe und zur Unterstützung sehr empfehlen möchte.

Eine Hebamme muß mehr Kraft aufwenden, wenn die Gebärende nicht im Bett liegt. Ich selber sitze bei der Hockergeburt am Boden, was bei längerer Dauer vor allem für die Beine recht anstrengend ist. Es braucht auch manchmal sehr viel Kraft, den Kopf zu führen und ihn zurückzuhalten. Der Umgang mit der Plazentarperiode in sitzender Haltung bereitet anfänglich große Mühe. Die ausfließende Blutmenge sieht im Vergleich zur Blutmenge in liegender Stellung viel größer aus als sie wirklich ist. Messungen zeigten einen durchaus normalen Blutverlust.

Das »Bonding«, der erste Kontakt mit dem Neugeborenen, kann in aufrechter Haltung viel intensiver stattfinden. Durch diese Haltung wird die Verbindung der Mutter mit ihrem Kind so umfassend wie nur möglich.

Seit 1987 arbeiten wir mit dem *Maia*-Gebärhocker und setzten ihn bei ca. 3 000 Geburten ein. Unsere Kreißsäle sind ganz auf die vertikalen und horizontalen Geburtspositionen in Kombination eingerichtet.

Breite Kreißbetten sind so niedrig, daß die Gebärende bequem ein- und aussteigen und von der liegenden in die stehende oder sitzende Position wechseln kann.

In den Kreißsälen befindet sich eine Sprossenwand, und auf dem Boden liegt eine *Airex*-Matte, auf der die Gebärende entweder den *Pezzi*-Ball oder den *Maia*-Geburtshocker benutzen kann. Von der Decke hängt ein geknotetes Leinentuch.

Ist es das Bedürfnis der Gebärenden, oft die Position zu wechseln, so unterstützen wir sie, ganz ihren physiologischen Bedürfnissen nachzugehen. Auch in der Austreibungsphase werden die Frauen in keiner Weise in ihrer Freiheit eingeschränkt. Sie können in den Vierfüßlerstand gehen, können auf dem Hocker sitzenbleiben, sie können sich hinstellen und an das Tuch hängen oder sich an der Sprossenwand festhalten. Die Frauen werden von uns unterstützt, einen Weg zu finden, gut mit diesen letzten Wehen arbeiten zu können.

Zum Ende der Geburt hin nimmt die Gebärende vorwiegend die sitzende Haltung auf dem Geburtshocker ein. Hierbei setzt sich der Partner hinter seine Frau auf das Kreißbett, und die Frau lehnt sich bequem an ihren Partner an. Hebamme und Arzt setzen sich vor die Gebärende auf die Matte.

Eine direkte Unterteilung in Eröffnungs- und Austreibungsphase kennen wir nicht. Natürlich verspürt die Kreißende zu Ende der Geburt einen stärker werdenden Druck, dem sie durch Atmung nachgibt. Forcierte Preßanleitung entfällt, vorzeitiger starker Preßdrang kommt kaum vor.

Die Kreißende schiebt, auf dem *Maia*-Hocker sitzend, langsam in jeder Wehe – ihrem Bedürfnis entsprechend – mit. Die Hebamme unterstützt dieses Schieben durch Anleitung, verzichtet aber auf die alte Methode der Preßanleitung.

70% der Frauen bleiben auf dem Geburtshocker sitzen und beobachten den Durchtritt des Köpfchens. Der Beckenboden dehnt sich in der vertikalen Gebärhaltung wesentlich besser als in den liegenden Gebärpositionen. Der Kopf übt, durch die Schwerkraft bedingt, mehr Druck aus. Dadurch dehnt sich der Beckenboden auch in den Wehenpausen. Die Episiotomierate ist niedrig.

Ein besonders positiver Aspekt dieser Phase der Geburt ist, daß der Partner den Durchtritt des Köpfchens ebenfalls gut beobachten kann und daß er dadurch voll integriert ist in die letzte Phase der Geburt. Seine Anspannung und seine Freude übertragen sich auf die Frau und können ihr neue Kraft geben.

Die Preßanleitung beschränkt sich auf die Unterstützung der Gebärenden, nach unten zu schieben. In der Austreibungsphase erweist sich die Anwendung von Wärme als besonders hilfreich; wir benützen daher *Hot-Cold-Packs* oder warme Tücher. Die Wärme unterstützt die Durchblutung des Beckenbodens, fördert die Dehnung und wird von den Gebären-

Bericht von
Dr. med. *Gerd Eldering*,
Chefarzt der
Geburtshilflich-
Gynäkologischen
Abteilung des
Vinzenz-Pallotti-
Hospitals,
Bensberg, BRD

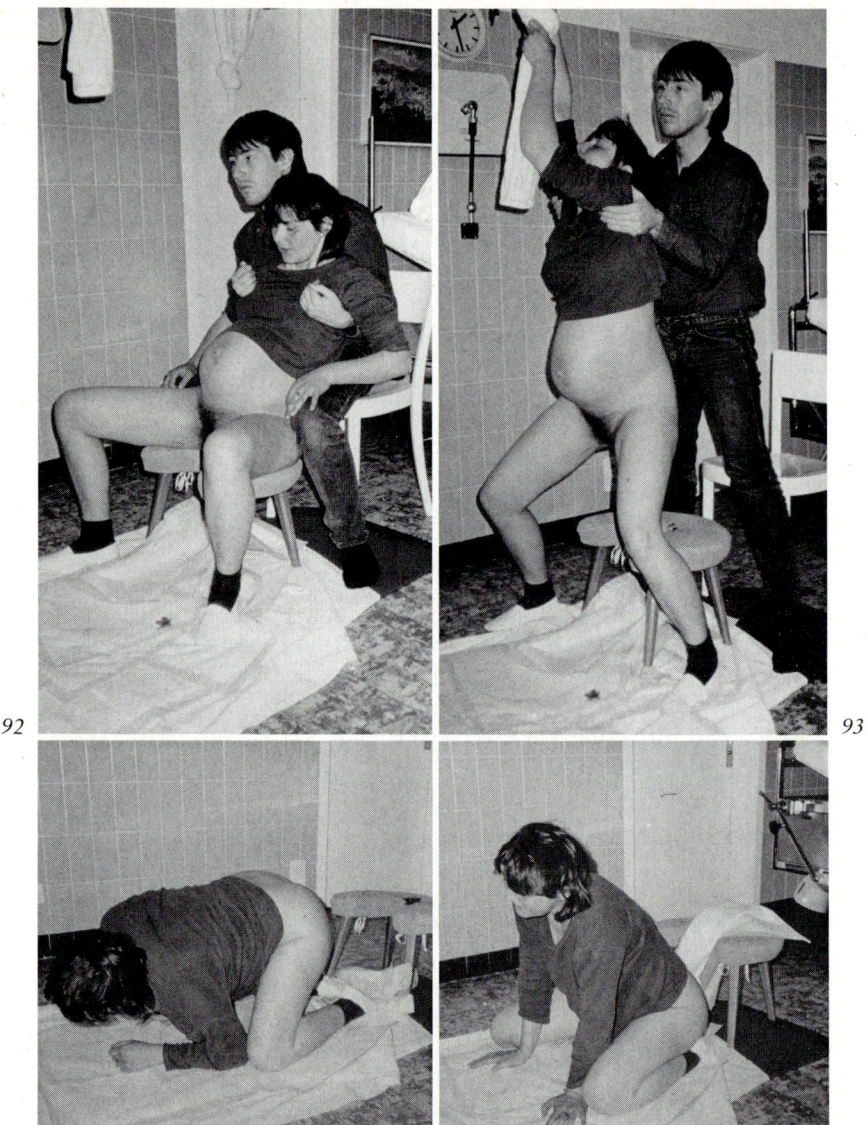

92

93

94

95

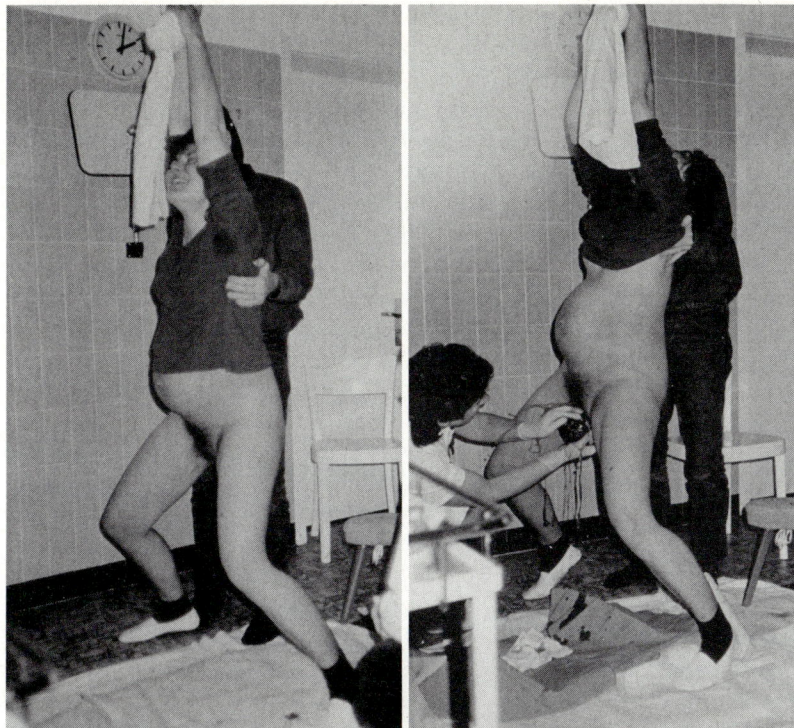

Abb. 92—99
*Geburt im Stehen mit
Gebrauch des Gebärhockers
Maia*

96

97

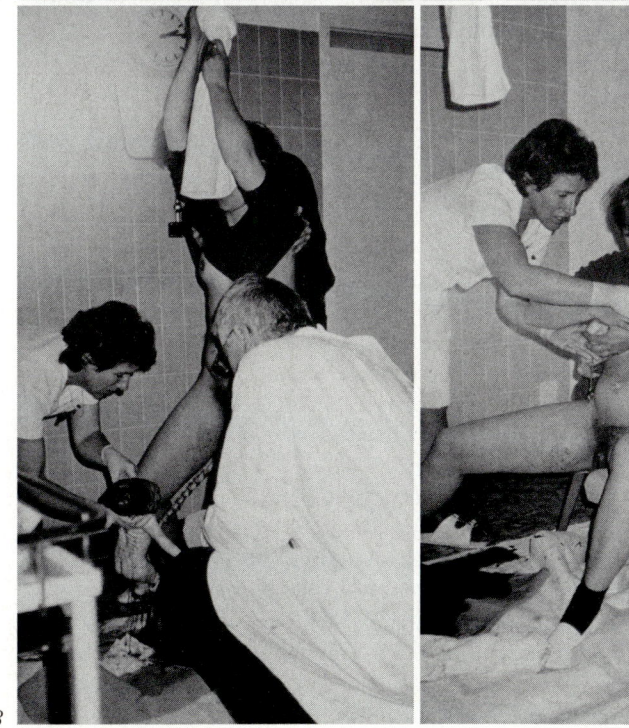

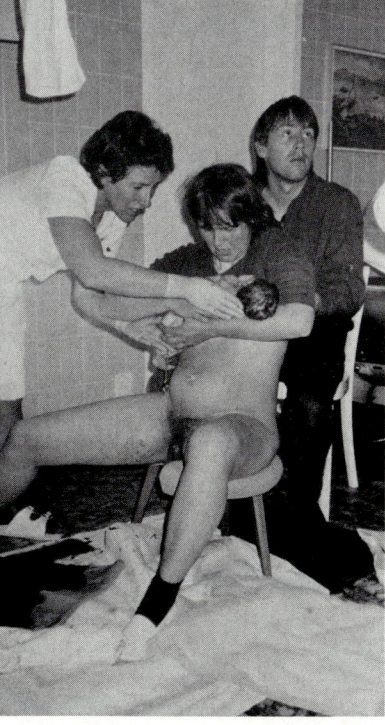

98

99

den als richtungweisende Hilfe sehr angenehm empfunden. (Gemeint ist, daß die Wärmeempfindung der Gebärenden die Richtung anzeigt, in der sie pressen soll. Die Verf.)

Beim Durchtritt des Köpfchens regulieren wir die Geschwindigkeit und halten den Damm. Den Körper des Kindes halten wir nur von unten leicht fest und legen das Kind auf vorgewärmte rosa Tücher, die auf der Matte liegen. Dann nehmen wir sofort den Gebärhocker von der Mutter weg, damit Mutter und Kind auf einer Ebene sind. Die nächsten Minuten dienen zum Be-Greifen der neuen Situation. Die Eltern schauen und fassen ihr Kind an, zuerst ein Füßchen, dann eine Hand, dann wird vielleicht das Geschlecht beachtet. Und irgendwann in diesen ersten Minuten hat die Mutter den Wunsch, das Kind aktiv zu sich zu nehmen. Wir unterstützen sie dabei und decken dann das Kind und die Mutter mit warmen rosa Tüchern zu.

Wir sind der Überzeugung, daß diese ersten Minuten für Vater, Mutter und Kind von besonderer Bedeutung sind und daß der erste taktile Kontakt des Kindes durch Mutter oder Vater erfolgen soll und nicht durch gummibehandschuhte Hände der Hebamme oder des Arztes. Hebamme und Arzt halten sich während dieser Zeit im Hintergrund und beobachten Mutter und Kind.

Wir haben in der gesamten Zeit kein Vulvaödem beobachtet, haben eine verminderte Episiotomierate und stellen einen geringeren Wunsch nach Schmerzmitteln bei den aktiven Gebärenden fest.

Wir werden auch weiterhin den *Maia*-Geburtshocker und alle Hilfsmittel zur Unterstützung der vertikalen Gebärposition im Kreißsaal nutzen.

Bericht von *Kathrin Kuntner*, Biel, Schweiz (Abb. 92–99)

Einen großen Teil der Eröffnungsphase erlebte ich zu Hause, wo ich die Wehen vor allem im Sitzen und im Knien mit Abstützen auf dem Bettrand verarbeitete. Dabei unterstützte mich mein Partner mit Rückenmassagen. In der Klinik stellte die Hebamme fest, daß der Muttermund schon 8 cm geöffnet war. Für diese kurze Untersuchung setzte ich mich auf das Gebärbett; dabei wurde mir klar, daß ich nicht »dort oben« gebären könnte. Ich war froh, auf den Gebärhocker hinunter wechseln zu können.

Ich saß dann auf dem Hocker, während mir mein Partner den Rücken stützte und weiterhin massierte (vor allem während der Wehen). Oft hatte ich das Bedürfnis, aufzustehen und mich am Tuch zu halten, das an der Decke des Gebärraums befestigt war. Ich hielt mich mit beiden Händen hoch oben am geknoteten Tuch fest und konnte dabei sehr gut tief durchatmen und stöhnen. Je stärker die Wehen, desto höher griff ich ins Tuch.

Ich spürte, wie sich das Kind in mir senkte, je weiter oben ich das Tuch ergriff; es entstand so eine Gegenbewegung zwischen meinem Körper, der sich nach oben streckte, und dem des Kindes, der nach unten rutschte. Das Hängen am Tuch erfordert allerdings sehr viel Kraft, und mein Partner mußte mich unter den Armen stützen.

In den Wehenpausen setzte ich mich auf den Gebärhocker oder ging ein paar Schritte hin und her; oft nahm ich auch andere Stellungen ein, wie z. B. eine asymmetrische Knieellenbogenlage. Ich fand es wichtig, immer wieder die Stellung zu wechseln und jeweils die im Moment angenehmste Lage zu finden. Ich hatte das Gefühl, den Schmerz so am besten zu verarbeiten. Ich stemmte mich auch nicht gegen den Schmerz, sondern versuchte, ihn möglichst »durch mich hindurch fließen« zu lassen oder ihn mittels einer adäquaten Stellung in die Geburtsdynamik umzusetzen. Dabei half mir auch gezieltes Atmen und lautes Stöhnen.

Ich wurde auch durch nichts und niemanden beeinflußt. Weder Überwachung noch sonstige technische oder medizinische Hilfsmittel erwiesen sich als nötig (außer Hocker und Tuch). Arzt und Hebamme ließen mir völlige Freiheit; sie waren einfach im Hintergrund da, falls ich sie brauchen sollte. So konnte ich das Geburtsgeschehen weitgehend selber bestimmen, die Initiative dafür ganz meinem Körper überlassen.

Gegen Ende der Austreibungsphase empfand ich das Stehen und Halten am Tuch eindeutig als beste Stellung, wobei ich aber gerne in die tiefe Hocke gegangen wäre, um die Beine etwas zu entlasten. Es erfordert gegen das Ende sehr viel Kraft, um noch zu stehen. Um hier eine Entlastung zu bewirken, müßte das Tuch unbedingt bis an den Boden reichen. Das war bei mir leider nicht der Fall. Eine andere Stellung, die ich ebenfalls gerne eingenommen hätte, wäre ein Am-Boden-Knien und mit beiden Unterarmen vorne auf etwas sehr Stabilem abstützen. Dazu müßte noch eine Einrichtung geschaffen werden.

Ich hatte zuletzt gar kein Bedürfnis mehr, zu sitzen. Als der Kopf des Kindes schon fast vorne war, war es für mich sehr unangenehm auf dem Stuhl; ich wollte Raum um mich herum. So war das Stehen ideal, um das Kind zur Welt zu bringen.

Abschließende Betrachtungen

Dank der wissenschaftlichen Erkenntnisse über das Gebärverhalten und die Gebärhaltung haben sich in den letzten beiden Jahrzehnten in der Geburtshilfe eine Reihe von Veränderungen angebahnt. Die sich ausbreitende Verwendung des *Maia*-Hockers ist ein kleines Zeichen dafür. Trotzdem sind die Praktiken der konservativen Geburtshilfe, allen voran das passive Gebärverhalten der Frau und die Rückenlage, immer noch am weitesten verbreitet. Dies erklärt sich zum Teil daraus, daß das Wissen über das physiologisch richtige Gebärverhalten, wie es hier darzulegen versucht wurde, bei Ärzten, Hebammen und den betroffenen Frauen nur mangelhaft oder überhaupt nicht vorhanden ist oder verloren ging.

Eine der wichtigsten Bedingungen zur Überwindung konservativer Gebärmethoden ist somit die Verbreitung der wissenschaftlichen Erkenntnisse über den Einfluß der Körperhaltung und der Bewegungsfreiheit der Gebärenden auf die verschiedenen Faktoren des Geburtsvorgangs. In die Ausbildung von Ärzten und Hebammen müssen solche Erkenntnisse eingebaut werden, zusammen mit den kulturellen Aspekten des Gebärens,

wie sie etwa die Ethnomedizin vermittelt. Aber auch den Frauen selber ist
z. B. bei der Geburtsvorbereitung, das verlorengegangene Wissen wieder
zu vermitteln. Es geht dabei nicht nur um das bio-medizinische Wissen,
sondern auch um die Kenntnis vom geburts- und schmerzerleichternden
Verhalten, wie wir es in diesem Buch schilderten. Die Frauen müssen »die
Kunst des Gebärens« wieder erlernen. Gleichzeitig sollte in unserer Gesellschaft eine grundlegende Änderung der Ansichten über das Gebären
und die der Frau zukommende aktive und autonome Rolle angestrebt
werden.

Neben der Vermittlung von Wissen und dem Sammeln von Erfahrungen
bedarf es aber unserer Überzeugung nach auch Einfühlungsvermögen
und Mut zur Verwirklichung der neuen Ideen. Wir sind sicher, daß nach
Überwindung der Anfangschwierigkeiten Hebammen und Ärzte ohne
weiteres in der Lage sein werden, das Geburtsgeschehen auch gemäß der
neuen Ideen zu leiten, und daß die Frauen selber mit einer neuen Einstellung an dieses wichtige Ereignis in ihrem Leben herangehen werden.

Literatur

1. BASMAJIAN, J. V.: Muscles alive – their functions revealed by electromyography. Williams & Wilkins, Baltimore 1978.
2. BEGLEY, C. M.: Vortrag am ICM-Kongreß 1987. Deutsche Hebammenzeitschrift, Nr. 11, 1988. Kongreßbericht: Episiotomie – eine Veränderung
   in der Hebammenpraxis. Staude, Hannover 1988.
3. COTTA, H., W. HEIPERZ, A. HUETER-BECKER u. G. ROMPE:
   Krankengymnastik, Band 1: Grundlagen der Krankengymnastik 1.
   Thieme, Stuttgart 1985.
4. KUNTNER, L.: Neue Erkenntnisse und Ansichten über die Gebärhaltung.
   Der Gebärhocker Maia. Herausgegeben von der Verfasserin, Küttigen 1989.
5. LEPORI, D.: Gestaltung von Gebärräumen im Spital. Referat, gehalten am
   Workshop auf dem Monte Verita, Ascona, Schweiz, 28.–30. Oktober 1988.
6. RETZKE, F., G. SEIDENSCHNUR u. E. KOEPCKE: Telemetrische
   Geburtsüberwachung. Klinische Aspekte, kardiotokographische Befunde und
   Akzeptanz der freien Mobilisation unter der Geburt.
   Geburtsh. Frauenheilk. **45**, 583–690 (1985).
7. RETZKE, F.: Welche Indikationen gibt es zum Einsatz der telemetrischen
   Kardiotokographie? (Anfrage an die Redaktion). Zentbl. Gynäk. **108**,
   465–468 (1986).
8. SCHIEFENHOEVEL, W.: Geburtsverhalten und reproduktive Strategien
   der Eipo. Raimer, Berlin 1987.
9. SCHNEIDER, K. T. M.: Das uterovaskuläre Syndrom der Schwangeren,
   unter besonderer Berücksichtigung der aufrechten Körperhaltung.
   Habilitationsschrift, Medizinische Fakultät der TU, München 1987.
10. v. SIEBOLD, E.: Über ein bequemes und einfaches Kissen zur Erleichterung
    der Geburt und Geburtshülfe. 2. Auflage. Dümmler, Berlin 1819.
11. SOHN, Ch. u. Mitarb.: Änderung der uterinen Durchblutung in
    Abhängigkeit von der Körperposition. Z. Geburtsh. Perinat. **191**,
    169–175 (1987).

Abb. 89: *Hansruedi Rohrer*, Zürich
Abb. 90: Dr. *G. Eldering*, Bensberg (BRD)
Abb. 91: *Stokke A.G.*, Brugg (CH)
Abb. 92–99: *L. Kuntner*, Küttigen (CH)

Bildnachweis

Bezugsquellen

Maia-Gebärhocker
Blanca Landheer-Dreher, Riedhofstraße 23, CH-8480 Winterthur

Maia-Matte
Betten-Minder A.G., Werkstätten, Limmatquai 78, CH-8025 Zürich

Cold-Hot-Pack
In der Schweiz:
3M Schweiz A.G., Abt. Medizin/Chirurgie, Eggstraße 93, CH-8803 Rüschlikon
In der Bundesrepublik:
3M Deutschland GmbH, Postfach 10 04 22, D-4040 Neuss 1

Stokke Balans Variable und Stokke Move
Mit Überzug Sky; erhältlich in 2 Ausführungen: als Hocker mit einer stufenlos
verstellbaren Höhe von 48–68 cm und als Stehhilfe mit einer stufenlos verstell-
baren Höhe von 50–80 cm.
In der Schweiz:
Stokke A.G., Postfach 292, CH-5200 Brugg
In der Bundesrepublik:
Stokke GmbH, Bäckerstraße 1A, D-2400 Lübeck

**Broschüre »Neue Erkenntnisse und Ansichten über die Gebärhaltung.
Der Gebärhocker Maia.«** Von Liselotte Kuntner
In der Schweiz:
Kessler-Druck A.G., Giesshübelstraße 106, CH-8045 Zürich
In der Bundesrepublik:
Rieger'sche Universitätsbuchhandlung GmbH, Bürkleinstraße 12,
D-8000 München 22
Es ist auch eine verkürzte Version der Schrift erhältlich, gedacht für
schwangere Frauen.

Dank Bei der Abfassung dieser Schrift wurde mir von verschiedener Seite Beratung und Unterstützung zuteil. Prof. Dr. med. *H. Buess*, Basel, danke ich für die Durchsicht des medizinhistorischen Kapitels. Für die Beratung in Fragen der Ethnomedizin bedanke ich mich bei Dr. med. *W. Schiefenhövel*, Humanethologe, Seewiesen. Wertvolle Unterstützung erhielt ich von Frau Prof. Dr. med. *Renate Huch* und *Dr. K. T. M. Schneider*, Zürich, durch die wissenschaftlichen Untersuchungen, die am perinatal-physiologischen Labor des Departements für Frauenheilkunde der Universität Zürich durchgeführt wurden. Für viele Anregungen zum Thema der Gebärhaltung der Frau, vor allem aus seinen eigenen Arbeiten, bin ich Prof. Dr. med. *H. Kirchhoff*, Göttingen, sehr verpflichtet. Mein Dank wendet sich auch an Prof. Dr. phil. *P. Wilker*, Bern, für seine wissenschaftliche und technische Beratung und für die Mithilfe bei der Literatursuche.

In dankenswerter Weise stellten wertvolles Bildmaterial zur Verfügung:
Susanne Arms, Portolla Valley, California, USA
Priv.-Doz. Dr. med. *Chr. Ehrström*, Stockholm
Prof. Dr. *G. Hartmann*, Museum für Völkerkunde, Berlin
Dipl.-Ing. *P. Hettmer*, Hanse Medizin Technik, Lübeck
Petra Hundsdörfer, Archäologisches Institut, Köln
Prof. *H. Kirchhoff*, Göttingen
Frau *Ursula* und Prof. *G. Konrad*, Homburg/Saar
Barbara Lyons, Harry N. Abrams Inc. (Publishers) New York
Ajit Mookerjee, Direktor em. des Crafts Museum, New Delhi
Prof. *C. Müller*, Bern
Dr. med. *M. Paciornik*, Curitiba, Brasilien
Priv.-Doz. Dr. med. *S. Pothoff*, Düsseldorf
Frau *Grete* und Dr. med. *W. Schiefenhövel*, Seewiesen
Frau Priv.-Doz. Dr. med. *Dorothea Sich*, Heidelberg
F. von Zglinicki, Berlin
Bibliothèque Nationale, Paris
Bliss Collection, Dumbarton Oaks, Washington D.C., USA
Gulbekian Museum, Durham, England
Institut für den wissenschaftlichen Film, Göttingen

Wertvolle Hilfe erhielt ich von vielen weiteren Personen wie: schwangeren Frauen, Müttern, Hebammen, Ethnologen, Ethnomedizinern und Ärzten, auch anläßlich meines Studienaufenthalts in Sri Lanka und China.

Lieselotte Kuntner